Für die wunderbaren Menschen in meiner Ausbildung und im Wohnheim, in denen ich sehr viel Inspiration für dieses Buch gefunden habe.

Kapitel 1

ALICA

An einem der Balkone im vierten Stock des Wohnheims hing ein Typ, der nur mit einem Handtuch bekleidet war.

Ich war gerade auf den schmalen Gehweg getreten, der von der Straße aus zu dem kleinen Gebäude hochführte, als er mir ins Auge fiel. Es war spät am Nachmittag, kurz nach vier Uhr, aber hier in der Gegend waren trotzdem kaum Menschen unterwegs. Schon als ich mit dem Taxi durch die Straßen von Tegel immer weiter an den äußeren Rand des Viertels gefahren war, war mir das aufgefallen. Berlin war hier heute wie leer gefegt – abgesehen von mir und dem Handtuchtypen da oben.

Stirnrunzelnd blieb ich stehen und legte den Kopf in den Nacken, während ich die große Tasse mit der kleinen Erdbeerpflanze darin an mich drückte. Was zum Teufel tat er da oben?

Der Kerl hatte gerade ein Bein um die Abtrennung zwischen zwei Balkonen geschlungen, und das weiße Handtuch um seine Hüfte wehte im warmen Herbstwind. Er hatte es fest genug um sich gebunden, sodass er nicht mehr zeigte, als eh schon frei war – definierte Arme, angespannte Rückenmuskeln und schwarze Haare, die seinen Nacken umschmeichelten, als er sich etwas von der Brüstung des Balkons abstieß. Außerdem wanden sich überall über seine Haut Tattoos. Schwarze Linien, dunkle Ringe um seine Arme, kleine Figuren, die ich aus der Ferne nicht erkannte, einzelne Wörter, die von hier unten ebenfalls nicht lesbar waren.

Ein paar Momente hing er in der Luft, und ich merkte, dass ich den Atem angehalten hatte. *Er fällt gleich,* fuhr es mir durch den Kopf. *Er fällt gleich vier Stockwerke in die Tiefe.* Aber das tat er nicht. Stattdessen drehte er den Körper beinahe elegant, sein Fuß berührte die Brüstung des anderen Balkons, und dann sprang er ganz leichtfüßig in Sicherheit. Nur in ein Handtuch gekleidet hatte er es geschafft, sich wie Tarzan von einem Balkon auf den anderen zu schwingen. Eine beeindruckende Leistung, warum auch immer er das getan hatte.

Als sich der Schreck ein wenig von mir löste, bewegten sich meine Hände wie von selbst. Ich klemmte die Erdbeerpflanze zwischen Arm und Brust und klatschte, als wäre ich bei einer Zirkusvorstellung.

Bravo, du hast überlebt.

Der durchtrainierte Rücken des Typen spannte sich an, als das Geräusch zu ihm nach oben schallte, und kurz darauf fuhr er zu mir herum. Zu sehen bekam ich dadurch eine ansehnliche, braun gebrannte Brust und einen flachen Bauch, beide ebenfalls mit Tattoos verziert. Das konnte ich selbst auf die Distanz sehr gut ausmachen.

Eine Sekunde lang starrte er mich beinahe ein wenig erschrocken an, ehe seine Mundwinkel nach oben wanderten. Sein Grinsen erhellte sein ganzes Gesicht, und dann trat er an die Brüstung und hob die Arme. Wie ein Preisboxer, der sich nach seinem Sieg von der Menge feiern ließ.

Mir entfuhr ein Lachen, und ich ließ die Hände wieder sinken. Er zwinkerte mir noch einmal zu und verschwand schließlich im Inneren des Zimmers, das hinter dem Balkon lag. Erst in diesem Moment wurde mir klar, dass ich vielleicht jemandem applaudiert hatte, der gerade ein Verbrechen beging. War er in einem anderen Zimmer eingebrochen?

Unwahrscheinlich, nur mit einem Handtuch bekleidet.

Dann vielleicht aus einem Bett geflohen? Weil ein Partner unerwartet zurückgekommen war?

Ich schüttelte den Kopf und beschloss, dass das eher nicht mein Problem war. Direkt an meinem ersten Tag in Berlin wollte ich meine Nase ganz sicher nicht in Angelegenheiten stecken, die mich in Schwierigkeiten bringen konnten. Aber zumindest hatte diese skurrile Szene dazu geführt, dass ich nun mit einem Schmunzeln auf die Tür des Wohnheims zuging. Die Nervosität, die mich beim Aufwachen heute Morgen überfallen und seitdem nicht mehr losgelassen hatte, war beinahe komplett aus meinem Kopf verschwunden.

Mit etwas mehr Zuversicht, als ich sie vor ein paar Minuten noch gehabt hatte, drückte ich die Tür auf und trat in den lichtdurchfluteten Flur. Meine große Sporttasche schnitt ein wenig in meine Schulter ein, so voll hatte ich sie gestern Abend gepackt, und auch der Koffer ließ sich nur schwer über den Fliesenboden bewegen. Doch irgendwie schaffte ich es, vorbei an einem kleinen, geschlossenen Kiosk und der Reihe an Briefkästen, auf denen einige Namen den Zusatz »Dr.« davor hatten, dann stand ich endlich vor dem Aufzug.

Er ratterte nur langsam aus dem obersten Stockwerk nach unten, und das gab mir einen Augenblick, um durchzuatmen und mein Handy aus der Jeans zu ziehen. Ich rief die E-Mail auf, die ich vor zwei Wochen bekommen hatte, und scrollte bis zu dem Absatz »Einzug im Wohnheim« runter. Mein Magen kribbelte vor Aufregung, als ich die Worte überflog. Es war immer noch absurd, was hier gerade passierte. Was ich hier machte, so weit weg von zu Hause. Von meiner Familie. Von allem, was ich kannte und was mir vertraut war.

Als ich gestern mit dem Zug in Berlin angekommen war, war ich mir ein wenig wie ein Alien vorgekommen, weil es so anders war als München. Dreckiger irgendwie. Chaotischer, was vor allem an den vielen vollkommen unterschiedlich aussehenden Menschen lag. Aber irgendwie auch lebendiger. Summender. Voller Straßenmusiker und Geschrei und Lachen, voller Baustellenlärm und lauten Gesprächen in allen möglichen Sprachen. Es war schwer zu beschreiben, aber die Stadt hatte mich sofort gleichzeitig angezogen und abgestoßen. Wie ein Magnet, der beide Pole auf der gleichen Seite hatte.

Und auch jetzt pochte mein Herz laut in meiner Brust.

»Erster Stock«, wiederholte ich das, was in der Mail stand, um mich irgendwie selbst zu beruhigen. »Karl Schulz, der Hausmeister, hat den Zimmerschlüssel. Einfach dort melden.«

Die Aufzugtüren gingen auf, und ich zog den Koffer in den kleinen, beleuchteten Kasten. Von den verspiegelten Wänden blickte mir mein Gesicht entgegen, und ich versuchte, die blonden Haare etwas zu ordnen. Es war kein guter Tag für einen *Bad Hair Day,* aber ich hatte sie heute nicht einmal mit einem geflochtenen Zopf bändigen können. Jetzt, zwanzig Minuten nachdem ich das Hotel verlassen hatte, sprangen mir schon wieder einzelne Haare aus allen Richtungen ins Gesicht und in die Luft. Ich sah so chaotisch aus, wie Berlin sich anfühlte. Aber vielleicht passte ich damit jetzt ein bisschen besser hierher.

Ich strich mir ein paar der Strähnen aus den grünen Augen, glättete die glänzende Bluse und atmete tief durch. *Alles wird gut. Du kriegst das hin.*

Als die Aufzugtüren sich im ersten Stock wieder teilten und ich nach meinem Koffer griff, hallte mir eine laute Stimme aus dem Flur entgegen.

»… muss es doch einen Weg geben«, flehte jemand, dem Klang nach eine junge Frau.

Ein Mann antwortete in genervtem Tonfall: »Ich habe deinem Bruder schon dreimal gesagt, dass er den Kopf zusammennehmen soll. Er hat bereits den Zweitschlüssel, weil er den ersten irgendwo verloren hat. Und jetzt schon wieder so etwas.«

Ich zog den Koffer in den Flur und sah mich um. Das Treppenhaus war eng und dunkel, aber von der linken Seite fiel ein Sonnenstrahl auf den gefliesten Boden. Die Tür auf dieser Seite stand offen und führte zu einem weiteren Flur mit weiteren Türen. Die Stimmen kamen aus dieser Richtung.

Neugierig warf ich einen Blick um die Ecke.

Ein paar Meter entfernt stand eine junge Frau im Flur. Ich schätzte sie auf etwa mein Alter – neunzehn, höchstens zwanzig

Jahre. Sie schüttelte gerade den Kopf und quetschte etwas in ihrer Hand, das vielleicht ein plüschiger Stressball war. »Karli, was glaubst du denn, wie oft ich ihm das schon gesagt habe? Ich bin am Ende meines Lateins. Und es tut mir leid, dass ich zu dir kommen muss, aber was soll ich denn sonst tun? Er hat sich ausgeschlossen und steht jetzt nur im Handtuch oben im Flur. Du musst ihm das Zimmer aufbrechen. Bitte.«

Der Mann, den ich nicht sehen konnte, weil er in einem der offenen Zimmer stand, schnaubte belustigt.

»Hat dein Bruder schwarze Haare?«, fragte ich, während ich auf sie zuging. »Und Tattoos auf dem ganzen Oberkörper?«

Verwirrt sah sie mich an. »Ja?«, sagte sie schließlich gedehnt.

»Dann hat er sein Problem schon selbst gelöst.« Grinsend deutete ich mit dem Finger nach oben. »Ich habe gerade draußen gesehen, wie er von einem Balkon auf den anderen geklettert ist.«

Innerhalb eines Herzschlages wurde das Mädchen noch blasser, als es eh schon war. »Nein«, hauchte sie.

»Doch.« Ich nickte.

»Nur im Handtuch?«

»Nur im Handtuch«, bestätigte ich.

Sie starrte mich völlig entsetzt an. Eine Mischung aus kratzigem Lachen und Raucherhusten drang aus dem Zimmer, vor dem die junge Frau stand. Nur eine Sekunde später steckte ein älterer Mann mit schulterlangen rötlichen Haaren und unordentlichem Bartwuchs den Kopf nach draußen. Er funkelte mich amüsiert an, bevor er sich wieder der Frau zuwandte. »Sieht aus, als müsste ich das Zimmer nicht aufbrechen. Sind doch gute Nachrichten, oder, Emilia?«

»Ich werde ihn umbringen«, sagte die junge Frau, Emilia, und fuhr sich durch die hellbraunen Locken, bevor sie ein Handy aus ihrer Tasche zog und wütend darauf herumhackte.

»Ist ja anscheinend alles gut gegangen«, beruhigte Karli sie. Karl Schulz, der Hausmeister, vermutete ich. Er sah mich fragend an. »Oder?«

Ich beeilte mich, zu nicken. »Er ist heil angekommen.«

»Siehst du. Kein Grund zur Panik, Emilia.« Karli lachte, es ging wieder in ein Husten über, bevor er den Blick über meine Taschen schweifen ließ. »Ah, noch eine neue Auszubildende?«

»Ja, richtig. Ich sollte mich heute hier melden und meinen Schlüssel holen.«

Seine Augenbrauen zuckten nach oben. »Name?«

»Alica Mangold.«

Er nickte und verschwand wieder in seinem Zimmer.

Emilia, die sich in ihrer Erleichterung an die Wand im Flur gelehnt hatte, drehte sich wieder zu mir. Eine Weile musterte sie mich neugierig, und ich fragte mich, ob es an meinem Aufzug lag. Ich hatte mich bemüht, nicht allzu offensichtliche Designerteile anzuziehen. Mein Kleiderschrank bot leider nicht viel anderes, also hatte ich das genommen, womit ich an meinem ersten Tag nicht auffallen würde. So, wie ihr Blick über die schicke Bluse wanderte, war mir das aber nicht besonders gut gelungen.

Schließlich sah sie mir wieder in die Augen. Sie presste die Lippen zusammen, und es wirkte, als würde sie kurz mit sich ringen. Wieder malträtierte sie das Etwas, vermutlich eine Art Stressball, in ihrer Hand. Dann erst kamen ihr gequält die Worte über die Lippen: »Hat man von unten …? War irgendetwas …?«

»Man hat nichts gesehen«, gab ich auf der Stelle zurück. »Nichts, was das Handtuch verdecken sollte, zumindest.«

Sie starrte mich an. Ich starrte zurück. Und dann konnte ich nicht mehr an mich halten. Ich musste lachen über diese wahnsinnig skurrile Situation, und glücklicherweise stimmte Emilia nach einer Sekunde mit ein. Sie fasste sich an die Stirn und schüttelte wieder den Kopf. »Er macht immer so einen Mist. Ohne über die möglichen Konsequenzen nachzudenken. Ich weiß nicht, was ihn dann immer reitet.«

Ihre Worte lösten ein Bild in meinem Kopf aus, das ich eigentlich hatte aus meinem Gedächtnis löschen wollen. Ich biss mir auf die Unterlippe. »Ja. Mit verantwortungslosen Geschwistern kenne ich mich leider nur zu gut aus.«

Einen Moment wirkte Emilia so, als würde sie nachhaken wollen. Aber dann stockte sie, nickte nur und stieß sich von der Wand ab. Ich wusste nicht, ob es Schüchternheit war, weil wir uns gerade erst begegnet waren, oder ob es ihr vielleicht unangenehm war, dass es hier um ihren Bruder ging. Beide Fälle konnte ich gut nachvollziehen – immerhin war ich selbst nicht besonders gut darin, neue Freundschaften zu schließen, und wenn ich erst an meine eigene Schwester dachte und an ihr unverantwortliches Verhalten …

Emilias Blick klebte schon wieder an ihrem Handydisplay, wahrscheinlich machte sie ihrem Bruder gerade die Hölle heiß. Jetzt erst erkannte ich, dass das Ding in ihrer Hand kein Ball, sondern ein kleiner grüner Plüschfrosch mit schwarzen Knopfaugen war.

»Alica Mangold, da haben wir sie ja.« Im Zimmer des Hausmeisters erklang ein helles Klirren, bevor er den Kopf wieder nach draußen steckte und mir lächelnd die Schlüssel hinhielt. »Zimmer 401. Damit seid ihr dann wohl jetzt komplett, Emilia.«

»Danke«, sagte ich an den Hausmeister gewandt und griff nach dem silbernen Ring, an dem zwei Schlüssel hingen – ein großer, vermutlich der Zimmerschlüssel, und ein kleiner, der sicher für den Briefkasten war.

»Du bist auf unserem Flur«, erklärte Emilia, und ihr Lächeln wirkte ein wenig schüchterner als noch zuvor. »Falls also irgendwann mal an deinem Balkon jemand Halbnacktes vorbeiklettert, weißt du, dass es mein Bruder ist.«

Ich steckte die Schlüssel in meine Jeanstasche und gluckste. »Solange ich ihn nicht von meinem Balkon FALLEN sehe, ist das in Ordnung, denke ich.«

Emilia winkte ab. Wie jemand, der so etwas schon gewohnt war und es langsam überdrüssig wurde, es zu rechtfertigen.

»Ich bin rund um die Uhr hier«, mischte sich Hausmeister

Karli wieder in unser Gespräch ein. Er klopfte an den Rahmen seiner Tür. »Das hier ist mein Büro, da bin ich tagsüber. Und das …« Er deutete den Gang hinunter auf die nächste Tür. »Das ist das Zimmer, in dem ich schlafe. Falls nachts mal etwas sein sollte. Ausgesperrte Brüder, explodierende Mikrowellen, Waschbärenangriffe, das normale Zeug eben.«

Meine Augenbrauen schossen nach oben. »Waschbärenangriffe?«

Karli nickte, als wäre das das Normalste der Welt, und Emilia stöhnte wieder. »Wieso ist das eigentlich das Einzige in der Aufzählung, mit dem Lio nichts zu tun hat?« Sie winkte ab, bevor sie sich wieder an mich wandte. »Ich kann dir dein Zimmer zeigen, wenn du möchtest. Ich muss jetzt eh wieder da hoch.«

»Gern.« Ich schenkte Karli noch ein dankbares Lächeln, bevor ich Emilia zurück zum Aufzug folgte.

»Der Waschbär hat übrigens einen der offenen Balkone gekapert und sich an einer alten Pizza zu schaffen gemacht, bis der Bewohner des Zimmers aufgewacht ist«, erklärte sie müde und drückte auf den Knopf. »Es gab lautes Geschrei und angeblich eine Prügelei zwischen Mensch und Tier, bei dem der Waschbär gewonnen hat. Aber das sind alles nur Gerüchte, ich habe zu dem Zeitpunkt noch nicht hier gewohnt. Brauchst du Hilfe mit deinen Taschen?«

»Äh, nein, danke«, gab ich zurück, noch ein wenig verwirrt von dem schnellen Themenwechsel. Ich hievte den Koffer zurück in den Aufzug, strich mir die wirren Haare aus dem Gesicht und sah dann wieder zu Emilia auf. »Eine Prügelei zwischen Mensch und Tier?«

»Ich bin sicher, dass Marlon ihn nicht wirklich geschlagen hat. Eigentlich hat er nur behauptet, dass der Waschbär ihn verprügelt hat.«

Um Himmels willen, wo war ich denn hier reingeraten? Meine Lippen verzogen sich wieder zu einem Grinsen. »Keine weiteren Fragen.«

»Ist auch besser so.« Emilia lehnte sich an die verspiegelte Wand und verschränkte die Arme vor der Brust. »Du fängst auch nächste Woche deine Ausbildung am Sankt Alex an?«

Ich nickte. »Ja, die für die Palliativ- und Onkologiepflege.«

»Deswegen haben sie uns wahrscheinlich auf das gleiche Stockwerk gepackt«, sagte sie. »Wir fangen auch nächste Woche an.«

»Wirklich? Irgendwie wirkte das eben, als wärt ihr schon etwas länger hier«, stellte ich überrascht fest.

Emilia zuckte mit den Schultern. »Mein Bruder Lio lebt schon seit einem Jahr hier im Wohnheim. Er hat mit ein paar Freunden im Alex sein FSJ gemacht. Ich bin wie du neu, aber ich habe ihn ab und zu besucht. Deshalb kenne ich mich hier ganz gut aus. Mit den Leuten, den Geschichten und mit Karli.« Sie lächelte wieder, und es war, als würde sich eine leichte Decke über die Ängste in mir legen. Über die Zweifel der letzten Monate, der letzten Wochen, die sich wie ein Parasit an meinen Magen geklammert hatten und so mein ständiger Begleiter waren. Über die Ungewissheit, was auf mich zukommen würde.

Als sich die Aufzugtüren teilten, zuckte ich trotzdem zusammen. Plötzlich hatte ich das Gefühl, als würde sich eine völlig neue Welt auftun. Eine, für die ich mich entschieden, aber von der ich kein Rückfahrticket gebucht hatte. Etwas in mir wollte sich am Inneren des Aufzuges festhalten, wollte seine Sachen wieder packen und verschwinden. Zurück ins Taxi, zurück zum Bahnhof, zurück nach München.

Zurück zu meiner Familie.

Dann machte Emilia einen Schritt nach draußen und lächelte mich erneut über ihre Schulter an. Diesmal aufmunternd. »Willst du, dass ich dir alles zeige?«

Ich erwiderte ihren Blick und kratzte den letzten Rest Mut zusammen, den ich noch besaß, um zu nicken. »Das wäre großartig.«

Kapitel 2

ALICA

Emilia zog die schwere Glastür auf, die das dunkle Treppenhaus, in dem sich der Aufzug befand, vom Flur trennte, und ließ mich mit meinen schweren Taschen zuerst durch. Es sah hier genauso aus wie im ersten Stock: mehrere Türen auf beiden Seiten des schmalen Flures und darüber kalte Neonröhren. An den Räumen auf der rechten Seite hingen Namensschilder, die mal mehr, mal weniger bunt ausgemalt waren.

»Dein Zimmer ist hier.« Emilia deutete auf die Tür schräg gegenüber dem Treppenhaus. Wieder verzogen sich ihre Lippen zu einem Lächeln. »Mein Zimmer ist direkt daneben. Und wie du von unten vielleicht sehen konntest, ist das Zimmer meines Bruders neben meinem. Der hat sich wahrscheinlich gerade wieder hingelegt, weil er die ganze Nacht feiern war.« Sie verdrehte die Augen, während wir an die Tür herantraten, die zu meinem Zimmer führte. Das Zimmer, in dem ich die nächsten zwei Jahre wohnen würde, wenn alles gut ging.

Ich spürte, wie mir ein Kloß in den Hals wanderte, als ich das dunkle Holz mit dem kleinen Spion auf Augenhöhe vor mir anstarrte. Das hier fühlte sich groß an. Wahrscheinlich fühlte es sich größer an, als es wirklich war, weil ich das erste Mal allein so weit von zu Hause weg war. Aber mein Innerstes vibrierte trotzdem vor Nervosität.

»Auf der rechten Seite des Flures sind nur noch die Zimmer von den anderen. Auf der linken Seite sind das Bad mit Toiletten und Duschen, dann die Küche und ganz hinten das Wohnzimmer. Waschmaschinen gibt es im Keller.« Emilia deutete auf die einzelnen Türen, dann drehte sie sich wieder zu mir um.

Ein leichtes Zögern lag in ihrem Gesicht. »Willst du … alles sehen?«

Ich stellte meine Tasche auf dem Koffer vor dem Zimmer ab und nickte. »Wenn es dir nichts ausmacht«, sagte ich erleichtert darüber, dass ich auf diese Weise etwas hatte, das mich von meinen Gedanken ablenkte. Von den Zweifeln, ob das hier wirklich die richtige Entscheidung gewesen war, und davon, dass ich gleich das Zimmer betreten musste, das hoffentlich irgendwann ein Zuhause für mich sein würde.

»Ich muss ja irgendwie wieder den ersten Eindruck gutmachen, den du durch meinen Bruder bekommen hast.« Sie zuckte mit den Schultern und deutete dann in Richtung der Gemeinschaftsräume.

Ich folgte ihr langsam durch den weiten Flur, auch wenn ich ein wenig das Gefühl hatte, dass sie es nur aus Schuldbewusstsein tat. Ich wollte ihr ungern zur Last fallen, aber ich wollte gerade auch einfach noch nicht allein sein.

Die Bäder waren sehr einfach gehalten. Links zwei abschließbare Toiletten, auf der rechten Seite drei Duschkabinen. Die graugelben Fliesen waren noch feucht von der letzten Dusche, und ich versuchte, nicht auf den Schmutz in den Ecken und die Spinnweben an der Decke zu achten. Doch ich spürte, wie sich ein wenig Widerwillen in mir regte. Das hier … war definitiv anders als alles, was ich bisher gehabt hatte. SEHR anders. Bisher hatte ich mir mein Bad mit niemandem sonst teilen müssen, aber ich hatte gewusst, dass das mit dem heutigen Tag vorbei sein würde.

Lass dich darauf ein, schimpfte mich meine innere Stimme streng. *Du wolltest dich auf alles einlassen, was jetzt kommt. Das hier war deine Entscheidung, also zieh sie jetzt durch.*

Emilia führte mich weiter, schien jedoch nicht so recht zu wissen, was sie sagen sollte. Interessanterweise machte sie das in meinen Augen nicht unsympathisch – mit sozialen Unsicherheiten kannte ich mich schließlich aus. Ich hatte nie sonderlich viele

Freunde gehabt und wusste selbst nicht, worüber ich mit Emilia sprechen sollte, auch wenn ich es eigentlich wirklich wollte. Oder aber sie hatte mich aufgrund meiner teuren Klamotten schon in die Schublade »verwöhntes *Rich Kid*« gesteckt.

Schweigend trottete ich ihr nach und versuchte, nicht zu viel darüber nachzudenken, sondern mich auf das Wohnheim zu konzentrieren.

Zum Glück sah die Küche weniger abschreckend aus als das Bad. Der Raum hatte hohe Fenster und war mit hellem Holz und weißen Schränken eingerichtet. Auf den vielen Regalbrettern waren bunte Tassen angeordnet, außerdem Gläser voller Nudeln, Reis, Haferflocken und billiger Cornflakes. So etwas hatte es zu Hause auch nie gegeben. Ich konnte beinahe meinen Vater mit strengem Blick vor mir stehen sehen, der mir einen Vortrag über Nahrungsmittel mit neunzig Prozent Chemie und Zucker hielt.

»Alles in Ordnung, Emmi? Ich habe dich eben fluchen hören, aber als ich nachgesehen habe, warst du schon weg.«

Erst als die Stimme erklang, bemerkte ich die junge Frau, die am Küchentisch saß. Sie hatte ein Bein an ihren Körper gezogen, ihre langen, hellen Haare fielen ihr nass über die Schultern, und sie lächelte uns über eine dampfende Tasse freundlich an.

»Lio. Frag besser nicht«, brummte Emilia, bevor sich ihr Gesicht wieder erhellte. »Das hier ist unsere neue Mitbewohnerin Alica.« Sie zeigte erst auf mich und dann auf die junge Frau in der Küche. »Das ist Filina, sie wohnt im Zimmer neben meinem Bruder Lio. Die beiden haben zusammen das FSJ gemacht, unter anderem mit Marlon. Sein Zimmer ist das ganz hinten auf dem Flur.«

Ich hob grüßend die Hand, und Filina legte ein wenig den Kopf schief.

»Willkommen im freundlichsten Chaos der Welt«, sagte sie.

»Klingt eigentlich ganz nett«, gab ich schmunzelnd zurück.

Sie nickte und richtete den Blick dann wieder auf das Tablet auf dem Tisch vor ihr.

Als Letztes zeigte mir Emilia noch das Wohnzimmer am Ende des Ganges. Darin standen drei völlig unterschiedliche Sofas mit großen und kleinen bunten Kissen um einen alten Fernseher herum. Es hingen unzählige Bilder an den Wänden, sodass man kaum noch die verputzte Wand dahinter sehen konnte, und auf dem kleinen Tisch in der Mitte lagen sicher zehn oder fünfzehn verschiedene TV-Zeitschriften.

»Hier ist es immer etwas unordentlich. Aber gemütlich, wenn man sich in dem Chaos wohlfühlt.« Emilia stemmte die Hände in die Hüften, als würde sie sich ärgern. »Versuch am besten gar nicht erst, hier Ordnung zu schaffen. Ist besser für dein Seelenheil, glaub mir.«

»Werde ich mir merken«, sagte ich grinsend. Ich war eh nicht so affin mit dem Putzen. Oder mit Aufräumen.

Sie wischte nachdenklich etwas Staub von einem der runden Kissen, das auf dem Sofa neben ihr lag. Dann sah sie wieder auf. »Das war's dann eigentlich. Vielleicht hast du es schon gesehen, aber unten im Erdgeschoss gibt es noch einen kleinen Kiosk, bei dem du eigentlich alles bekommst, was du brauchst. Er wird von Karli betreut, hat aber nur vormittags und nachmittags je zwei Stunden geöffnet. Ansonsten …« Sie zuckte mit den Schultern. »War das der ganze Zauber. Brauchst du … noch irgendetwas?«

»Nein, danke«, wehrte ich verlegen ab. Ich hatte ihre Zeit mittlerweile wirklich genug beansprucht. »Ich werde erst mal auspacken und mich etwas ausruhen. Aber vielen Dank für die Führung und den netten Empfang.«

Emilia nickte, und wieder wanderte ihr Blick über meinen viel zu schicken Aufzug. Dann schüttelte sie den Kopf, und ihre Augenbrauen zogen sich zusammen wie Gewitterwolken. »Und ich werde meinem Bruder einen Vortrag über Balkonabstürze halten. Zum zweiten Mal diesen Monat, als würde sich dadurch irgendetwas ändern.« Sie seufzte, und ich musste wieder schmunzeln.

Ich folgte ihr den Flur zurück, und als sie an der Tür ihres Bruders stehen blieb, wandte sie sich noch einmal mir zu.

»Willkommen im Wohnheim, Alica«, sagte sie. »Du lebst dich bestimmt schnell ein.«

»Danke.« Ich lächelte sie an, bevor ich mein Zimmer aufschloss und meine Sachen hineinbeförderte. Als die Tür hinter mir zufiel, war ich allein in der Stille meiner eigenen fünfzehn Quadratmeter.

Ich seufzte tief und lehnte mich von innen an die Tür, um erst mal alles auf mich wirken zu lassen.

Es war verdammt eng hier drin. Ich hatte wahrscheinlich noch nie in meinem Leben einen so kleinen Lebensraum für einen ganzen Menschen gesehen. Aber wenigstens gab es hier nur wenige Möbel, die nicht zu viel Platz wegnahmen. Ein Einzelbett mit einem kleinen Nachtschrank, auf der anderen Seite ein Schreibtisch mit einem alten Drehstuhl. Direkt neben der Tür gab es noch einen winzigen Kleiderschrank, und ich war froh, dass ich nicht so viele Klamotten mitgenommen hatte. Ihm gegenüber, in einer kleinen Nische, hing ein Waschbecken an der Wand, und darüber ein Spiegel, aus dem mir mein blasses Gesicht entgegenstarrte. Außerdem war da ein kleiner Balkon, den ich schon von außen gesehen hatte. Mehr gab es hier nicht. Das war alles, was mir für die nächsten zwei Jahre gehören würde.

Einen Moment stand ich etwas unschlüssig an der Tür und versuchte, mich nicht von Angst überwältigen zu lassen. Es war eigentlich absurd, dass ich jetzt, da langsam Ruhe einkehrte, wieder nervös wurde. Vielleicht lag es daran, dass in diesem Zimmer alles plötzlich so schrecklich real wurde. Das hier war jetzt wirklich mein Leben. Für eine gewisse Zeit nur, aber noch vor einem halben Jahr hatte ich nicht einmal entfernt daran gedacht, dass es mal so aussehen könnte. Dass ich irgendwann mal in so einem kleinen, engen Zimmer leben würde. Aber so war das Leben nun einmal, was?

Die Tragweite meiner Entscheidung wurde mir mit einem Mal so bewusst, dass ich tief durchatmen musste. Ich ließ den Koffer und meine Tasche einfach stehen, stellte die große Tasse mit der Erdbeerpflanze darin aufs Fensterbrett und ließ mich anschließend auf die Bettkante sinken. Die Matratze war so dünn, dass ich beinahe direkt den Lattenrost darunter spüren konnte. Meine Hände zitterten, als ich das Handy aus meiner Jeans zog und das Display entsperrte.

Die rote Eins einer ungelesenen Nachricht leuchtete mir entgegen. Ich wusste, dass sie von meiner Mutter war, doch ich hatte sie bisher ignoriert, weil ich Angst vor ihren Worten gehabt hatte. Jetzt nahm ich meinen Mut zusammen und öffnete den Chatverlauf.

> Ich weiß, Papa kann sehr stur sein, und er sagt gerade noch etwas anderes – aber ich hoffe, dir ist bewusst, dass du jederzeit zurückkommen kannst. Überleg dir das alles gut, Alica. Es geht hier um deine Zukunft.

Ein dumpfer Schmerz breitete sich in meiner Brust aus, und ich versuchte, ihn mit meiner freien Hand wegzureiben. Gerade als ich die Nachricht schloss, ploppte eine neue auf. Diesmal von meiner Schwester Viktoria. Eigentlich rechnete ich schon mit einer Stichelei, doch sie schrieb nur:

> Und, hast du deinen Prinzen schon getroffen? ;-)

Und natürlich mit einem dieser Smileys, den mittlerweile eigentlich nur noch alte Leute benutzten.

Ich schnaubte, ließ mich rücklings auf das Bett fallen, und tippte zurück:

Natürlich nicht. Was denkst du denn? Dass er mir schon am ersten Tag vor die Füße fällt?

Ihre Worte lösten trotzdem etwas in mir aus. Ein leichtes Kribbeln, das sich langsam und warm von meinem Bauch bis in meine Zehenspitzen ausbreitete. Eine Vorfreude, von der ich mich nicht komplett einnehmen lassen wollte.

Ich sah, wie Viktoria tippte, und kurz darauf ploppte der nächste Text auf meinem Display auf:

So läuft das doch in den Märchen immer, oder etwa nicht?

Jetzt war es offensichtlich, dass Vicky mich aufzog. Sie war keine Romantikerin, im Gegensatz zu mir.

Aber als ich nicht antwortete, tippte sie nach ein paar Sekunden wieder. Ihre nächste Nachricht klang deutlich sanfter:

Wie ist es in Berlin?

Ich las die Nachricht mehrfach, bevor ich das Handy auf meinem Bauch ablegte und an die Raufasertapete über mir starrte. Ja, wie war es in Berlin? Anders als erwartet, irgendwie. Und irgendwie auch nicht. Das Wohnheim war so einfach und klein, wie ich es mir ausgemalt hatte. Und doch war es erschreckend für mich. Denn die Vorstellung war noch einmal etwas anderes als die Realität. Etwas ganz anderes. Enge Räume mit einfachen Möbeln. Gemeinschaftsduschen und -toiletten. Plötzlich hatte ich ein wenig Angst vor meiner eigenen Courage, ganz allein nach Berlin gezogen zu sein. Ganz allein für eine Ausbildung gekommen zu sein, über die ich ewig recherchiert hatte und auf die ich mich eigentlich kein bisschen vorbereitet fühlte.

Auch wenn ich immer noch zurückkönnte. Betonung auf *noch*.

Einen Moment schnürte mir der Gedanke die Luft ab.

Dann rief ich mich selbst zur Ordnung. Es brachte nichts, zu viel darüber zu grübeln. Ich war jetzt hier, und wenn es sein musste, würde ich mich durch alles durchbeißen, was da auf mich zukam. Ich würde meiner Familie beweisen, dass ich diesen *Rückweg* nicht mehr brauchte. Ich stand jetzt auf eigenen Beinen.

Also schrieb ich Viktoria nur, dass es schön war in der Stadt und dass die Leute im Wohnheim sehr nett waren. Nichts von den Toiletten oder dem winzigen Zimmer. Nichts davon, dass irgendwo vom Fenster ein Luftzug kam, der das ganze Zimmer abkühlte und mir eine Gänsehaut bescherte. Und auch nichts davon, dass der Wasserhahn meines Waschbeckens tropfte – was bis zum Bett zu hören war. Sie musste nicht noch mehr wissen, was sie gegen mich verwenden konnte.

Sobald ich auf Senden gedrückt hatte, legte ich das Handy weg und machte mich daran, meinen Koffer auszupacken. Die Klamotten fanden glücklicherweise genug Platz in dem kleinen Kleiderschrank. Als sie an den Kleiderbügeln hingen, hatte ich sogar das Gefühl, dass es zu wenige waren. Entweder musste ich demnächst im Akkord waschen, oder ich beeilte mich, schnell neue Klamotten zu kaufen, bevor ich noch jeden Tag das gleiche Outfit tragen musste.

Ein kurzer Blick auf meinen Kontostand sagte mir jedoch, dass ich kaum noch hundert Euro hatte. Die Fahrt nach Berlin hatte doch ziemlich viel geschluckt, das Taxi hierher dann noch mal einen großen Teil, weil ich mit dem riesigen Koffer nicht in die U-Bahn hatte steigen wollen. In einer Stadt, in der ich mich nicht auskannte, in einem vielleicht etwas zu teuren Outfit. Ein Glück, dass wenigstens die Wohnheimmiete von dem Gehalt der Ausbildung abgezogen wurde, aber das war auch sehr dürftig, weshalb am Ende nicht viel übrig bleiben würde. Und da ich nicht auf die finanzielle Unterstützung meiner Eltern hoffen konnte, musste ich also tatsächlich öfter waschen – oder ich ließ mir etwas anderes einfallen.

Mit einem Seufzen räumte ich meine Badsachen aus und setzte mich dann wieder auf das Bett. Draußen wurde es schon etwas dunkler, und neben der Erschöpfung dieses anstrengenden Tages kletterte so langsam auch ein wenig der Einsamkeit in mir auf, die ich bisher gut unterdrückt hatte. Mein Dad hatte mir nicht geschrieben. Er hatte nicht einmal versucht, mich anzurufen. Aber vielleicht war das auch nicht verwunderlich nach unserem Streit, der nur der Gipfel unserer Meinungsverschiedenheiten der letzten Wochen gewesen war. Er konnte meine Entscheidung nicht nachvollziehen. Ich seine Sturheit nicht. Wir hatten uns angeschrien, und wenn ich nur daran dachte, wie wütend er war, wurde mir wieder ganz anders. Mein Vater war nie wütend auf mich. Niemals. Ich hatte ihn noch nie so außer sich gesehen, und dieses Bild wollte mir einfach nicht mehr aus dem Kopf gehen.

Ich brauchte Trost. Dringend.

Also ignorierte ich den schlechten Stand meines Kontos und suchte in der App nach Lieferdiensten in der Nähe. Bei einem Japaner bestellte ich mir eine riesige Portion von meinen liebsten Sushis, weil mich das an das Stammlokal erinnerte, in dem ich öfter mit meiner Schwester gegessen hatte. Himmel, dass ich sogar Viktoria nach einem Tag vermissen würde, hätte ich wirklich nicht gedacht.

Eine halbe Stunde später holte ich das Sushi unten an der Tür ab, und als ich wieder hochkam, fiel aus dem Wohnzimmer Licht nach draußen. Ich konnte Stimmen hören, unter anderem auch die von Emilia und Filina. Es wurde geredet und gelacht, und einen Moment blieb ich unschlüssig auf dem Flur stehen und starrte den Gang hinab. Eine Stimme in meinem Kopf flüsterte mir zu, dass ich mich zu ihnen gesellen sollte. Kontakte knüpfen. Freundschaften schließen.

Aber obwohl ich mich so sehr danach sehnte, fühlte ich mich heute nicht gut genug, um ein Lächeln und Zuversicht aufzusetzen. Meine Sozialfähigkeiten mit neuen Menschen waren eh nicht besonders gut, und heute erst recht nicht. Ich fühlte mich ausgebrannt, also ging ich zurück in mein Zimmer und aß das Sushi allein auf meinem Bett. Danach machte ich mich an dem kleinen Waschbecken bettfertig und kuschelte mich dann mit dem Handy unter die Decke. Es war noch früh, aber ich hatte einfach keine Energie mehr, weshalb ich mir nur noch irgendwelche Videos ansah, bis ich irgendwann wegdämmerte.

Und so traurig es auch war, so endete der erste Tag meines neuen Lebens.

Kapitel 3

ALICA

Aus irgendeinem Grund sah die Waschmaschine so aus, als würde sie mich verhöhnen.

Je länger ich im Keller des Wohnheims stand und sie anstarrte, desto mehr kam es mir so vor. Wahrscheinlich hatte sie nicht sonderlich oft Gäste, die wirklich nicht die geringste Ahnung hatten, wie man sie bediente. Die gewissermaßen mit einem silbernen Löffel im Mund groß geworden waren, wie man es so gern über mich sagte, und die deshalb selbst an so etwas normalerweise Simplem versagten. Und genauso kam ich mir gerade vor: wie eine Versagerin.

Während ich verzweifelt auf meinem Handy herumtippte, um eine einfache Anleitung fürs Wäschewaschen zu suchen, stieg die Erkenntnis immer wieder in meinem Kopf auf wie Seifenblasen. *Du kannst das nicht allein. Du kannst gar nichts allein.* Zusammen mit einem freundlichen Gesicht und den Worten: *Komm, lass es doch einfach mich machen.*

Frustriert ließ ich das Handy sinken. Es hatte keinen Sinn, das WLAN reichte einfach nicht bis in den Keller runter. Vielleicht hätte ich vorher die Waschanleitung raussuchen sollen, aber der Gedanke war mir gar nicht gekommen. Stattdessen hatte ich mir, als ich mit den Klamotten unter dem Arm in den Waschraum gekommen war, noch eingebildet, dass Waschmaschinen sicher selbsterklärend waren. Wie schwer konnte schon etwas sein, das so viele Menschen regelmäßig machten?

Die Antwort war niederschmetternd: zu schwer für mich.

Ich blickte auf die Maschine runter, in deren großem Maul die Sachen von gestern lagen und noch ein paar Klamotten aus meiner Tasche, die beim Ausräumen nach Zigarettenrauch und Berlin gerochen hatten. Kurz überlegte ich, einfach in die Stadt zu fahren und neue Klamotten zu kaufen. Oder alles in eine Wäscherei zu bringen. Aber das war keine Dauerlösung. Denn mein Kontostand war schon jetzt kurz vor dem Zusammenbruch. Und ich hatte mir geschworen, dass ich das alles allein hinbekommen würde. Wie ein verdammter, normaler Mensch. Wie eine Erwachsene, ganz ohne Silberlöffel.

Also musste ich jetzt wohl in den sauren Apfel beißen und das Ganze hinter mich bringen. Ich hätte noch einmal nach oben gehen und ordentlich googeln können, aber ich hatte Angst, dass mir jemand von den anderen begegnete. Nicht nur, weil sie nicht mitbekommen sollten, dass ich allein absolut aufgeschmissen war, sondern auch, weil ich noch keine Lust gehabt hatte, mich herzurichten. Ich war ungeschminkt, hatte Augenringe, und meine Haare hatten sich noch nicht an die Bettbezüge gewöhnt, die es hier im Wohnheim gab. Als ich vorhin in den Spiegel gesehen hatte, hatte ich augenblicklich neue Bettwäsche auf meine gedankliche Einkaufsliste gesetzt.

Ich ließ den Blick über das Holzregal über der Waschmaschine wandern. Da standen verschiedene Flaschen, Pulverpackungen und Töpfchen. Manche waren mit Namen beschriftet, manche mit »für alle«. Ich war froh, dass ich mich zumindest damit nicht auch noch beschäftigen musste, und griff nach einer großen Pulverpackung. Denn so viel wusste ich zumindest: Zum Waschen brauchte man Waschpulver. Glücklicherweise konnte man auf der Packung ablesen, wie viel man in die Maschine geben sollte. Jetzt war nur die Frage – wohin? Direkt in die Maschine? Oder in das Fach oben?

Probeweise zog ich es auf, aber das brachte mich nicht wirklich weiter. Da waren ganze drei Fächer – mit einer Eins, mit einer Zwei und einer kleinen Blume beschriftet. Aber das hätten genauso gut chinesische Zeichen sein können, ich kapierte gar nichts.

Ich stöhnte frustriert auf und pustete mir eine Strähne aus dem Gesicht. Wie kompliziert konnte man das Ganze eigentlich machen?

»Du siehst aus, als hättest du Streit mit der Maschine. Hat sie deine Mutter beleidigt?«

Die plötzliche Stimme hinter mir ließ mich vor Schreck nach Luft schnappen. Ich fuhr herum und starrte den Typen an, der in der Tür aufgetaucht war und einen vollen Wäschekorb unter dem Arm trug. Er grinste mich schief an und lehnte sich dann mit der Schulter an den Türrahmen, als würde er auf ein Unterhaltungsprogramm warten.

»Quatsch.« Ich presste die Lippen zusammen und drehte mich wieder von ihm weg. Meine Gedanken rasten. Wieso hatte ich nicht gehört, dass er gekommen war? Wieso musste er so früh am Morgen hier unten Wäsche waschen? Ich hatte die Zeit nur gewählt, weil ich mir sicher gewesen war, dass niemand sonst so früh schon auf den Beinen sein würde und die Chance, jemanden zu treffen, mir deshalb verschwindend gering vorgekommen war.

»Sorry, ich wollte dich nicht erschrecken«, sagte er und stellte seine Wäsche auf die Maschine links neben meiner.

Als ich aufblickte, wanderten seine Mundwinkel wieder nach oben, und Grübchen erschienen auf seinen Wangen. Durch das dichte schwarze Haar, das oben etwas länger und an den Seiten abrasiert war, konnte ich an seinem rechten Ohr mehrere Ringe blitzen sehen.

»Du bist sicher Alica, oder?«

Meine Augenbrauen schossen nach oben. »Woher weißt du das?«

»Meine Schwester hat mir von unserer neuen Mitbewohnerin erzählt.« Er zwinkerte verschmitzt, bevor er seine Wäsche in die Maschine warf und sie so schnell einschaltete, dass ich nicht sehen konnte, in welches Fach er das Waschpulver gegeben hatte. »Ich bin übrigens Lio.«

Lio. Emilias Bruder. »Du bist der Typ, der gestern halb nackt über den Balkon geklettert ist.«

»Schuldig.« Er stand aus der Hocke wieder auf. »Emilia besteht darauf, dass ich mich für den Anblick bei dir entschuldige.« Seine Miene war ernst, aber seiner Stimme war anzuhören, dass er die Situation mehr als lustig fand.

»Dir sei verziehen«, gab ich schmunzelnd zurück.

»Zu gütig.« Lio lehnte sich an die Waschmaschine. »Also, was ist das Problem zwischen dir und der Maschine? Vielleicht kann ich vermitteln. Ich kenne sie schon eine Weile.«

Ich spürte, wie ich mich versteifte. Was sollte ich denn jetzt sagen? *Ich kann leider einfach keine Wäsche waschen?* Dann hielt er mich wahrscheinlich für genauso eine Versagerin, wie ich es selbst im Moment tat. Hilflos zuckte ich mit den Schultern.

Etwas in Lios Augen blitzte auf. »Lass mich raten, ihr habt eine andere Maschine zu Hause, und du weißt nicht, wie man diese alten Dinger hier bedient?«, half er mir auf die Sprünge.

Erleichtert, dass er mir eine Erklärung lieferte, nickte ich. »Ja, wir haben zu Hause so ein Hightech-Teil, das eigentlich quasi alles allein macht«, sagte ich. »Deshalb bin ich gerade etwas überfordert.«

Hoffentlich war mir nicht an der Nasenspitze anzusehen, dass ich noch nie unseren Waschraum von innen gesehen hatte. Geschweige denn das Modell unserer Maschine kannte.

Lios Mundwinkel kräuselten sich wieder. Er griff zu mir rüber und zog das Fach wieder auf, das ich in meinem Frust zugeschoben hatte. »Hier …« Mit dem Finger tippte er auf das Fach mit der großen Zwei. Dabei fielen mir die schwarzen Ringe an seinen Fingern auf und die dazu passenden tätowierten Ringe um sein Handgelenk. »… kommt das Waschpulver rein.«

»Danke.« Ich versuchte, einen souveränen Eindruck zu machen, während ich das Pulver in das angewiesene Fach kippte.

Lio war nicht anzusehen, was er von mir hielt, aber immerhin schien ich ihn zu amüsieren. Das Funkeln verschwand nicht aus seinen Augen. »Welches Programm?«, fragte er, als ich fertig war.

Ich konnte nicht anders, ich hob den Blick und sah ihn verwirrt an. Woher sollte ich das denn wissen?

Lio presste die Lippen zusammen. Es wirkte, als würde er sich bemühen, nicht zu lachen. Statt aber Witze zu machen, deutete er auf die Trommel. »Darf ich?«, fragte er, und als ich nickte, öffnete er die Tür der Waschmaschine. Seine Augen wurden groß beim Anblick der Designerteile.

Meine Wangen wurden heiß. »Die waren … Geschenke«, stammelte ich.

Er ging in die Hocke und zog eins der Teile raus, um auf das Schild zu schielen. »Ist das ein Synonym für etwas Illegales?«

»Was?« Ich starrte auf seinen schwarzen Haaransatz hinab, bis mir klar wurde, was er damit sagen wollte. In meinem Magen stiegen Bläschen der Wut auf. »Denkst du etwa, ich habe die geklaut?«

Lio zuckte mit den Schultern, tat das Teil zurück in die Maschine und schloss die Trommel wieder. »Klang nur etwas dubios.«

»Ich habe sie nicht geklaut«, fauchte ich etwas heftig.

Lio, der sich neben mir aufrichtete, sah mich eine Spur erschrocken an. »Entschuldige«, sagte er. »Das war nur ein blöder Spruch. Ich wollte dir damit nicht zu nahe treten.«

Als ich seinen ernsten Gesichtsausdruck sah, verpuffte die Wut in mir sofort wieder. Ich wusste gar nicht, wie ich darauf reagieren sollte. Irgendwie war ich es nicht gewohnt, dass Menschen ihre Fehler zugaben und sich gleich entschuldigten. Nach einer Sekunde nickte ich. »Okay.«

»Okay.« Lio drehte sich wieder der Waschmaschine zu. »Auf den Schildern steht das, was ich mir schon gedacht habe: Handwäsche.«

»Handwäsche?« Ich starrte ihn entgeistert an. »Ich muss die per Hand waschen?« Plötzlich war der Gedanke, mir einfach neue Klamotten zu kaufen, wieder mehr als verführerisch.

Lio, der schon dabei gewesen war, an dem Rädchen zu drehen, riss den Kopf zu mir herum. Sein Blick schien mich zu fragen, ob ich das wirklich ernst meinte. Und ich starrte zurück, ohne eine Antwort zu haben. Was wollte er denn jetzt?

»Das Programm …« Er tippte auf das Rädchen. »Es heißt Handwäsche. Du musst nicht selbst waschen.«

»Oh.« *Verdammter Mist.* »Klar. Gut.«

»Du hast dich schon an einem Fluss sitzen und deine Klamotten auf einem Waschbrett reiben sehen?« Er grinste wieder, als er auf den Start-Knopf drückte.

»So ähnlich.« Ich räusperte mich verlegen und deutete auf die Waschtrommel, die just in diesem Moment begann, sich zu drehen. »Ich dachte immer, dass die Schildchen in den Sachen nur dafür da sind, damit man weiß, dass man die Klamotten richtig herum anhat.«

Lio lachte auf. »Guter Witz«, gab er zu. Zwischen seinem Haaransatz und der Kapuze seiner Jacke blitzte ein schwarzes Tattoo hervor. Es sah aus wie Jahreszahlen, aber der Großteil davon war bedeckt.

Ich zwang mich, ihn nicht anzustarren, und fragte: »Und wie lange läuft das Programm jetzt?«

»So etwa zwanzig, dreißig Minuten«, sagte er. »Dann kannst du mal runterschauen. Ich würde die Sachen allerdings nicht hier unten aufhängen, sondern den Wäscheständer auf deinen Balkon stellen. Hier im Wohnheim wohnen auch manchmal ein paar dubiose Gestalten auf Zeit, und ab und zu kommen doch ein paar Sachen weg.«

»Großartig«, kommentierte ich sarkastisch, während ich ihm aus dem Wäscheraum zurück zum Aufzug folgte. »Was sind das denn für dubiose Gestalten? Ich dachte, hier im Wohnheim wohnen nur Auszubildende und ein paar Angestellte des Sankt Alex?«

Lio drückte den Knopf und sah mich dann über seine Schulter an. »Nicht nur. Auch Praktikanten, Studenten und ein paar Leute, die hier ihr Freiwilliges Soziales Jahr machen.«

Ja, da klickte tatsächlich was in meinem Gedächtnis. »So wie du?«

Seine Augenbrauen zuckten. »Du bist gut informiert.«

»Genau wie du.«

Als wir in den Aufzug stiegen, konnte ich wieder einen Blick auf mein chaotisches Erscheinungsbild werfen. Meine Haare standen tatsächlich immer noch in alle Richtungen ab und waren nicht einmal mit dem sonst so gut funktionierenden Handkamm zu entwirren. Ich unterdrückte ein Seufzen. Was sollte es, jetzt war es eh schon zu spät. Ich gab es auf und wandte mich wieder zu Lio um. »Es gibt keine Wäscheständer, die man sich hier ausleihen kann, oder?«

Er lehnte sich mit dem Rücken an die Spiegel und schüttelte den Kopf. »Meine Schwester hat schon gesagt, dass du nur mit einem Koffer und einer Tasche angerückt bist.«

»Deine Schwester redet viel«, murmelte ich, auch wenn das eigentlich nicht stimmte – Emilia war mir gegenüber eher ein wenig verhalten gewesen. Ich senkte den Blick. Erst jetzt fiel mir auf, dass Lio nur seltsam bunte, nicht zusammenpassende Socken trug, was auch erklärte, warum ich ihn nicht hatte kommen hören. Doch meine Aufmerksamkeit blieb auf den schwarzen Tattoos hängen, die sich sogar auf seinen Waden, unter der kurzen Hose, über seine Haut zogen.

»Im Gegenteil«, gab er zurück.

Ich hob den Kopf und begegnete dem Blick aus seinen dunklen Augen. Er musterte mich, als würde er versuchen, mich abzuschätzen. Das leichte Schmunzeln in seinen Mundwinkeln war nicht unattraktiv.

»Mit anderen ist sie in der Regel etwas … vorsichtiger«, fuhr er fort. »Aber ja, mir erzählt sie eigentlich alles, ob sie will oder nicht. Zwillingsempathie.« Er tippte sich an die Stirn, als würde das irgendetwas erklären.

Ich sah von den Ringen an seinen Fingern zurück zu den dunklen Augen. »Ihr seid Zwillinge?«

Lio nickte und steckte entspannt die Hände in die Taschen seiner Hose.

»Ihr seht euch nicht ähnlich«, sagte ich. Und damit meinte ich: wirklich gar nicht.

Emilias Haare waren hellbraun, ihre Haut weiß und ihre Augen blau und wunderschön. Lio wirkte eher ein wenig wie ihr Negativ: beinahe schwarze Haare, dunkelbraune Augen und nicht ganz so blass wie seine Schwester. Die Form ihrer vollen Lippen vielleicht, und die kleine, gerade Nase – die ähnelten sich. Wenn man ganz genau hinsah.

Lio zuckte mit den Schultern, als hätte er das schon öfter gehört. »Zweieiige Zwillinge sind eigentlich nur wie normale Geschwister. Zumindest biologisch.« Er blickte auf meine Klamotten runter, genau wie seine Schwester am Vortag, und fragte dann neugierig: »Also, werden deine Möbel und deine restlichen Sachen noch geliefert?«

»Ganz schön neugierig«, konterte ich.

Erneut wanderte ein Grinsen auf sein Gesicht. »Sorry. Wenn die Frage übergriffig ist, nehme ich sie zurück. Aber ja, ich bin neugierig.«

Diesmal war ich es, die mit den Schultern zuckte. Aus irgendeinem Grund kroch wieder die Einsamkeit vom Vorabend in meine Glieder, und die Erinnerung an die letzten Worte meines Vaters, bevor ich unser Haus verlassen hatte, legte sich wie ein Eisfilm auf meine Haut. »Nein, es kommt nichts mehr«, sagte ich deshalb leise. »Das ist alles, was ich habe.« Jetzt zumindest. Das hatte mein Vater deutlich gemacht.

Von einer Sekunde auf die andere verschwand die Amüsiertheit aus Lios Gesicht und machte ehrlicher Betroffenheit Platz. »Entschuldige«, sagte er, und ich winkte sofort mit einem Lachen ab.

»Quatsch, das macht gar nichts. Ich brauche nicht viel.« Wenn meine Schwester das gehört hätte, sie hätte laut gelacht und mich auf meinen vollen Kleiderschrank und meine überquellenden Badschränke hingewiesen.

Lio hingegen lächelte wieder, und diesmal sah es tatsächlich ein wenig zurückhaltend aus. Jetzt konnte ich doch die Ähnlichkeit zwischen ihm und Emilia sehen.

Wir stiegen in unserem Stockwerk aus, und als Lio schon fast an seiner Tür war, drehte er sich noch einmal zu mir um. »Kannst du meiner Schwester sagen, dass ich mich bei dir entschuldigt habe, wenn sie danach fragt? Sie lässt mich sonst nie damit in Ruhe.«

Ich hatte meine Tür bereits aufgeschlossen, aber jetzt blickte ich ihn an und lachte. »Verstanden, mache ich.«

»Danke.« Sein Schmunzeln erhellte wieder sein ganzes Gesicht.

Definitiv nicht unattraktiv. Wenn mir nicht schon seit Monaten ein anderer Typ im Kopf herumgeistern würde, könnte er mir tatsächlich gefallen.

»Dafür kannst du dich auch jederzeit an mich wenden, falls du mal Hilfe brauchst«, fügte er hinzu. »Beim Wäschewaschen zum Beispiel.«

»Oder wenn ich mich aussperre und jemanden brauche, der halb nackt über den Balkon klettert?«, hakte ich neckend nach.

Er warf lachend den Kopf in den Nacken, wobei die silbernen Ringe in seinen Ohren funkelten. »Auch dann stehe ich dir gern mit meiner gesamten Erfahrung zur Verfügung.« Lio hob die Hand zum Gruß, ehe wir beide in unser Zimmer gingen.

Als ich die Tür hinter mir geschlossen hatte, spürte ich, dass ich lächelte. Vielleicht würde ich das hier doch ganz okay hinbekommen – wenn auch mit ein wenig mehr Unterstützung, als ich mir erhofft hatte.

Das Gefühl, eine Versagerin zu sein, ließ sich nicht ganz abschütteln, aber es fing an, sich langsam in meiner Brust wieder aufzulösen.

Kapitel 4

LIO

Chiara wartete auf einer Parkbank auf mich, und selbst aus der Entfernung konnte ich sofort erkennen, dass sie nervös war. An der Art, wie sie mir entgegensah. An dem Wippen ihres Fußes. Wie immer versuchte sie natürlich, es hinter ihrer coolen Fassade zu verstecken – die Zigarette zwischen den Fingern, ihren Arm locker um das an den Körper rangezogene Bein geschlungen –, und wie immer gelang es ihr nicht.

Während ich über den Boxhagener Platz auf sie zuschlenderte, die Hände in den Hosentaschen, versuchte ich, mich daran zu erinnern, wie sie bei unserem ersten Treffen ausgesehen hatte. Es war nur noch eine verschwommene Erinnerung, aber es musste in einem unserer Stammclubs gewesen sein. Ich wusste noch, dass sie mit ihrer wilden Lockenmähne und den aufgemalten Sommersprossen wahnsinnig attraktiv in dem roten Licht ausgesehen hatte. Dass wir getanzt hatten. Und dass ich am nächsten Morgen neben ihr in einer beinahe schon spießig eingerichteten Wohnung in Kreuzberg aufgewacht war. Dass sie mich zum gemeinsamen Frühstück überreden wollte, weil sie mich eben noch nicht kannte. Mittlerweile waren wir wohl so etwas wie Freunde. Zumindest rief sie mich immer an, wenn sie reden musste oder wenn es Probleme gab, mit denen sie nicht allein klarkam. So wie heute.

Als ich vor ihr stehen blieb, nahm sie noch einen Zug von ihrer Zigarette und blinzelte mich dabei betont gelassen an. Doch jeder Muskel in ihrem Körper war angespannt. Jeder Nerv wahrscheinlich überstrapaziert. Aber sie versuchte so eisern, es zu verstecken, dass ich mich kaum davon abhalten konnte, meine Augenbrauen nach oben zu ziehen.

Ich hatte noch nie verstanden, warum die meisten Menschen nicht einfach ehrlich mit sich und ihren Gefühlen waren. Warum sie nicht zugaben, wenn sie Angst hatten oder wütend waren oder sich verloren fühlten. Es gab kaum etwas, das das Gewissen so sehr erleichterte, wie ehrlich zu sein. Schon allein das Aussprechen löste oft so viele Probleme.

Aber so simpel waren die meisten Menschen wohl einfach nicht. Und eigentlich ging es mich auch nichts an.

»Na?« Sie grinste und hielt mir ihre Kippe hin. »Willst du ’nen Zug?«

Augenblicklich spannte sich alles in mir an. »Ich rauche nicht«, erinnerte ich sie mit betont geduldiger Stimme. »Das weißt du. Und du solltest mit dem Mist auch aufhören.«

Etwas flackerte in ihren grünbraunen Augen auf. Vielleicht eine Erkenntnis. Sie wirkte auf jeden Fall ein wenig geknickt, als sie umgehend die Zigarette ausdrückte und auf den Boden warf. »Sorry. Hatte ich vergessen.«

Ich blickte auf den Stummel hinab, der zwischen ihren Füßen auf den Steinplatten gelandet war.

Chiara brauchte nicht einmal einen Hinweis. Sie lachte einfach nur und hob den Stummel wieder auf. »Sorry, das hatte ich auch vergessen.« Leichtfüßig erhob sie sich von der Bank und warf die Zigarette in den nächsten Mülleimer, der nicht einmal zwei Meter von ihr entfernt stand. Dann drehte sie sich zu mir um und grinste breit. »Zufrieden?«

Zur Antwort schenkte ich ihr ein Lächeln. »Wie ist der Plan?«

Chiara zuckte mit den Schultern. Auf der Stelle war die Unsicherheit in ihrer ganzen Haltung wieder zurück. »Hab keinen«, gab sie etwas gequält zu und scharrte mit den Stiefeln im Dreck. Um uns herum wimmelte es von Menschen, wie es hier am frühen Abend immer war. Und zwischen ihnen wirkte sie sofort um einiges kleiner.

Ich unterdrückte ein Seufzen, weil ich ihr kein schlechtes Gewissen machen wollte. »Wo wohnt er denn?«

Sie hob den Blick. Starrte mich einen ganzen Moment unsicher an, bevor sie sich die roten Locken hinter die Ohren schob und ihr kleines Ohrpiercing berührte. »Da hinten.« Sie nickte in Richtung eines Plattenbaus. »Dritter Stock.«

»Nachname?«, fragte ich und hatte mich bereits in Bewegung gesetzt.

»Schäfer. Aber Lio …« Chiara holte zu mir auf, ihre ganze Haltung signalisierte jetzt Unruhe. »Mit dem Typen ist echt nicht zu spaßen. Der hält die Fäuste nicht mal vor seinen engsten Freunden zurück.«

»O Mann. Warum lässt du dich immer mit solchen Leuten ein?«, fragte ich zwischen zusammengepressten Zähnen hindurch, während ich die Straße überquerte. Ich durfte gar nicht erst darüber nachdenken, dass er sie vielleicht auch angefasst haben könnte, denn dann begann mein Innerstes nur noch mehr zu kochen.

Chiara zuckte mit den Schultern und blieb am Gehweg stehen. Jetzt war da nicht nur Unsicherheit in ihrem Blick, sondern richtige Angst. Es fehlte eigentlich bloß noch, dass sie zu bibbern begann. Dass sie trotzdem hier stand, zeigte, wie ernst es ihr war. Wie wichtig.

Sofort taten mir die harschen Worte leid.

»Warte hier unten«, sagte ich deshalb mit fester Stimme und blickte an dem Plattenbau empor.

Das Gebäude, in dem Chiaras Ex wohnte, war sicher gut acht oder neun Stockwerke hoch und wirkte ehrlich ein wenig runtergekommen. Im Erdgeschoss war ein Waschsalon, dessen Fenster mehrfach notdürftig repariert aussahen, und darüber war nichts als grauer Beton und winzige Fenster, die sicher kaum Licht in die Wohnungen ließen.

»Du willst da allein hoch?« Chiara war die Erleichterung deutlich anzuhören, auch wenn sie sie offensichtlich nicht wirklich zulassen wollte. »Der Typ ist …«

»Echt gefährlich, schon klar.« Ich warf ihr über die Schulter ein

Grinsen zu und drückte die kaputte Eingangstür auf. »Mach dir keinen Kopf.«

Noch durch die Scheibe konnte ich sehen, dass sie das definitiv nicht gut umsetzen konnte. Aber ich würde in ein paar Minuten zurück sein.

Leichtfüßig hüpfte ich die Treppe nach oben. Dem Aufzug vertraute ich in diesem heruntergekommenen Haus sicher nicht, und so konnte ich mir schon mal zurechtlegen, was ich sagen wollte. Auch wenn das nicht unbedingt leicht war, wenn ich den Typen noch überhaupt nicht einschätzen konnte. Vielleicht musste ich also doch improvisieren.

Im dritten Stock waren sechs Türen. Die mit der Aufschrift »Schäfer« war ganz hinten, im dunklen Bereich des Ganges. Irgendwie passend. Ohne zu zögern, drückte ich auf den Klingelknopf, machte einen Schritt von der Tür weg und steckte die Hände wieder in die Hosentaschen. Im Gegensatz zu Chiara verspürte ich eher Neugier als Angst. Neugier und ein wenig Adrenalin, das mir durch die Adern schoss. Emmi hätte mich wahrscheinlich für meinen geringen Selbsterhaltungstrieb zurechtgewiesen, aber eigentlich lag sie damit falsch. Ich fand das Leben großartig. Meines im Besonderen. Ich hatte einfach keine Angst vor Schaumschlägern.

Und dass dieser Rico Schäfer einer davon war, zeigte sich bereits in dem Moment, als er die Tür aufriss. Sein Kopf war rasiert, nur ein paar dunkle Stoppeln zeigten sich auf der Glatze. Unter dem Muskelshirt konnte ich ein paar hässliche Tattoos sehen. Tribals, natürlich. Sie zogen sich über seine ganze Brust bis über die Schultern nach hinten. Es brauchte nicht viel Fantasie, um mir vorzustellen, wie sein Rücken aussah.

Er musterte mich mit einem Blick, der geradezu darum bettelte, provoziert zu werden, damit er zuschlagen konnte. Ein wenig wie eine bösartige Bulldogge. Zu allem klischeehaften Überfluss hatte er auch noch ein Bier in der Hand. Willkommen in Berlin-Kreuzberg.

»Hey«, sagte ich fröhlich. »Du bist sicher Rico, oder?«

»Was willst du Knirps von mir?«

Ganz schön übertrieben für jemanden, der höchstens fünf oder sechs Jahre älter war als ich. Mitte zwanzig und schon so vom Leben verdorben. Schade drum.

Ich legte den Kopf schief und grinste, um ihm zu zeigen, dass er mich mit seinem Gehabe kein bisschen einschüchterte. »Mein Name ist Lio, ich bin ein Freund von Chiara.«

Das war offensichtlich ein Trigger. Denn nun riss Rico die Augen auf, und seine Wangen wurden wutrot. »Ist die Schlampe etwa bei dir?« Er sah sich beinahe hektisch im Treppenhaus um.

Ich ballte die Hände in den Hosentaschen zu Fäusten. *Schlampe, weil sie dich verlassen hat, statt andersherum? Schlampe, weil sie genug davon hatte, von dir verprügelt zu werden?*

Nichts davon sprach ich aus. Rico war ein Schaumschläger, aber es wäre dumm von mir gewesen, ihn zu provozieren. Daher sagte ich in ruhigem Ton: »Nein, ist sie nicht.« Als Rico mich wieder mit dem Bulldoggenblick ansah, schob ich hinterher: »Sie schickt mich, um den Hasen zu holen.«

Er schnaubte. »Kannst du vergessen. Sie soll ihn selbst holen, oder das Vieh bleibt hier.«

Natürlich.

»Ist das Häschen dir etwa so wichtig?«, fragte ich mit mitleidiger Stimme. Wahrscheinlich ging ihm das Tier eh schon ewig auf den Sack. Wer wusste, ob er ihn überhaupt fütterte oder seinen Dreck wegmachte. Aber Rico war jemand, der gern Besitzansprüche auf Dinge erhob. Und auf Lebewesen. Das war ihm deutlich anzusehen. Aber wenn Typen wie ihn irgendetwas aufregte, dann, wenn man an ihrer fragilen Männlichkeit kratzte.

Und es funktionierte.

Seine Augenbrauen wanderten zusammen. »Das Vieh ist mir scheißegal. Sag Chiara, dass sie ihn selbst abholen soll, oder es fliegt in den nächsten Tagen aus dem Fenster.«

In meiner Brust stieg jetzt doch etwas Wut nach oben. Gewalt gegen Menschen. Todesandrohungen gegen Tiere. Er schoss auf meiner Unbeliebtheitsliste gerade um einiges weiter nach oben.

Rico ging einen Schritt nach hinten und griff nach der Tür. »Verpiss dich.«

Bevor er sie zuschlagen konnte, machte ich einen Satz nach vorn und stellte meinen Fuß dazwischen.

Ungläubig zog der Typ sie wieder auf und starrte mich an. »Hängst du nicht an deinem Leben, Kleiner?«

Ich ignorierte seine Worte und schielte in seinen Wohnungsflur. »Hier riecht es doch nach Gras, oder?«

Das irritierte ihn offensichtlich mehr, als er zeigen wollte. »Ich verkaufe nicht an Freunde von dieser Schlampe.«

Unbeeindruckt zuckte ich mit den Schultern. »Interessiert mich wirklich kein Stück.« Ich sah zu ihm auf und zog die Mundwinkel nach oben. »Aber vielleicht interessiert es diese Typen in Blau, die hier überall rumspazieren? Was glaubst du, sind die leicht zu versorgen? Sind eine Menge Leute, aber du hast sicher ordentlich was zu Hause, wie ich so gehört habe.«

Eine ganze Weile starrte Rico mich nur an. So lange, dass ich schon befürchtete, sein wahrscheinlich mickriges Gehirn war irgendwie abgestürzt. Dann machte er einen großen Schritt auf mich zu und packte mich am Kragen meines Shirts. »Keine Ahnung, was du mit deiner Suizidmission hier bezwecken willst, aber mir mit der Polizei zu drohen, ist ganz sicher keine gute Idee.«

Er war meinem Gesicht so nah, dass ich kurz überlegte, ihm einen Kuss auf die Stirn zu drücken. Aber ich rief mir in Erinnerung, dass eine zu große Provokation wahrscheinlich eher kontraproduktiv sein würde. Ganz konnte ich mir das Schmunzeln aber nicht verkneifen. »Was glaubst du, wie viele Knochen musst du mir brechen, damit ich nicht mehr reden kann?«, fragte ich leise.

Ricos Augen wurden noch größer. Wahrscheinlich hatte lange niemand mehr so mit ihm geredet. Eine Ader an seiner Schläfe pulsierte.

Es war wohl Zeit für die Deeskalation. Also hob ich unschuldig die Hände. »Hey, ich will dir eigentlich echt keinen Ärger machen. Ernsthaft. Mir ist scheißegal, was du für Zeug aus deiner Wohnung verkaufst. Und ich weiß auch, dass dir dieser Hase scheißegal ist. Wir ersparen uns also beide eine Menge Ärger, wenn du ihn mir einfach mitgibst.«

In seinem Gesicht stritten sich augenblicklich eine Menge Gefühle. Er wollte auf keinen Fall den Kürzeren ziehen und nachgeben. Aber er wollte auch nicht, dass ein SEK-Team seine Wohnung stürmte und er im Knast landete. Wie ich Egos seines Kalibers kannte, war das gerade eine wirklich schwere Entscheidung für ihn.

Also kam ich ihm noch ein bisschen entgegen: »Ich will ja auch keinen Aufriss wegen so einem Vieh machen.« Es tat mir ernsthaft ein wenig weh, den Hasen so zu nennen. Aber das hier war zu seinem Besten. »Geht es dir denn nicht gegen den Strich, dass es deine Wohnung vollscheißt und sich durch deinen Kühlschrank frisst, obwohl es nicht einmal deins ist? Du willst doch auch nichts mehr mit Chiara zu tun haben. Schmeiß es raus. Also – gib es mir, meine ich. Und du bist es los. Ist doch auch für dich besser, oder?«

Einen Moment noch hielt Rico den Blickkontakt, den er wahrscheinlich für Furcht einflößend hielt, dann ließ er langsam meinen Hemdkragen los. »Hast ja echt Eier, Knirps«, meinte er dann. »Und klar geht das Scheißvieh mir auf den Sack. Kannst es meinetwegen haben. Aber dann soll die Schlampe mich gefälligst in Ruhe lassen.«

»Klar, sag ich ihr«, gab ich zurück. Als wäre Chiara das Problem.

Er schüttelte den Kopf. »Warte hier«, sagte er und verschwand in seiner Wohnung.

Adrenalin flutete meinen Körper. Ein sanftes Prickeln, das sich in meinen Blutbahnen ausbreitete und mir das Gefühl gab, einen Kampf gewonnen zu haben.

Als Rico wieder in der Tür auftauchte, hatte er den Hasen am Schlafittchen. Das arme Tier wehrte sich gegen den festen Griff und wand sich hin und her. Das war der Moment, in dem ich mich wirklich zusammennehmen musste, um ihm nicht doch noch die Faust ins Gesicht zu donnern. Wie konnte man ein Lebewesen so behandeln?

Ich beeilte mich, ihm den Hasen abzunehmen. Als der Typ ihn endlich losließ, drückte ich ihn ganz sanft gegen meine Brust und streichelte beruhigend über das weiß-braun gefleckte Fell. »Danke.« Meine Stimme bebte ein wenig vor Wut, aber Rico schien es nicht zu bemerken.

Er nickte nur und machte eine angewiderte Handgeste. »Bring das Vieh schon weg, ich will das dämliche Gesicht nicht mehr sehen.«

Er deins sicher auch nicht.

Ich presste die Lippen zusammen, nickte und machte auf dem Absatz kehrt.

»Und sag der Schlampe, dass sie froh sein kann, dass ich es nicht auf den Grill geworfen habe.«

Sein dröhnendes Lachen begleitete mich, als ich die Treppe nach unten ging. Langsam, Schritt für Schritt, damit ich nicht doch noch mal umkehrte und mich auf ihn stürzte. Es war gerade nicht wichtig, dem Kerl eine Lektion zu erteilen. Es war nicht wichtig. Aber Chiara war es. Und dieses Tier. Der Hase zitterte an meiner Brust, aber unter meinem sanften Streicheln beruhigte er sich allmählich.

Chiara kam mir sofort entgegengerannt, als ich unten aus dem Wohnhaus trat. »O Gott, er hat ihn dir echt gegeben?« Sie hatte Tränen in den Augen und nahm ganz vorsichtig den Hasen von meinen Armen, um ihn an sich zu drücken. »Gott sei Dank. Wie um Himmels willen hast du das gemacht?«, fragte sie und verteilte zarte Küsse auf dem Kopf des Tieres.

Bei dem Anblick schwoll die Wut in mir unmittelbar ab. Ich wischte mir ein paar Tierhaare vom T-Shirt und grinste sie an.

»Dein Ex war eigentlich sehr zuvorkommend. Hat sich richtig darüber gefreut, dass ich den Löffler mitnehmen wollte.«

Chiara zog die Augenbrauen nach oben. Es war deutlich, dass sie mir nicht glaubte, aber sie kuschelte sich einfach wieder in das Fell ihres Tieres. »Das müssen wir feiern. Die Drinks im Club gehen heute auf mich.«

»Kein Club für mich heute«, erwiderte ich, während wir uns wieder auf den Weg zur U-Bahn machten. »Morgen ist der erste Ausbildungstag, da sollte ich einigermaßen fit sein. Außerdem habe ich Gino schon versprochen, dass ich morgen dabei bin. Zwei Nächte hintereinander ist unter der Woche nicht drin.«

»Du bist echt langweilig geworden, Lio.« Sie schob den Hasen in ihrem Arm zurecht und stieg dann neben mir vorsichtig die Treppe hinab, um ihn nicht weiter zu stressen. Erst unten an der Plattform sah sie wieder zu mir auf. »Aber du kommst noch auf ein Bier mit zu mir, oder? Irgendwie muss ich mich doch bedanken.«

Nachdenklich betrachtete ich das Tier, dessen Nase lustig vor sich hin wackelte. Ich hatte eigentlich den Abend mal wieder mit Emmi und den anderen verbringen wollen. Zumal wir jetzt eine neue, durchaus interessante Mitbewohnerin hatten. Aber ich spürte Chiaras flehenden Blick auf mir, und der erweichte wie immer ein wenig mein Herz. Ich wusste, dass sie hoffte, dass noch einmal etwas zwischen uns laufen würde, auch wenn ich ihr schon mehrfach gesagt hatte, dass ich nicht so tickte. Aber heute war sie aufgewühlt. Und wenn ich an ihren Ex Rico dachte, verstand ich auch, warum.

»Kein Bier für mich«, sagte ich deshalb erschlagen. »Und nur ein paar Stunden und ein paar Runden Mario Kart, klar?«

Ihr Gesicht leuchtete auf. »Alles klar«, gab sie zurück. »Versprochen.«

Also stiegen wir in die Bahn, und ich warf, wie so oft, meine Abendpläne über den Haufen.

Kapitel 5

ALICA

Ich drehte mich vor dem Waschbeckenspiegel, und obwohl ich mich darin nur bis zur Hüfte sehen konnte, fielen mir sofort wieder die ganzen kleinen Dinge auf, die ich an diesem Kleid liebte. Dass die Farbe so schimmerte, wenn Licht darauf fiel, zum Beispiel. In sanftem Violett, in zartem Rosa und Perlmutt. Und ich liebte, dass es an den Armen so weit und locker war, der Stoff sich aber an meiner Hüfte perfekt an meine Haut schmiegte.

Es war das perfekte Kleid. Mein Lieblingskleid. Eines, das mir mein Vater vor Jahren geschenkt hatte. Und als ich mich im Spiegel betrachtete und mein Lächeln sah, das ganz von selbst auf meine Lippen gewandert war, wusste ich, dass ich es nicht konnte. Nicht dieses Kleid.

Da war Erleichterung in meiner Brust, als ich die feine Schnürung löste und das Kleid von meinem Körper gleiten ließ. Erst als ich es wieder auf einen Bügel gehängt und glatt gestrichen hatte, warf ich einen Blick auf die Klamotten, die ich auf meinem Bett verteilt hatte. Der Stapel war irgendwie nicht so groß geworden wie erhofft. Einen weitaus größeren Teil der Sachen, die ich aus München mitgebracht hatte, hatte ich nach einiger Inspektion doch wieder in meinen Schrank geräumt. Die schwarzen, unauffälligen Stoffhosen zum Beispiel. Die Blusen, weil ich mir einredete, dass ich die sicher noch im Alltag tragen konnte. Eine kurze Hose, weil mein Hintern darin wirklich großartig aussah. Und jetzt mein Lieblingskleid.

Das alles hatte seinen Platz im Kleiderschrank behalten dürfen. Auf meinem Bett lagen nun nur ein paar etwas zu auffällige Designerklamotten, in denen ich mich in der jetzigen Umgebung doch nicht mehr so wohlfühlte. Ein bunter, schimmernder, teurer Haufen, der aussah, als hätte sich Louis Vuitton übergeben.

Ich zog die einzelnen Teile heraus und breitete sie auf dem zerkratzten Dielenboden aus. Dann machte ich aus allen Winkeln Fotos davon, zupfte Röcke auseinander, setzte Kleider in Szene, ordnete Rüschen an und schlüpfte am Ende noch einmal in alle Sachen rein, um auch Fotos an der Person zu haben.

Obwohl für das alles mein halber Nachmittag draufging, war ich voller Zuversicht, als ich die Flohmarkt-App öffnete, die ich im Internet gefunden hatte. Aber als es daranging, die Bilder hochzuladen und meine Sachen anzupreisen, beschlich mich ein seltsam flaues Gefühl. Das hier, diese Klamotten, waren ein großer Teil meines Lebens gewesen. Nicht nur, weil ich sie jeden Tag getragen hatte, sondern auch, weil ein paar Erinnerungen daran hingen, die jetzt wieder hochkamen. In der weit ausgestellten Hose und dem dazu passenden Hemd zum Beispiel hatte ich vor zwei Monaten mein Abiturzeugnis angenommen. Ich hatte auf der kleinen Bühne gestanden, während meine Mutter applaudiert hatte. Sie war so stolz auf mich gewesen. Wegen des Zeugnisses, wegen meiner hervorragenden Noten und wegen der Tatsache, dass mein Leben jetzt wirklich losgehen würde. Weil sie zu diesem Zeitpunkt noch gedacht hatte, dass ich bald im Flieger nach L. A. sitzen würde, um auf die gleiche Eliteuni zu gehen wie sie. Genau wie mein Vater, der an dem Tag zwar nicht gekommen war – er war wie immer bei der Arbeit gewesen –, aber der trotzdem ebenfalls wahnsinnig stolz auf mich war, wie Mama immer wieder betont hatte.

Schweren Herzens lud ich das Outfit hoch und dann noch das knappe rote Kleid, in dem ich nach der Zeugnisvergabe mit meinen Klassenkameraden in einem teuren Münchner Club getanzt hatte. Nico, der Jahrgangsschnösel, der immer Krawatten trug, hatte betrunken mit mir geflirtet. Wir hatten im Flur vor den Toiletten rumgeknutscht und waren danach zu ihm gefahren. Obwohl er mich eigentlich hasste, weil meine Mathenoten besser waren als seine. Und obwohl zu diesem Zeitpunkt schon seit Monaten ein anderer Typ in meinem Kopf herumgeisterte, den ich einfach nicht vergessen konnte. An den ich sogar gedacht hatte, als Nico mir seine Zunge in den Hals geschoben hatte.

Und an den ich auch jetzt dachte, als ich die letzten meiner aussortierten Designerklamotten in die App lud. Vielleicht, weil ich das nicht hätte tun müssen. Das alles hier – das enge Wohnheim, die Gemeinschaftstoiletten, meine Klamotten verkaufen, die ich eigentlich liebte. Ich hätte nur auf meine Eltern hören müssen. Hätte nur tun müssen, was sie von mir erwarteten, ihrem Plan für mein Leben folgen.

Doch wäre es wirklich eine Alternative gewesen, meine eigenen Träume und Wünsche zu vergessen und nach ihren Vorstellungen zu leben?

Nein. Die Antwort formte sich überraschend schnell und klar in meinem Kopf. Ich tat das Richtige. Denn sonst hätte ich mich wahrscheinlich mein ganzes Leben gefragt, was hätte sein können.

Seit diesem Tag vor einem Jahr hatte ich mir nichts mehr gewünscht, als Krankenschwester zu werden, wie die Menschen im Sankt Alex, die mich damals, im schlimmsten Moment meines Lebens, beruhigt und die sich so gut um meine Schwester gekümmert hatten. Ich hätte ein gutes Leben auf einer von meinem Vater ausgesuchten und finanzierten Uni haben können, das aber völlig ohne Alternativen gewesen wäre. Völlig ohne die Möglichkeit, selbst zu entscheiden, wohin ich gehen und was ich machen wollte. Vor allem wenn es »nur« eine Ausbildung war – ein absolutes No-Go für meine Akademikereltern.

Auch wenn es mir schwerfiel, es war die richtige Entscheidung. Und ich musste tun, was nötig war, um für dieses Leben zu kämpfen. Denn sosehr ich diese Sachen auch liebte – ich liebte es auch, etwas essen zu können. Und mein Konto vertrug sich momentan gar nicht mit beiden Dingen auf einmal. Ich musste also Prioritäten setzen.

Während ich die Sachen in einer Tüte zusammensammelte,

kam mir mehr als einmal ein schweres Seufzen über die Lippen. Es war seltsam, worüber man sich plötzlich Gedanken machen musste, wenn man nicht mehr zu Hause wohnte. Das Geld, zum einen. Zum anderen die Tatsache, dass mein Magen schon wieder knurrte, weil es allmählich Zeit fürs Abendessen wurde – ich aber noch nie in meinem Leben irgendetwas gekocht hatte. Das hatte ich schließlich nie gemusst. Dann war da noch die Dusche, die ich mir nach meinem Kampf mit der Waschmaschine hatte gönnen wollen und die sich angefühlt hatte, als würde mir ein Elefant auf den Kopf sabbern, weil der Duschkopf so verkalkt war. Kalt war sie auch gewesen – »Das Wasser wird aus dem Schneesturm abgeleitet«-kalt. Und die Spülung der Toilette hatte erst bei der dritten Betätigung funktioniert.

Ein sanftes Klopfen riss mich aus meinen Gedanken, und ich schloss schnell den Kleiderschrank. Dann ordnete ich noch einmal meine Haare, die jetzt wenigstens einigermaßen saßen, ehe ich die Tür öffnete.

Es war Emilia. Sie trug eine Leggins und einen viel zu großen Pullover mit Löchern an den Schultern. Ich war mir nicht sicher, ob er einfach alt war oder ob es ein modisches Gimmick war, obwohl Emilia eigentlich nicht den Eindruck machte, sich groß für Mode zu interessieren.

»Hey«, sagte ich mit einem Lächeln. »Was gibt's?«

Emilia wirkte ein wenig zurückhaltend, aber zumindest zog sie die Mundwinkel nach oben. »Störe ich gerade?«

»Nein, gar nicht.« Ich schob das Handy in meine Hosentasche und schnupperte. Es roch wunderbar nach Essen, und mein Magen wollte mich in die Küche ziehen. Zum Glück hörte der Rest meines Körpers noch auf mich und blieb vor Emilia stehen, ohne zu großen Speichelfluss zu entwickeln.

Sie tippelte ein wenig von einem Fuß auf den anderen und machte dann den Mund auf, um etwas zu sagen. Aber bevor sie auch nur ein Wort über die Lippen brachte, rief jemand über den Flur: »Jetzt frag sie schon, Emmi!«

Wir drehten uns beide in Richtung Küche, wo gerade ein Typ an der Tür erschienen war, den ich noch nicht kannte. Er trug eine modische Latzhose, und die hellblond gefärbten Locs auf seinem Kopf stoben in alle Richtungen davon.

»Halt die Klappe, Marlon«, meinte Emilia verärgert.

Er schien sich davon nicht beirren zu lassen. Stattdessen hob er die Hand, winkte mir und verschwand wieder in der Küche.

Ich schmunzelte, als ich mich wieder an Emilia wandte. »Was sollst du mich denn fragen?«

»Wir wollten wissen, ob du Lust hast, mit uns zu essen«, gab sie zurück, als würde sie ein Pflaster abreißen. Sie verschränkte die Arme vor der Brust und zuckte mit den Schultern. »Es gibt selbst gemachte Pizza.«

»O Gott, ja bitte«, rutschte es mir heraus.

Emilias Augenbrauen schossen nach oben, aber dann erhellte sich ihr Gesicht, als sie lächelte. »Wenn ich gewusst hätte, dass du dich so über das Angebot freust, hätte ich eher gefragt.«

»Sorry. Ich hatte noch keine Gelegenheit, einkaufen zu gehen«, erklärte ich. *Und kein Geld. Und außerdem kann ich auch nicht kochen. Aber reden wir nicht drüber.*

»Na, perfekt.« Emilia nickte mit dem Kopf in Richtung Küche. »Dann komm.«

Ich vergewisserte mich, dass ich den Schlüssel eingesteckt hatte, ehe ich die Tür hinter mir zuzog und ihr über den Flur folgte. Je näher wir der Küche kamen, desto großartiger roch es. Nach Tomaten und Käse und kräftigen Gewürzen. Gerade als wir durch die Tür traten, öffnete Filina den Backofen, und ein Schwall neuer Gerüche strömte auf mich ein. Mir lief direkt das Wasser im Mund zusammen.

»Schön, dass du mit uns isst«, sagte Filina mit ihrer sanften Stimme, während sie die Pizza aus dem Ofen holte. Die Ofenhandschuhe, die sie trug, passten nicht zusammen. Einer war schwarz und hatte das Zeichen von Batman darauf, der andere hatte ein wildes buntes Blumenmuster, das nach Omas Küchenschrank aussah. »Die Pizza ist gerade fertig geworden«, kommentierte sie.

»Gott sei Dank, ich war kurz vorm Verhungern.« Der Typ, der eben noch aus der Küche geschielt hatte, saß hinter Filina am Küchentisch und grinste mich schief an. »Hey, ich bin übrigens Marlon. Mein Zimmer ist am anderen Ende des Flurs.«

»Alica«, stellte ich mich lächelnd vor. »Danke für die Einladung, die kam auch für mich gerade zur rechten Zeit.«

Emilia hatte zwischenzeitlich Besteck und Teller aus den Schränken geholt. »Du kannst es natürlich gern so halten, wie du möchtest«, sagte sie, als sie mir einen Teller in die Hand drückte. »Aber du kannst dich uns jederzeit anschließen. Wir kaufen meistens für alle ein und kochen und essen auch oft gemeinsam.«

Marlon nickte und griff nach einem großen Einmachglas, das hinter ihm auf einer Ablage stand. Ich konnte ein paar Scheine darin sehen. »Das ist das WG-Glas«, erklärte er eifrig. »Da tust du einfach rein, was du beisteuern kannst. Dafür kannst du dich dann auch an allem bedienen, was du hier findest.« Er deutete auf die Regalbretter mit den Zutaten, die sich überall um uns herum stapelten.

»Wir teilen alles.« Filina lächelte, während sie die Handschuhe auszog. Dann gluckste sie. »Außer unsere Tassen. Das ist ein sensibles Thema.«

»O ja.« Emilia, die gerade begonnen hatte, die Pizza zu schneiden, blickte mit großen Augen auf. Sie wirkte etwas offener als gestern – vermutlich war sie ein Mensch, der eine Weile brauchte, um richtig aufzutauen. »Jeder hat seine eigene Tasse für Kaffee und Tee und so weiter. Benutz bloß nicht die Tassen der anderen, das hat schon halbe Kriege ausgelöst hier.«

»Sie übertreibt«, meinte Filina und deutete auf das Regalbrett über dem Ofen, auf dem vier völlig unterschiedliche Tassen standen. Eine hellblaue mit kleinen Bienen darauf, eine durchsichtige mit Comic-Dinos, eine braune mit Bärengesicht und kleinen Öhrchen und eine, die wie eine antike Teetasse aus der Sammlung meiner Oma aussah. Sie war dunkelviolett mit goldenem Rand. Auf diese zeigte Filina jetzt auch. »Das ist meine.«

Ja, das passte irgendwie.

»Die mit den Dinos ist meine«, fügte Marlon an und zupfte an einer seiner Locs. »Die hat mein Neffe bemalt.«

»Süß.« Ich blickte lächelnd zu Emilia. »Und deine ist dann wohl die mit den Bienen.«

»Es ist sicher nicht die hässliche Bärentasse meines Bruders.« Sie grinste. »Nimm dir ein Stück Pizza. Du darfst als Erste.«

Wir verteilten die Stücke auf unseren Tellern, bis nur noch zwei große übrig waren, die Emilia zurück in den Ofen schob. »Die sind für Lio, wenn er irgendwann mal von wer weiß wo zurückkommt.« Sie verdrehte die Augen. »Er ist ein Rumtreiber.«

Ich ließ einen Blick über den Ofen und die Bärentasse schweifen und spürte, wie sich meine Mundwinkel schon wieder nach oben bogen. Ich kannte Lio eigentlich kaum, und trotzdem fand ich den Kommentar passend. Er machte einen rumtreiberischen Eindruck. Auf eine sympathische Weise, immerhin hatte er mich bei meinem missglückten Waschversuch unterstützt und mich – soweit ich es beurteilen konnte – auch nicht dafür verurteilt. Außerdem wirkte er ehrlich. Und das war eine verdammt gute Eigenschaft.

Die gesamte Gruppe zog mit voll beladenen Tellern ins Wohnzimmer um, wo wir uns auf die alten bunten Sofas fallen ließen. Mein Hintern hatte kaum den Stoff berührt, da hatte ich schon das erste Pizzastück im Mund. Es war zwar ziemlich heiß, aber ich war sicher, dass ich noch nie in meinem Leben etwas Besseres gegessen hatte.

Marlon, der auf der Kante des Sofas Platz genommen hatte, das dem Fenster am nächsten war, sah mich neugierig über seinen Teller hinweg an. »Du bist gestern hier eingezogen, richtig? Und du fängst mit uns zusammen morgen an?«

Ich brummte zustimmend. »Richtig. Sind wir alle in der gleichen Ausbildungsklasse?«

Filina lehnte sich beim Essen ein wenig auf das Kissen, das sie unter dem Teller auf ihrem Schoß platziert hatte. Sie lächelte mich an. »Marlon, Lio und ich wohnen schon seit einem Jahr hier zusammen, aber ja, wir fangen auch morgen mit der Ausbildung an. Es ist also für uns alle ein bisschen aufregend.«

Mein Magen blubberte, und ich wusste nicht, ob er sich über das Essen freute – oder ob er sich gerade wieder daran erinnerte, dass es morgen endlich richtig losgehen würde. Die Ausbildung, auf die ich mich so gar nicht vorbereitet fühlte. Für die ich alles aufgegeben hatte.

Ich schluckte die Pizza heftiger runter, als es sein musste. »Aber ihr habt schon mal etwas im Krankenhaus gemacht, oder?«

Filina nickte, aber es war Marlon, der antwortete: »Das FSJ, ja. Wir kennen die Stationen im Sankt Alex schon ganz gut, aber es ist trotzdem noch mal was anderes.«

»Eigentlich war es Lio, der uns dazu überredet hat, noch die Ausbildung zu machen«, fügte Filina schmunzelnd hinzu. »Er wollte, dass wir alle zusammenbleiben. Aber ich glaube, dass es eine gute Entscheidung war, ich freue mich jedenfalls auf morgen.«

Eine Sache, die Marlon gesagt hatte, schwirrte weiter durch meinen Kopf. Ein Kribbeln wanderte in mir nach oben, und bevor ich es mir anders überlegen konnte, nahm ich meinen Mut zusammen. »Wenn ihr die Stationen kennt, kennt ihr dann vielleicht zufällig auch einen Felix?« Ich setzte mich etwas gerader auf. Allein die Erwähnung seines Namens löste Wärme in mir aus. Hitze beinahe. »Groß, gut aussehend, braune Haare? Er ist Pfleger im Sankt Alex.«

Als sie einen fragenden Blick tauschten, spürte ich schon, wie meine Schultern wieder etwas einsanken.

»Ich glaube nicht.« Marlon kaute nachdenklich auf seiner Pizza herum. »Aber es arbeiten auch echt eine Menge Leute im Alex, und wir waren ja nicht auf allen Stationen unterwegs. Wieso? Ist er ein Freund von dir?«

Das wäre auch zu einfach gewesen.

Ich winkte ab. »Ein Bekannter. Ist auch nicht so wichtig.« Was für eine Lüge. Es gab kaum etwas, das wichtiger war. Aber ich war nicht der Typ, der direkt beim ersten Kennenlernen seine Lebensgeschichte auspackte. Schnell drehte ich mich zu Emilia, die die ganze Zeit eher still in einer Ecke des Wohnzimmers gesessen und sich in eine Kuhle gekuschelt hatte. »Was ist mit dir? Hast du Krankenhauserfahrung?«

Sie zuckte zusammen, und augenblicklich tat es mir leid, dass ich sie ohne Vorwarnung angesprochen hatte. Offensichtlich war sie ganz schön aus ihren Gedanken geschreckt. Ihr Blick wirkte ein wenig düster, und ihre Finger suchten scheinbar ein wenig unterbewusst nach etwas auf der Couch. »Ich habe kein FSJ gemacht, nein.«

»Aber Emmi ist ein wandelndes Onkologie-Lexikon«, sagte Marlon mit einem Grinsen und zeigte mit der Spitze seines Pizzastücks auf sie. »Du kannst sie alles fragen, die Antwort kommt wie aus der Pistole geschossen. Sie ist unser kleiner Nerd.«

Emilia funkelte ihn kurz an, aber ich hatte das Gefühl, dass sie gleich ein bisschen größer wurde. Ihre Finger hatten sich fest um den Frosch vom Vortag geschlossen. »Ich weiß einiges«, gab sie zu, und Filina lachte hell auf.

»Das ist die Untertreibung des Jahrhunderts.«

Mein Magen sank wieder etwas ab, und ohne dass ich es wollte, entfuhr mir ein nervöses Lachen. »Sieht also aus, als wären alle besser vorbereitet als ich.«

Sofort richteten sich drei Augenpaare auf mich.

»Das macht doch nichts«, sagte Filina beruhigend. »Es gibt sicher noch andere Leute in unserer Klasse, die keine Erfahrung haben. Dafür ist eine Ausbildung ja eigentlich auch da. Mach dir keine Sorgen.«

Die anderen beiden nickten, und ich konnte nicht anders, als wieder zu schmunzeln. »Ansonsten muss ich eben bei euch abschreiben.«

»Oder wir helfen dir beim Lernen«, berichtigte Emilia mich streng, und die anderen lachten, als wäre das ein Witz zwischen ihnen.

Ihre aufmunternden Worte halfen tatsächlich gegen meine Nervosität – und gegen die Zweifel, ob das hier wirklich die richtige Entscheidung gewesen war. Und zum ersten Mal an diesem Tag hatte ich das Gefühl, dass ich es tatsächlich schaffen konnte. Vor allem in dieser Gruppe, die mich so liebevoll hier aufnahm.

Es blieb nur zu hoffen. Und hoffen konnte ich zwischen freundlichen Menschen und mit vollem Magen um einiges besser.

Kapitel 6

ALICA

Natürlich verschlief ich am ersten Morgen der Ausbildung. Als die Sonnenstrahlen durch mein Balkonfenster drangen und mich wach kitzelten, blinzelte ich zunächst verwirrt. Erst nach ein paar Sekunden rieselte langsam die Realisation in meinen Kopf, dass ich eine verdächtige Menge Schlaf dafür bekam, dass mein Wecker um 6:30 Uhr hätte klingeln sollen. Und als ich den Kopf drehte und einen Blick auf mein Handy warf, stellte ich fest, dass er es auch nicht getan hatte. Es war kurz vor sieben. Um genau zu sein zehn Minuten vor der Zeit, zu der ich eigentlich das Wohnheim hatte verlassen wollen, um rechtzeitig an der Berufsschule anzukommen.

Ich fluchte wie eine ganze Gruppe Bauarbeiter, bevor ich mich wie ein Spion über die Bettkante rollte und zum Waschbecken stürzte, um mir irgendwie gleichzeitig die Haare zu kämmen und die Zähne zu putzen. Währenddessen fragte ich mich verzweifelt, wie ich es hatte vergessen können, den Wecker zu stellen. Oder warum ich nicht, wie auch die letzten zwei Tage, viel zu früh aufgewacht war. Aber das passierte natürlich nur an Tagen, an denen ich eigentlich hätte ausschlafen können. Allerdings hatte ich im Gegensatz zu der vorigen Nacht diesmal auch wie ein Stein geschlafen. Vermutlich, weil am Vorabend das erste Mal seit ein paar Tagen wirklich sämtliche Anspannung von mir abgefallen war. Es war leicht gewesen, zwischen Emilia, Filina und Marlon zu lachen und einmal nicht daran zu denken, was für eine schwerwiegende Entscheidung ich vielleicht für mein Leben getroffen hatte.

Weil meine blonden Haare mal wieder machten, was sie wollten, band ich sie in einem losen Knoten auf dem Hinterkopf zusammen und riss dann den Kleiderschrank auf. Die weite schwarze Hose und eine türkise Bluse mussten heute reichen – ich hatte keine Zeit, mir größere Gedanken um mein Outfit zu machen.

Meine Unterlagen hatte ich zum Glück am Vortag schon zusammengepackt, also musste ich mir nur die Tasche umhängen, von der ich in mühevoller Kleinstarbeit das Designer-Logo abgeknibbelt hatte. Erst wollte ich sofort auf den Aufzug zustürzen, aber dann fiel mir ein, dass es wahrscheinlich keine gute Idee war, ohne Frühstück loszustürmen. Mein Budget war definitiv zu klein, um den ganzen Tag außerhalb zu essen, und hungern konnte ich auch nicht besonders gut. Also schlug ich im Eiltempo den Weg zur Küche ein, warf meine Tasche auf den Tisch und kramte im Schrank nach einer Schüssel. Ich hatte den Kühlschrank noch nie geöffnet, aber als ich es jetzt das erste Mal tat, weiteten sich meine Augen. Er war bis oben hin voll mit frischen Lebensmitteln, Joghurts, Fleisch, Aufstrichen – alles, was man sich vorstellen konnte. Diese WG achtete wirklich auf Abwechslung.

Wo waren die eigentlich alle?

Ich zog die offene Haselnussmilch aus dem Schrank und goss sie über die Cornflakes, während ich auf den Flur lauschte. Aber es waren keine Schritte, keine Stimmen zu hören. Waren die anderen etwa schon los? Offensichtlich waren sie nicht solche Chaosköpfe wie ich.

Halb über die Spüle gebeugt, schaufelte ich die Cornflakes in mich rein, die zu meiner Überraschung großartig schmeckten. Die rauen Mengen an Zucker und Chemie schienen also wirklich für etwas gut zu sein. Nicht, dass ich das genießen konnte, weil ich immer wieder einen nervösen Blick auf die Uhr warf. Jetzt war ich schon gut fünf Minuten zu spät dran. So viel zu einem entspannten Morgen.

Und dann konnte ich plötzlich doch jemanden hören. Die Tür, die Flur und Treppenhaus verband, wurde geöffnet, es folgten eilige Schritte auf dem Gang. Jemand klopfte an eine Tür. »Alica? Bist du wach?« Emilias Stimme.

Ich schluckte, ließ die Schüssel in die Spüle fallen und steckte dann den Kopf aus der Küche. »Hier.«

Emilia sah überrascht zu mir rüber. Heute trug sie ein wirklich hübsches Kleid mit Spaghettiträgern, darunter ein weißes Shirt und Combat Boots. Ihre Augenbrauen wanderten nach oben. »Bist du noch am Frühstücken? Du hast ja die Ruhe weg, wir warten unten auf dich!«

Ich wollte eigentlich einen lockeren Spruch raushauen, aber bei ihren Worten erstarb er auf meinen Lippen. Genau wie mein Lächeln. »Ihr wartet auf mich?«

»Klar. Vor dem Wohnheim. Wolltest du etwa nicht mit uns zusammen los? Dann tut es mir leid, aber da musst du jetzt durch.« Sie strich sich eine Locke hinters Ohr. »Mach schon.«

Einen Moment starrte ich sie noch an, bevor meine Mundwinkel in Richtung meiner Ohren nach oben wanderten. »Bin quasi schon auf dem Weg.« Schnell griff ich nach der Tasche und hastete Emilia hinterher, die schon die Aufzugtür geöffnet hielt. Mein Magen kribbelte ein wenig, weil die anderen auf mich gewartet hatten. Einfach so, ohne dass ich sie darum gebeten hatte. Das fühlte sich irgendwie … ziemlich ungewohnt an. Und ziemlich gut.

Tatsächlich standen die anderen auf dem Gehweg vor dem Wohnheim und sahen uns entgegen, als wir aus dem Haus traten.

»Na? Langsamen Morgen gehabt?«, fragte Marlon und grinste breit.

»Verschlafen«, murmelte ich. »Wecker hat nicht geklingelt.«

»So was passiert immer an ersten Tagen.« Filina zupfte ihren hübschen cremefarbenen Pulli zurecht. Sie hatte die Haare zu einer aufwendigen Frisur geflochten, was mir verriet, dass sie heute Morgen ganz sicher nicht so verpeilt gewesen war wie ich.

»Stimmt«, gab ich zu, bevor ich kurz zu Lio schielte, der hinter den anderen am Bordstein stand. Unsere Blicke trafen sich, und ich musste zugeben, dass er eine seltsam magnetische Ausstrahlung hatte. Er war offensichtlich einer dieser Menschen, denen in jedem Raum unmittelbar die gesamte Aufmerksamkeit zuteilwurde, egal, wer noch anwesend war. Vielleicht war es dieses geheimnisvolle Lächeln. Oder es waren die Tattoos und die Tatsache, dass er immer sehr gut gekleidet war. Vielleicht war es auch ein Zusammenspiel aus all dem.

Ich musste wieder daran denken, dass er gestern Abend nicht mehr aufgetaucht war, obwohl wir bestimmt noch bis Mitternacht im Wohnzimmer zusammengesessen hatten. Marlon hatte irgendeinen Film angemacht, der seiner Meinung nach ein »absoluter Klassiker der Filmgeschichte« war, und wir hatten Popcorn gegessen und uns seine Ausführungen zu jeder Szene angehört. Lio musste also irgendwann später, mitten in der Nacht, nach Hause gekommen sein – wofür er aber erschreckend frisch wirkte. Von den Tattoos sah man heute nur die Ringe an den Handgelenken, weil er den Pullover etwas nach oben gekrempelt hatte. Und die, die unterhalb seines Schlüsselbeins hervorblitzten. Er grinste, als würden wir ein Geheimnis teilen, und ich erwiderte es, ohne mich irgendwie dagegen wehren zu können.

»Wir müssen uns beeilen.« Emilia warf einen Blick auf ihre Armbanduhr und stöhnte auf. »Ich habe wirklich keine Lust, am ersten Tag zu spät zu kommen.«

»Entspann dich, Emmi. Der erste Tag ist doch immer eher locker«, sagte Lio grinsend.

Wir setzten uns trotzdem schnell in Bewegung. Filina, Marlon und Lio im Trio vorneweg und Emilia und ich hinterher. Sie sah immer wieder auf ihre Uhr.

Das schlechte Gewissen regte sich in mir. »Sorry, dass ich zu spät dran war.«

»Du konntest ja nicht wissen, dass wir auf dich warten.« Emilia seufzte und ließ endlich den Arm sinken. »Aber morgen werde ich dich früher wach klopfen. Zur Sicherheit. FALLS du überhaupt wieder mit uns laufen willst.« Sie musterte mich mit hochgezogenen Augenbrauen.

Das Lachen und die Gespräche der drei vor uns wehten zu uns nach hinten, und ich konnte nicht anders, als zu lächeln. »Ja, bitte.«

Wir überquerten die Straße, und als wir um die nächste Ecke bogen, konnte ich bereits das Dach des Sankt Alex sehen. Ganz plötzlich waren sie wieder da, die Erinnerungen an das letzte Mal, als ich hier gewesen war. Die Angst, die ich damals gespürt hatte. Dann die Erleichterung. Und dann dieses leichte Kribbeln im Magen, das pochende Herz, das Brennen meiner Wangen. Es war, als wäre überhaupt keine Zeit vergangen, so sehr konnte ich alles davon wieder fühlen. Ich hoffte, dass man mir nichts davon anmerkte, und versuchte, mich auf das zu konzentrieren, was heute auf mich zukommen würde. Der erste Tag der Ausbildung. Wer hätte gedacht, dass ich es wirklich bis hierhin durchziehen würde? Abgesehen von meiner Familie wahrscheinlich keiner so wenig wie ich.

Das Alex war ein kleines, aber topmodernes Krankenhaus. Die Sonne spiegelte sich auf den wunderschönen Glasfronten, als wir über den Platz darauf zuliefen. Genau so hatte ich es in Erinnerung – wunderschön und ein bisschen respekteinflößend. Wären die anderen nicht einfach daran vorbeigelaufen, wäre ich wahrscheinlich stehen geblieben und hätte es noch ein paar Minuten angestarrt, weil ich so eingenommen war davon. Aber dafür hatten wir leider keine Zeit. Heute zumindest nicht.

Als wir um das Gebäude herumliefen, versuchte ich, durch die großen Fenster einen Blick nach drinnen zu erhaschen. Spürte, wie sich unsinnigerweise Hoffnung in mir hochschraubte, obwohl es schon ein großer Zufall wäre, ihn hier zu sehen. Ihm hier einfach über den Weg zu laufen. Und an Zufälle glaubte ich eigentlich nicht.

Die Berufsschule war ein kleiner, einstöckiger Kasten, der sich hinter dem Parkplatz des Sankt Alex befand. Die Fensterläden waren alle aufgerissen, um frische Morgenluft reinzulassen, und dahinter konnte ich schon lautes Stimmengewirr hören. Auch wenn die Klassen nicht besonders groß sein konnten. Denn ich hatte damals bei meiner Bewerbung im Internet gelesen, dass die Ausbildung noch neu war und es deshalb nur wenige Plätze gab. Und an die kam man nur mit einem guten Notendurchschnitt oder Vorerfahrung. Dass die Schule so klein war, war also logisch – aber es überraschte mich trotzdem, wie gemütlich und familiär das Haus wirkte.

Ich folgte den anderen über die Türschwelle in den breiten Flur, der sehr leicht zu überblicken war. Links und rechts waren jeweils vier Räume. Dozentenzimmer, Küche, Speisezimmer, Praxiszimmer links, drittes Ausbildungsjahr, zweites Ausbildungsjahr, erstes Ausbildungsjahr rechts, und danach noch ein unbeschrifteter Raum.

Die Zimmer, deren Türen offen standen, waren relativ klein, der, in dem unser Unterricht beginnen sollte, war sogar noch kleiner. Es gab nur drei Stuhlreihen, immer links drei Plätze und rechts zwei, die bereits zur Hälfte besetzt waren.

Ich fixierte die Zweierplätze hinten rechts, die noch frei waren, und riss den Kopf zu Emilia um. »Willst du neben mir sitzen?«

Sie blieb stehen und sah mich überrascht an. Überraschter, als sie es nach so einem Angebot eigentlich sein sollte. Dann breitete sich ein beinahe wieder schüchternes Lächeln auf ihren Lippen aus. »Gern«, gab sie leise zurück.

Aus den Augenwinkeln konnte ich sehen, dass Lio sich zu uns umdrehte und schmunzelte. Aber als ich zu ihm sah, griff er sich an die Brust, als wäre er von einer Kugel getroffen worden. »Du willst nicht neben mir sitzen, Emmi?«

Sie zog die Augenbrauen zusammen und verschränkte die Arme vor der Brust. »Du wirst darüber hinwegkommen.«

Er schüttelte theatralisch den Kopf, und Filina und Marlon lachten über seinen Gesichtsausdruck.

»Hinsetzen, bitte«, erklang in diesem Moment eine Stimme von vorn.

Emilia machte sofort einen Satz zu unserem Platz, und ich eilte ihr nach, während ich nach dem Ursprung der Worte suchte. Vor der Klasse stand eine junge Frau mit kurzen blonden Haaren, die die Arme vor der Brust verschränkt hatte. Sie konnte höchstens Ende zwanzig sein, und ihre Klamotten waren viel zu stylisch für eine Lehrerin. Zumindest für eine, wie ich sie kannte.

Ich setzte mich hin und ließ den Blick erst über die schwarze Bluse mit den goldenen Monden, die Stoffhose, die Stiefel und dann wieder nach oben zu den großen Ohrringen und dem freundlichen, aber strengen Blick schweifen, den sie mir durch ihre feine goldene Brille zuwarf.

Erst als alle saßen und Stille eingekehrt war, wanderten ihre Mundwinkel nach oben. »Da es jetzt kurz nach halb acht ist, würde ich vorschlagen, dass wir beginnen und den unangenehmsten Teil hinter uns bringen: die Vorstellungsrunde.«

Viele im Raum stöhnten, was sie mit einem Lachen beantwortete.

»Ich weiß, ich weiß. Aber da müssen wir durch. Ich fange auch an.« Sie legte beinahe schon elegant eine Hand auf ihre Brust. »Mein Name ist Luna Seeger. Ihr dürft mich Luna nennen, aber bitte in der Höflichkeitsform.« Sie zwinkerte. »Ich bin seit beinahe zehn Jahren Krankenschwester auf einer Palliativstation, drei davon im Sankt Alex. Letztes Jahr habe ich das berufsbegleitende Studium zur Pflegepädagogik beendet, um Menschen wie euch ebenfalls auf diesen tollen Job vorbereiten zu können.« Mit einem Lächeln deutete sie auf eine junge Frau in der ersten Reihe, die etwas älter wirkte als ich.

Diese straffte die Schultern und stellte sich mit lauter Stimme und etwas zu schnell vor: »Mona Drews. Ich habe schon eine Pflegehelferausbildung, fand das Konzept dieser hier aber so cool, dass ich mich dafür beworben habe.«

Luna Seeger nickte, bevor sie an die Nächste übergab. Doro

und ihre Sitznachbarin Vanessa waren ebenfalls in meinem Alter und hatten gemeinsam mit Mona die Ausbildung gemacht. Der Nächste, Julian, hatte genau wie seine Banknachbarin Luise ein FSJ gemacht, aber beide an der Charité. Dennis, der ganz außen saß, war der Einzige, der sich ein wenig drehte, damit alle ihn gut sehen und verstehen konnten. Er war wirklich gut aussehend mit seiner dunkelblonden Surferfrisur und dem leichten Bartansatz, und er sprach sehr klar und freundlich, als er von seinem vorigen Job in einer Arztpraxis erzählte.

Wie ich bereits vermutet hatte, hatten die meisten tatsächlich schon Erfahrung. Klar, das war schließlich das beste Einstellungskriterium für diese Ausbildung gewesen. Die Geschichten meiner Mitbewohner kannte ich ja bereits, aber als Emilia neben mir dran war, horchte ich doch auf.

»Ich habe ein Jahr Schule ausgesetzt und deshalb erst dieses Jahr mein Abitur gemacht.« Sie sah Luna nicht an, sondern auf ihre vor sich gefalteten Hände hinab, als sie weitersprach: »Und ehrlich gesagt soll diese Ausbildung hier nicht mein Endstadium sein. Ich möchte später Medizin studieren, Onkologin werden.«

»Das ist ein schönes Ziel, wir brauchen gute Ärzte. Erst recht hier im Sankt Alex«, gab Luna lächelnd zurück. Dann wanderte ihr Blick zu mir.

Ich spürte, wie sich mein Rücken anspannte, weil auch die anderen mich anzustarren schienen. Was zum Teufel sollte ich nur sagen? Die anderen hatten so viel Erfahrung gesammelt, und ich hatte … nichts. Die Zweifel in meinem Inneren waren wieder angeschwollen, und ein unangenehmes Kribbeln wanderte an meinen Armen nach oben.

»Ich bin Alica«, sagte ich langsam. *Reiß dich zusammen. Du hast auch gute Gründe, hier zu sein. Auch wenn sie anders sind als bei den anderen.* »Und ehrlich gesagt habe ich erst einmal in meinem Leben überhaupt ein Krankenhaus von innen gesehen, und zwar, als meine Schwester eingeliefert wurde.« Mit dem Finger deutete ich zum Fenster, und ich spürte, wie mir ein Lächeln ins

Gesicht wanderte. »Das war hier im Sankt Alex. Ich weiß noch, dass ich damals wirklich Angst hatte und sehr unsicher war. Aber die Pfleger haben sich wahnsinnig gut um mich und meine Familie gekümmert. Sie waren für uns da und haben jede meiner Fragen geduldig beantwortet. Und ich glaube, dass ich in diesem Moment entschieden habe, dass ich das auch gern machen möchte. Ein wenig klischeehaft, ich weiß.«

»Ich hoffe, deiner Schwester geht es wieder gut«, sagte Luna behutsam.

Ich nickte heftig. »Ihr geht es großartig, danke.«

»Sehr gut. Das ist eben die gute Medizin des Sankt Alex.« Luna lächelte, und die anderen lachten verhalten.

Froh darüber, dass ich nicht mehr im Zentrum der Aufmerksamkeit stand, wandte ich mich ab. Dabei fiel mir auf, dass Lio mich von der anderen Seite des Klassenraums anstarrte. Er war viel ernster, als ich ihn bisher gesehen hatte, und er hielt meinen Blick einen ganzen Moment lang, bevor er sich wieder nach vorn drehte.

Was war das denn gewesen?

»Wie ihr vielleicht wisst, ist die Ausbildung, die ihr heute beginnt, etwas ganz Besonderes«, sagte Luna. »Es gibt sie weltweit nur an zwei Schulen, an zwei Kliniken: hier am Sankt Alexander und auf unserer Partnerschule in Prag. Ihr seid gerade einmal der fünfte Jahrgang, der sie überhaupt machen kann, und das ist ein großes Privileg.« Sie lächelte breit, und es sah tatsächlich ein wenig stolz aus. Ich spürte, wie sich ihre Energie auf mich übertrug. »Deshalb ist eure Ausbildung auch anders als gewöhnlich aufgebaut. Die ersten zwei Jahre werdet ihr vor allem theoretischen Unterricht haben. Von Montag bis Donnerstag werdet ihr alles über Anatomie, Pathologie, Onkologie und Palliativmedizin lernen, was ihr wissen müsst, am Freitag folgt dann immer der Praxistag, an dem ihr dieses Wissen anwenden könnt. Wir bringen euch unter anderem bei, wie man Wunden versorgt, Medikamente richtet und Menschen pflegt. Zusätzlich werdet ihr alle paar

Wochen in kurzen Praxiswochen auf den Stationen zeigen können, was ihr gelernt habt. Nach den zwei Jahren gibt es eine große Prüfung. Und wenn ihr die besteht, beginnt euer praktisches Jahr auf einer onkologischen oder palliativen Station eurer Wahl. Dieses Praxisjahr müsst ihr auch nicht am Sankt Alexander machen, ihr könnt es überall in Deutschland machen oder zum Beispiel auch an unserem Partnerklinikum in Prag.«

Prag. Im Ausland. Das war sicher etwas, was meinen Eltern gefallen würde. Oder auch nicht, weil es immer noch kein Studium war, sondern eine Ausbildung. Weil es immer noch kein Eliteinstitut war, das sie als ihrer Tochter würdig ansahen.

Ich verdrängte die Gedanken gewaltsam, stützte mein Gesicht in die Hände und konzentrierte mich auf Lunas einnehmende Stimme.

Und diesmal gelang es mir.

Kapitel 7

ALICA

Der erste Tag war vor allem eine Vorstellung der Lehrer und des Unterrichts, den wir in den nächsten Wochen und Monaten erwarten konnten. Wir wurden durch die Räume geführt, von denen ich besonders den Praxisraum interessant fand. Er war vollgestopft mit Geräten, Pflegebetten und Schränken voller Versorgungsmaterialien und abgelaufenen Medikamenten, mit denen wir üben konnten. Als wir uns in Ruhe umsehen durften, konnte ich mich gar nicht sattsehen an dem ganzen noch unbekannten Kram.

Emilia blieb an meiner Seite, während ich wie ein Kind im Süßigkeitenladen durch die Schränke wühlte. Sie wirkte ein wenig reserviert und schien sich nicht übermäßig für den Kram zu interessieren. Aber immer wenn ich wieder etwas fand, das ich nicht zuordnen konnte, und es ihr unter die Nase hielt, leuchteten ihre Augen ein wenig auf. »Das ist eine Magensonde«, sagte sie dann mit unendlicher Geduld in der Stimme. »Die wird durch die Nase eingeführt, und der Schlauch endet direkt im Magen. Das ist zur kurzzeitigen Ernährungshilfe gedacht.«

»Und das?«, fragte ich mit dem nächsten Ding. Zum einen, weil ich wirklich neugierig war, zum anderen, weil ich es mochte, wie offen Emilias Gesicht bei ihren Erklärungen wurde. Als würde sie einen Moment aus dem Schlaf erwachen.

»Ein Infusionssystem. Siehst du?« Sie drehte die Packung und zeigte auf die beiden Enden des Schlauchs. »Hier wird das Medikament angeschlossen. Und da unten wird das System dann an den Patienten angesteckt.«

»Du weißt wirklich eine Menge«, stellte ich fest und legte die

Packung wieder in den Schrank zurück. »Wo hast du das gelernt?«

»Alles selbst beigebracht«, sagte Emilia mit strahlenden Augen. »Es ist interessant, oder?«

»Total. Ich bin richtig gespannt auf die restliche Ausbildung.«

Wir grinsten uns an, bevor wir weiter den Raum erkundeten.

Sobald wir alle Zeit hatten, uns ausgiebig umzusehen, folgten noch ein paar Sicherheitseinweisungen, die bis zum Mittag dauerten. Danach entließ uns Luna erst mal in die Pause.

Für uns im ersten Ausbildungsjahr gab es im Speiseraum ein kleines Mittagsbüfett als Willkommensgeschenk. Worüber ich ehrlich froh war, weil ich keine Zeit gehabt hatte, mir etwas Richtiges einzupacken. Als ich vor den Nudeln stand und überlegte, für welche ich mich entscheiden sollte, spürte ich plötzlich die Nähe von jemandem. Meine Nackenhaare stellten sich unweigerlich auf.

»Na, Mitbewohnerin, hat dich der erste Tag bisher abgeschreckt?« Lio stand dicht neben mir, nur wenige Zentimeter von meinem linken Arm entfernt, und schmunzelte mich an. Aus der Nähe nahm ich an ihm ein sehr dezentes Parfüm wahr, das gleichzeitig frisch und eine Spur herb roch.

»Mich schreckt so schnell nichts ab«, erwiderte ich lachend und lud mir dann etwas von dem, laut Schild, veganen Pastagericht auf.

Lio brummte belustigt, ein voller und tiefer Ton, und wechselte schließlich auf meine andere Seite, um sich ebenfalls Nudeln aufzutun. Kurz warf er einen Blick zurück, zu Emilia, die bereits an einem der Tische saß und auf ihr Handy starrte. Dann lächelte er mich wieder an. »Na ja, du hast ja auch meine Schwester an deiner Seite. Sie ist ein wandelndes Medizinlexikon, da kann man eigentlich nur von lernen.«

»Es ist beeindruckend«, gab ich zu.

Er nickte. Als er sich durch die schwarzen Haare fuhr, funkelten die schwarzen Ringe an seinen Händen. »Deine … Schwester war im Sankt Alex?«

Was für ein abrupter Themenwechsel. Ich stellte meinen Teller ab, um mir mit freien Händen etwas von dem Kaffee einzuschenken. Er roch ziemlich stark, also kippte ich ordentlich Milch nach. »Ja, sie hatte einen Unfall, als sie mit Freunden hier in Berlin war, um den Geburtstag einer Freundin zu feiern.« Unwillkürlich wanderten meine Augenbrauen zusammen, weil ich wieder an die Geschichte denken musste, die mich damals so geschockt hatte. Ich senkte ein wenig meine Stimme. »Sie sind Auto gefahren. Betrunken. Sie waren nicht besonders schnell unterwegs, aber das ist keine Entschuldigung. Der Unfall war auch nicht besonders schwer, sie sind in einen Graben gefahren. Aber es war trotzdem … ein Schock.«

»Das glaube ich dir.« Er klang ernst, und als ich wieder zu ihm aufsah, lächelte er. »Aber um ehrlich zu sein, bin ich nach der Erklärung ein wenig … beruhigt.«

»Wieso warst du beunruhigt?«

»Weil das Sankt Alex ein sehr spezielles Krankenhaus ist. Und ich dachte …« Er zuckte mit den Schultern, schaffte es aber nicht, so unbeteiligt zu wirken, wie er wahrscheinlich wollte.

Erst nach einer Sekunde ging mir ein Licht auf. *Das Sankt Alexander für Onkologie und Palliativmedizin.* Er hatte gedacht, dass meine Schwester Krebs hatte. Oder im Sterben lag. »Um Himmels willen«, sagte ich erschrocken. »Die Verwirrung tut mir leid. Nein, das Sankt Alex war nur das nächste Krankenhaus mit Notaufnahme, und die Charité ist schon aus allen Nähten geplatzt. Deshalb ist meine Schwester hier gelandet.«

»Alles klar.« Er nickte und fasste den Obstkorb vor sich ins Auge. Aus irgendeinem Grund wirkte er aber plötzlich abwesend. Als wäre er gerade irgendwo anders.

Ich folgte seinen Bewegungen mit dem Blick, als er nach einem Apfel griff, auch wenn meine Gedanken sich schon wieder verabschiedeten. Zu dem leeren Flur hinter der Notaufnahme. Zu den unbequemen roten Plastikstühlen, auf denen ich gesessen und geweint hatte wie ein Schlosshund. Und zu der warmen Stimme, die sich kurz darauf auf mich gelegt hatte wie eine Decke. *»Hey, alles klar …?«*

»Alica, bist du eingefroren?«

Ich zuckte zusammen und fuhr herum. Die anderen saßen längst zusammen am Tisch und winkten zu mir rüber. Sogar Lio, bei dem ich gar nicht gemerkt hatte, dass er von meiner Seite gewichen war. »Äh, nein. Sorry.« Ich grinste und balancierte Pasta und Kaffee zu ihnen rüber. In meinem Magen rumorte es, aber auf eine gute Weise.

Ich werde dich schon finden, Felix.

Nach dem Mittagessen standen nur noch eine Gruppenarbeit zum Thema Erwartungen an die Ausbildung und die Besprechung unserer Stundenpläne an, ehe wir in einen verfrühten Feierabend geschickt wurden.

Wie auch am Morgen sammelte sich unsere Gruppe vor dem Eingang, wo wir uns von den anderen Klassenkameraden verabschiedeten, die alle in Richtung U-Bahn-Station davongingen. Tatsächlich waren wir die Einzigen im Wohnheim. Die anderen wohnten entweder noch bei ihren Eltern oder in eigenen Wohnungen in Berlin verteilt.

»Das war anstrengend«, brummte Marlon und fächelte sich Luft zu, als wir wieder zur Ecke des Sankt Alex liefen. Wobei ich nicht wusste, ob es Theatralik war oder ob ihm tatsächlich heiß war. Vielleicht eine Mischung aus beidem, denn der Herbst war noch einmal richtig warm geworden – weshalb ich ganz froh war, dass ich mich heute Morgen für die Stoffhose entschieden hatte.

Emilia bedachte ihn mit einem etwas verstörten Blick. »Das war der einfachste Tag der ganzen Ausbildung. Wenn dir das schon zu viel war, dann wirst du nicht viel Spaß haben.«

»Du bist wirklich gnadenlos«, beschwerte er sich. »Ich meine doch nur, dass das viele organisatorische Infos auf einmal waren.«

Lio lachte laut auf. »Daran musst du dich gewöhnen, Emmi hat wenig Gnade mit ihrem Umfeld, wenn es um die Schule geht.«

Verärgert sah sie ihn an und bemerkte dabei wohl wie ich, dass Lio sich ein wenig von der Gruppe entfernte. Seine Schritte führten ihn offensichtlich nicht zum Wohnheim zurück.

»Und wo willst du schon wieder hin?«, fragte sie tadelnd und klang dabei wie eine überfürsorgliche Mutter.

»Ich treffe mich noch mit Freunden in Kreuzberg«, gab Lio zurück, die Hände schon in die Hosentaschen gesteckt und ein freches, schiefes Grinsen im Gesicht. »Falls ihr was zu essen macht, stellt mir gern was zurück. Ich weiß noch nicht, wann ich wieder da bin.«

»Ich komme mit dir mit«, sagte Filina hastig. »Ich habe meiner Mutter versprochen, dass ich ihr nachmittags ein bisschen beim Papierkram helfe.«

Lio blieb auf dem Gehweg stehen und sah sie überrascht an. »Ich dachte, du wolltest nicht mehr in der Praxis helfen, sobald du deine Ausbildung begonnen hast?«

»Soweit die Theorie.« Filina lachte hell, dann hob sie die Hand in unsere Richtung. »Ich bin auf jeden Fall zum Essen wieder da, weil ich keine Rumtreiberin bin wie unser Lio. Also bis später.« Sie knuffte Lio in die Seite, ehe sie den Weg zur U-Bahn einschlug. Lio folgte ihr lachend, wobei sie sich weiterhin ein wenig hin und her schubsten.

»Praxis?«, hakte ich nach, als ich mich wieder an die anderen wandte.

Marlon nickte. »Filinas Mutter hat eine Praxis für Naturheilkunde in der Innenstadt. Sie hat immer sehr viel ausgeholfen, weil ihre Mutter sich weigert, eine Sprechstundenhilfe einzustellen. Eigentlich wollte sie kürzertreten, um sich auf ihre Ausbildung zu konzentrieren. Aber der Einfluss, den unsere Eltern auf uns haben, ist eben doch manchmal etwas größer, als uns lieb ist.«

Eine leichte Gänsehaut bildete sich in meinem Nacken. »Wohl

wahr«, murmelte ich abwesend, und Emilia musterte mich skeptisch.

»Wirklich?«, sagte sie. »Meine Mutter ist der entspannteste Mensch der Welt. Sie würde mir oder Lio nie irgendetwas vorschreiben. Vielleicht liegt es daran, dass sie selbst Krankenpflegerin ist.«

»Glück gehabt«, gab ich zurück.

Sie hakte unmittelbar nach: »Was machen denn deine Eltern?«

»Sie haben eine Firma. Elektronikkram.« Kurze Antwort, ohne zu viele Details.

Emilia zog die Augenbrauen nach oben. »Und läuft es gut?«

»Ganz okay«, sagte ich, obwohl das wahrscheinlich die Untertreibung des Jahrhunderts war. Die Firma, die mein Vater vor zehn Jahren gegründet hatte, lief großartig. Er hatte eine Software für Firmen entwickelt, die beinahe komplett automatische Steuererklärungen erstellte und die mittlerweile sogar für den internationalen Markt fit gemacht wurde. Jeder wollte eine Lizenz. Die Stadtvilla, in der wir lebten, die Privatschulen und mein Schrank voller Designerklamotten sprachen eine eindeutige Sprache.

Um von mir abzulenken, wandte ich mich wieder an Marlon. »Was machen deine Eltern?«

»Sie sind beide an der Deutschen Oper hier in Berlin. Mein Vater ist Opernsänger, meine Mutter Chefdirigentin.« Seine Augen begannen zu funkeln, und er richtete sich ein kleines bisschen mehr auf. »Die erste Schwarze und weibliche Chefdirigentin an der Deutschen Oper. Ein riesiges Ding, wie sie gern immer wieder betont. Und das stimmt auch. Leider liegen deshalb ihre Erwartungen an mich auch ziemlich in den Wolken.«

»Wollte sie, dass du auch etwas mit Musik machst?«

Er zuckte mit den Schultern. »Nicht unbedingt, bei meinem Berufswunsch habe ich eher freie Hand gehabt. Allerdings wollte sie, dass ich von klein auf irgendein Instrument lerne. Hat sich rausgestellt, dass meine Eltern das ganze musikalische Talent unserer Familie für die nächsten Jahre aufgebraucht haben.« So wie er trotzdem strahlte, war das für seine Eltern wohl keine wirklich große Sache gewesen. Im Gegensatz zu meinen.

Ich versuchte, den großen Stein zu ignorieren, der in meinen Magen plumpste. Zum Glück erreichten wir kurz darauf das Wohnheim, und Marlons Magenknurren, als wir noch nicht einmal im vierten Stock waren, lockerte die Stimmung wieder auf.

Er stöhnte. »Ich brauche dringend was zwischen die Zähne. Was kochen wir heute?«

»Hast du nach dem anstrengenden Tag wirklich Lust, zu kochen?« Emilia schnaubte belustigt, und als er leidend wimmerte, erbarmte sie sich doch. »Okay. Wir könnten einen schnellen Nudelsalat machen. Der schmeckt auch noch, wenn die anderen beiden wieder da sind.«

»Großartige Idee«, gab Marlon zurück.

Beide Augenpaare richteten sich auf mich.

»Hilfst du mit?«, wollte Emilia wissen.

Ich biss mir auf die Unterlippe. »Was müsste ich denn machen? Ich bin … nicht unbedingt eine Koryphäe im Kochen.«

Emilia lachte. »Gemüse schneiden reicht.«

»Dann bin ich dabei.«

Als wir unser Stockwerk erreichten, legte ich nur schnell meine Tasche in mein Zimmer, ehe ich den anderen in die Küche folgte. Marlon schaltete das kleine, alte Radio auf dem Kühlschrank ein, und während uns moderne Popmusik um die Ohren schallte, koordinierte Emilia unsere kleine Kochgruppe. Glücklicherweise musste ich wirklich nur Salat waschen und schneiden sowie Käse und Tomaten zerkleinern, während Emilia sich um das Dressing und Marlon sich um die Nudeln kümmerte. Es fühlte sich gemütlich an. Mit meiner Familie hatte ich so etwas noch nie gehabt. Und mit Freunden schon gar nicht. Denn so traurig es klang, ich hatte keine.

»Wie findet ihr eigentlich den Rest unserer Klasse?«, wollte Marlon wissen, während er die Nudeln in das kochende Salzwasser schüttete. Er klang ein wenig zu beiläufig, und ich sah mit einem Grinsen auf.

»Wie findest DU sie denn?«, fragte ich.

Ein wenig ertappt blickte er mich an. Dann wanderte ein verlegenes Lächeln auf sein Gesicht. »Interessant.«

»Wie interessant?«

»Na ja.« Er rührte die Nudeln um, und seine Mundwinkel kletterten noch ein Stück nach oben. »Dieser Dennis, zum Beispiel. Der wirkte … interessant.«

Einen kurzen Moment spürte ich Überraschung in mir aufsteigen.

Marlon merkte es wohl, denn er lachte auf. »Verblüfft?«

»Ein wenig vielleicht. Tut mir leid, ich hätte nicht voreingenommen sein sollen. Du stehst auf Typen?«

Er nickte und legte den Kochlöffel beiseite. »Macht nichts. Wir sind sozusagen die Queer-Fraktion. Deshalb haben Filina, Lio und ich uns im FSJ auch gleich zusammengefunden. Das Radar ist ausgeschlagen, kann man sagen.«

Jetzt war ich sicher, dass mir das Erstaunen anzusehen war.

Emilia, die gerade das Dressing in den Kühlschrank stellte, amüsierte sich sichtlich. »Sie gehen alle sehr offen damit um«, erklärte sie.

»Das ist toll.« Ich sah von Emilia zu Marlon rüber. »Denkt bitte nicht, dass ich das anders sehe. Es ist einfach nur …« Ich zuckte mit den Schultern, weil mir kein passendes Wort einfiel, und ließ den Satz einfach unvollendet. »Filina und Lio auch?«

»Lio macht keinen Unterschied zwischen den Geschlechtern«, sagte Marlon.

Emilia prustete hinter ihm. »Es war immer wie bei einem Überraschungsei, wen er so mit nach Hause brachte. Geblieben ist allerdings niemand lange.«

Marlon lachte. »Ja. Ein Rumtreiber in jedem Sinne.« Er sah mich mit einem breiten Lächeln wieder an. »Aber Filina und ich, wir bleiben lieber beim eigenen Geschlecht.«

Das war wirklich interessant. Nicht nur, weil ich es bei keinem der drei vermutet hatte, sondern auch, weil das ein Thema war, das wir zu Hause in München nicht oft besprochen hatten. Ich kannte kaum Leute, die sich als nicht hetero definierten, und die, die es taten, gingen in der Regel nicht sehr offen damit um. München war ein wenig … verschlossener als Berlin, zumindest die Kreise, in denen ich mich bewegt hatte. Aber das war mal eine Sache, die ich auf die Sympathieliste meiner neuen Heimat setzen konnte.

Emilia ließ sich auf den Stuhl neben mir fallen, um mir beim Gemüseschneiden zu helfen. Nach ein paar Sekunden Stille sah sie mich an und fragte völlig unvermittelt: »Was ist eigentlich mit diesem Typen, nach dem du gestern gefragt hast?«

Ich blickte auf. »Er … ist Pfleger im Sankt Alex«, erklärte ich dann langsam. »Das war er zumindest noch vor einem Jahr, als meine Schwester hier lag. Er hat mich beruhigt, als es mir wegen ihres Unfalls schlecht ging. Wir haben eine gefühlte Ewigkeit zusammen im Flur gesessen. Er hat seine Pause verschwendet, um mich zu trösten.« Ein Lächeln zupfte an meinen Mundwinkeln. »Es war sehr nett. Ich würde mich gern bei ihm dafür bedanken.«

Meine Mitbewohner starrten mich mit großen Augen an.

»Bist du etwa hier, weil du dich in einen Pfleger verknallt hast?«, wollte Emilia erstaunt wissen.

Ich lachte auf, spürte aber, wie mir Hitze in die Wangen kroch. »Wenn du mich fragst, ob ich nur deshalb die Ausbildung mache … nein. Ich habe damals gesehen, was die Pfleger leisten und wie großartig sie waren. Das hat mir imponiert. Aber wenn du mich fragst, ob ich deshalb hier am Sankt Alex die Ausbildung mache, anstatt in Prag … dann vielleicht.« Jetzt brannten meine Wangen regelrecht.

Emilia schüttelte den Kopf. »Das ist … echt irgendwie romantisch.«

»Total«, stimmte Marlon zu. Er füllte die inzwischen gekochten Nudeln in ein Sieb und stellte sie dann ebenfalls in den Kühlschrank, bevor er sich zu uns setzte. »Und jetzt suchst du ihn, um ihm deine Liebe zu gestehen?«

»Um mich zu bedanken!«, berichtigte ich ihn schnell. Dann stockte ich und fügte hinzu: »Aber wenn ich einmal dabei bin, will er mir ja vielleicht auch seine Nummer geben.«

Die anderen grinsten breit.

»Wie aufregend«, meinte Marlon. »Falls du Unterstützung brauchst, gib uns Bescheid.«

Emilia nickte nachdenklich, dann legte sie den Kopf etwas schief. »Und du solltest vielleicht Lio mal fragen, ob er ihn kennt. Der ist im Krankenhaus schließlich bekannt wie ein bunter Hund. Wenn ihn jemand kennt, dann wahrscheinlich er.«

Stimmt, Lio war nicht dabei gewesen, als ich nach Felix gefragt hatte. »Das mache ich«, sagte ich, und aus irgendeinem Grund schlug mein Herz dabei ein paar ganze Takte schneller.

Kapitel 8

LIO

Ich war umgeben von schönen Menschen.

Wenn ich mich tanzend im Kreis drehte, erblickte ich mindestens drei, bei denen ich mir vorstellen konnte, heute Nacht in ihren Laken zu verschwinden.

Da war das Mädchen mit den kurzen blonden Haaren und den großen Ohrringen, die unter dem Licht des Clubs glänzten. Sie bewegte sich schon seit Stunden so elegant, dass ich eine ganze Weile den Blick nicht von ihr hatte reißen können. Wie sie die Arme in die Luft schlängelte und dabei ihre Hüfte hin und her wiegte, war wirklich beinahe hypnotisierend.

Und dann war da noch Lucya, die junge Frau, die Chiara mitgebracht hatte. Sie wirkte etwas schüchtern, aber in ihren schwarzen Augen lag ein Schalk, der irgendetwas mit meinem Inneren anstellte. Mein Magen zog sich wohlig zusammen, wenn sie die Mundwinkel leicht nach oben zog und dabei versuchte, eine einigermaßen gute Figur auf der Tanzfläche zu machen. Sie bewegte sich nicht viel und versteckte sich ein wenig in dem übergroßen Flanellhemd, aber das machte nichts. Da ging trotzdem eine Ausstrahlung von ihr aus, die mich faszinierte.

Leider schien Lucya eher an Chiara interessiert zu sein. Ich bemerkte die Blicke, die sie ihr immer wieder zuwarf, während sie mit dem Körper wippte. Diesen leichten Anflug von Sehnsucht in ihren Augen. Es war ihr nicht zu verdenken. Das knappe Kleid, das Chiara heute trug und das sich perfekt an ihren Körper schmiegte, war definitiv ein Hingucker. Zu Lucyas Pech schien Chiara das Interesse ihrer Freundin nicht zu bemerken. Wenn sie nicht gerade zu Lady Gaga abtanzte, blinzelte sie mir zu. Lächelte verführerisch. Oder griff nach meiner Hand, um mich näher zu sich zu ziehen.

Ich hatte nichts dagegen, mit ihr zu tanzen, denn Chiara wusste, wie man sich bewegte. Ich hatte auch nichts gegen ihre Nähe, aber zu viel davon wollte ich auch nicht zulassen. Chiara war ein lieber Mensch, der jemanden verdient hatte, der sie wirklich liebte. Und das tat ich nicht. Ich wollte ihr aber auch nicht wehtun. Daher hoffte ich inständig, dass sie bald von dem Gedanken abkam, dass sich meine Gefühle für sie ändern würden und sie sich für andere Leute öffnen würde. Leute, die nicht so waren wie Rico. Eher wie Lucya.

Also vielleicht doch der Barkeeper?

Ich fixierte ihn über die Menschenmenge hinweg, und in dem Moment sah er ebenfalls auf und lächelte so breit, dass seine weißen Zähne im Neonlicht aufblitzten. Er war groß und trug nur ein locker sitzendes Trägertop, unter dem man seine definierten Muskeln sehen konnte. Schon seit wir in den Club gekommen waren, überlegte ich, woher ich sein fein geschnittenes Gesicht kannte. Seine markanten, hellen Augen, die gerade meinen Blick festhielten und mit denen er mich beinahe auszuziehen schienen. Vielleicht hatte ich ihn hier schon einmal gesehen, an einem seiner freien Abende. Oder er gehörte zu den Drag Queens, die hier manchmal Shows machten. Es war schwierig, sie ohne das ganze Make-up wiederzuerkennen.

Eine Sekunde wandte der Barkeeper sich einem Kunden zu, ehe er wieder zu mir sah. Sein Lächeln wurde breiter.

Gerade als ich mich entschlossen hatte, mich durch die Menge in seine Richtung zu quetschen, stellte sich mir mein bester Kumpel Gino in den Weg. »Yo, Lio. Wir müssen.«

Überrascht blieb ich stehen und blinzelte verwirrt. »Echt?«

Gino nickte und rückte seine Brille zurecht. In dem schwarzen, etwas zerrissenen Oversize-Pulli passte er eigentlich kaum in die bunte Menge, die sich hier im Club um uns drängte. Aber das leichte Wippen seines Kopfes und die entspannten Schultern deuteten darauf hin, dass er sich hier wohlfühlte. Und das war für Gino eine Seltenheit.

Seine Lippen verzogen sich zu einem frechen Grinsen. »Wann hast du das letzte Mal auf die Uhr geschaut?«, brüllte er gegen die laute Musik an.

Gute Frage. Ich konnte mich daran erinnern, dass ich gegen zwei Uhr an der Bar gestanden und den hübschen Barkeeper bemerkt hatte. Danach hatte ich nur noch getanzt, aber das konnte jetzt eine oder drei Stunden her sein. In einem Club verlor man schnell das Zeitgefühl.

Gino holte kopfschüttelnd sein Handy aus der um seine Schulter und Brust geschnallten Bauchtasche und hielt es mir hin.

Kurz nach fünf Uhr morgens.

Verdammt. Sah so aus, als würde ich heute in niemandes Laken mehr verschwinden. Nicht einmal in meinen eigenen.

Seufzend wischte ich mir die Haare aus dem Gesicht. »Shit«, sagte ich. »Wenn ich dich nicht hätte.«

Gino winkte ab und deutete dann auf den Ausgang des Clubs. »Wir könnten eine der ersten Straßenbahnen erwischen, wenn wir uns beeilen.«

»Klingt gut.« Ich warf dem Barkeeper noch einen letzten Blick zu und zuckte entschuldigend mit den Schultern. Dann winkte ich über die Menge Chiara und den anderen zu, die noch in der Runde tanzten.

Sofort quetschte sie sich an ein paar Menschen vorbei. »Du gehst schon?«

»Ich muss zur Ausbildung.«

»Das klingt sehr unschuldig für dich.« Sie versuchte, die Enttäuschung hinter einem Grinsen zu verstecken. Etwas erfolglos. »Kannst du nicht einen Tag schwänzen?«

»Meine Schwester würde mich umbringen«, gab ich lachend zurück. Dann legte ich eine Hand um ihre Hüfte, drückte ihr einen Kuss auf die Stirn und wirbelte sie zu der Musik so heftig herum, dass sie auf der Suche nach Halt in die Arme der überraschten Lucya stolperte. Sie lachte und hielt sich an ihrer Freundin fest, die mich aus großen Augen anstarrte.

Ich zwinkerte ihr zu, bevor ich mich umdrehte und Gino aus dem Club folgte.

Es war frisch, als wir auf die Straße hinaustraten, aber nach der Hitze drinnen fühlte sich das großartig an auf meiner Haut. Genau wie die Stille, die hier herrschte. Ich liebte den dröhnenden Bass in meinen Ohren, die Musik im *SchwuZ*, aber ich wusste danach die Stille trotzdem jedes Mal wieder mehr zu schätzen.

Gino blieb am Bordstein stehen und fischte gedankenverloren eine Zigarette aus der Hosentasche. Als er meinen Blick bemerkte, zuckte er schuldbewusst zusammen und steckte die Kippe wieder weg. »Sorry.«

»Alles gut.« Ich deutete mit dem Kinn zur Straßenbahnhaltestelle, und wir setzten uns gleichzeitig in Bewegung. Es fühlte sich angenehm an, die Nase in die Höhe zu recken und die Morgenluft in mich aufzunehmen. Am Horizont ging bereits die Sonne auf und tauchte den Himmel in ein pinkes Licht. Ich wandte mich Gino zu, der ebenfalls von dem Anblick fasziniert zu sein schien. »Warum gehst du eigentlich jetzt schon? Du hättest doch noch im Club bleiben können.«

»Geht nicht«, sagte er knapp und steckte die Hände in die Hosentaschen. Als er mich wieder ansah, grinste er breit. »Hab einen neuen Job, ab heute.«

Meine Augenbrauen schossen in die Höhe. »Ernsthaft? Ich dachte, du willst nichts mehr neben dem Studium machen, weil dich das so ablenkt?«

Er zuckte mit den Schultern. »Hilft nix. Ich muss mir eine eigene Wohnung suchen, zu Hause wird es mir zu anstrengend mit dem Typen meiner Mutter.« Gino atmete tief durch, was in ein Husten überging und dann in ein Lachen. »Mal sehen, wie lange die es im neuen Job mit mir aushalten.«

»Wie ich dich kenne, wird es eher andersherum schwierig«,

murmelte ich belustigt. »Du hast ein paar Probleme damit, dich unterzuordnen.«

»Wohl wahr. Aber ich fang in einem Lager von einem Supermarkt an. Da werden die mich hoffentlich größtenteils in Ruhe lassen während meiner Schichten.« Er hüpfte über die Abgrenzung zwischen Straße und Straßenbahnhaltestelle und warf einen Blick auf sein Handy. »Muss nur leider in einer halben Stunde dort sein, sonst kann ich wahrscheinlich gleich wieder gehen. Keine Zeit mehr für Frühstück.«

»Du findest auf dem Weg bestimmt noch einen Dönerladen, der offen hat«, erwiderte ich.

Gino rümpfte die Nase. »Um die Uhrzeit? Das ist krank, Alter.«

Ich hob lachend die Schulter, während wir uns auf die Stühle an der Haltestelle fallen ließen. Sobald ich saß, legte sich eine angenehme Ruhe und Trägheit über mich. Am liebsten hätte ich mich jetzt wirklich ins Bett verkrochen und bis nachmittags gepennt, aber das war heute definitiv nicht drin.

»Wie geht's eigentlich deiner Schwester?« Gino drehte den Kopf zu mir und rückte wieder seine Brille zurecht, die gar nicht schief saß. Ein seltsamer, kleiner Spleen von ihm, den er schon während unserer Schulzeit gehabt hatte.

Bevor Emmi für ein Jahr von der Schule gegangen war, waren wir alle drei in einer Klasse gewesen, deshalb kannten die beiden sich auch. Allerdings hatte meine Schwester zu niemandem aus der Schule noch großen Kontakt. Oder generell zu sonst irgendjemandem. Es war manchmal ein bisschen zum Verzweifeln.

Ich seufzte. »Gut. Sie hat es ganz gut hingenommen, dass sie jetzt mit uns die Ausbildung machen muss. Wahrscheinlich macht sie sie trotzdem mit dreimal so viel Hingebung wie ich, obwohl sie gar keine Lust darauf hat.«

»Du kennst sie doch. Das Medizinstudium hat sie auch bald noch in der Tasche. Emmi gibt nichts so leicht auf.« Gino lachte leise, und ich spürte, wie auch meine Mundwinkel sich wieder nach oben schoben.

»Klar«, gab ich zurück. »Sie wird in ein paar Jahren die bekannteste Onkologin Deutschlands sein.«

»So ist es.«

Tatsächlich konnte ich mir das sehr gut vorstellen. Wenn meine Schwester sich in etwas festbiss, dann ließ sie nicht davon ab. Niemals, auch nicht für eine Sekunde. Ich hatte sie schon in unserer Kindheit dafür bewundert, dass sie alles mit so viel Durchhaltevermögen machte und niemals halbherzig. Deshalb konnte Emilia auch Noten lesen wie ein Profi und sicher vierzig Stücke auf dem Klavier spielen, während die Gitarre in unserem alten Kinderzimmer, schon eine Woche nachdem ich sie geschenkt bekommen hatte, verstaubt gewesen war. Sie war eben eine Macherin. Ein Kämpferherz. Und als ich darüber nachdachte, was sie hatte durchmachen müssen … was WIR hatten durchmachen müssen, wurde mir kalt. Weil meine Gedanken dabei unweigerlich zu meinem Dad wanderten, obwohl ich das in letzter Zeit gut hatte vermeiden können.

Gino stieß mich von der Seite an, um mich auf die Bahn aufmerksam zu machen, die gerade anrollte. Wir standen auf und stiegen mit federnden Schritten in die Straßenbahn. Ein paar Menschen waren bereits unterwegs. Leute, die auf dem Weg zur Arbeit waren, und andere, die gerade vom Feiern kamen. Und wahrscheinlich vereinzelt ein paar, auf die beides zutraf, wie auf uns.

Gino steuerte einen Viererplatz hinten in der Bahn an. Als ich mich neben ihn fallen ließ, reichte er mir wie selbstverständlich einen seiner kleinen weißen Kopfhörer. Mir schallte Techno daraus entgegen, der für mich eigentlich zu hart war. Trotzdem wippte ich mit den Füßen mit, als auch Gino damit anfing. Es war zu ansteckend.

»Und wie ist die Ausbildung für dich?«, wollte er wissen. Ein wenig kuschelte er sich dabei in den Sitz und schloss die Augen. Eine kurze Ruhepause, bevor er wieder losmusste.

Ich zuckte mit den Schultern. »War doch erst ein Tag. Ich bin gespannt darauf, was die nächsten Wochen so kommt.«

Nervös machte mich die Ausbildung nicht, immerhin hatte ich

in meinem FSJ schon Patienten versorgt. Das, was jetzt kam, war nur das theoretische Grundwissen dafür beziehungsweise die Vertiefung dessen, was ich schon gelernt hatte. Ich freute mich darauf, neue Dinge auszuprobieren, das hatte ich schon immer spannend gefunden.

Ich lehnte mich ebenfalls an, verschränkte die Arme vor der Brust und starrte aus dem Fenster, als Berlin an uns vorbeizog. »Außerdem bin ich mit Marlon und Filina in einer Klasse, also kann es nur lustig werden.«

»Die musst du auch mal wieder zum Feiern mitbringen.«

»Klar.« Einen Moment ließ ich mich nur von dem Techno beschallen, bis mir noch etwas einfiel. Ich setzte mich wieder etwas auf. »Oh, und bei uns im Wohnheim ist noch jemand eingezogen. Unser Stockwerk ist wieder voll.«

»Mädel oder Typ?«

»Ersteres.«

»Attraktiv?«

»Sehr.« Ich dachte an ihre dunkelgrünen Augen und das Lächeln, das auf der linken Seite immer ein wenig weiter nach oben ging und ihr Gesicht damit etwas verwegen machte. Dieser herausfordernde Blick, der mir sagen sollte, dass sie kein bisschen beeindruckt von meinen Sprüchen war. Und dieses unsichere Lachen, als sie den Witz über die Schilder in Klamotten gerissen hatte. »Sehr attraktiv und sehr schräg.«

Gino öffnete ein Auge und schielte mich von der Seite an. »So wie du grinst, ist es die gute Art von schräg.«

»Die beste Art von schräg.« Ich erwiderte seinen Blick schmunzelnd. »Und soll ich dir was sagen? Ich glaube, sie und Emmi freunden sich gerade an. Ohne dass meine Schwester einen Schubs braucht. Absurd, oder?«

»Klingt nicht nach ihr.« Gino grinste und klopfte mir auf die Schulter. »Aber hey, freut mich für euch zwei.«

Ich hatte keine Ahnung, was er meinte, aber mir blieb auch keine Zeit mehr, nachzufragen. Denn stöhnend wie ein alter Opa erhob Gino sich von seinem Sitz. Mir war gar nicht aufgefallen, dass schon so viel Zeit vergangen war. Aber als ich den Kopf drehte, sah ich seine Haltestelle. Er hielt mir die Hand hin, und ich legte den Kopfhörer darauf.

»Sehe ich doll nach einer durchfeierten Nacht aus?«, wollte er nach einem Räuspern wissen.

Ich scannte seine dunklen Klamotten, als er wieder die Brille auf seiner Nase hochschob. »Du siehst nicht unbedingt danach aus, aber ich hoffe, bei eurer Arbeit gibt es Deo.«

»Klar, ist ja das Lager eines Supermarkts.« Er grinste breit, und wir schlugen unsere Hände aneinander. »Du solltest übrigens dringend vorher duschen«, fügte er hinzu. »Du hast überall im Gesicht und am Hals Glitzer von der Drag Queen, mit der du um Mitternacht so eng getanzt hast.«

Lachend wischte ich mir über die Wange und hatte danach tatsächlich einen Streifen violetten Glitzer auf der Hand. Na ja, wie ich das Zeug kannte, würde ich das wahrscheinlich noch die nächsten Tage aus meinen Boxershorts holen.

»Bis dann.« Gino wandte sich um, und als die Straßenbahn hielt, sprang er vergnügt nach draußen. Er hatte noch kaum einen ganzen Schritt von der Tram weggemacht, da hatte er schon eine Zigarette zwischen den Lippen. Ich beobachtete ihn durch die Scheibe, wie er seine Hose abklopfte, wie er dann in der Bewegung einfror und zu mir herumfuhr.

Grinsend winkte ich ihm aus der Bahn zu. Und hielt dabei das Feuerzeug, das ich ihm im Sitzen aus der Tasche geklaut hatte, so, dass er es genau sehen konnte.

Gino warf den Kopf in den Nacken, und ich konnte beinahe das tiefe Stöhnen hören, das er dabei ausstieß. Ich lachte, als er mir den Mittelfinger zeigte. Dann fuhr die Bahn an, und ich lehnte mich zufrieden zurück in den Sitz. Das Feuerzeug ließ ich in die Tasche meiner Hose fallen, wo es gegen das klimperte, das ich Chiara auf der Tanzfläche abgenommen hatte. Die würden zu Hause direkt in meine Sammlung wandern.

Mir war natürlich klar, dass das keinen der beiden langfristig vom Rauchen abhalten würde, aber zumindest würde das ihrer Lunge eine winzige Pause zum Verschnaufen geben. Und die beiden würden mir verzeihen, weil sie wussten, wie sehr ich das Rauchen hasste. Wie sehr ich es hasste, was es Menschen antun konnte.

Ich drehte den Kopf und blinzelte wieder in die Sonne, die mittlerweile über Berlins Dächern stand. Meine Mundwinkel wanderten wie von selbst ein Stück nach oben, und mein Knie wippte zu der Musik, die ich jetzt nur noch in meinem Kopf hören konnte.

Obwohl ich völlig erschöpft und durchgetanzt war, freute ich mich auf den Tag. Auf die Zeit mit meinen Freunden, auf den sicher kommenden Tadel von Emilia, die Schule, den Unterricht. Und ein kleines bisschen auch auf dieses verwegene Lächeln einer ganz bestimmten Person.

Kapitel 9

ALICA

Hey, alles okay?«

Die Stimme über mir ist süß und dunkel gleichzeitig wie Bitterschokolade. Als ich den Kopf hebe und durch meinen Tränenschleier sehe, lächelt mich ein junger Mann an. Anfang zwanzig vielleicht. Blonde Locken, blaue Augen, kleine Grübchen in den Wangen. Er trägt einen Kasack und ein Namensschild, aber weil mein Blick so verschwommen ist, erkenne ich nur die ersten Buchstaben seines Vornamens: Fe…

Ich muss mich räuspern, bevor ich fragen kann: »Wie geht es meiner Schwester?«

Seine Augenbrauen bewegen sich ein kleines Stück aufeinander zu, ehe er sich aufrichtet und hinter mich sieht, zu der Glastür, auf der in großen Buchstaben »Intensivstation/Erwachsene« steht. Ängstlich blicke ich zu ihm auf, rutsche auf dem roten Plastikstuhl herum, auf dem ich schon seit fast einer halben Stunde sitze, und warte nervös auf seine Antwort, aber da ist nur ein bedauernder Ausdruck in seinen Augen, als er sich wieder mir zuwendet.

»Tut mir leid«, sagt er, »ich arbeite gar nicht auf der ITS. *Ich wollte nur gerade kurz eine rauchen gehen und hab dich hier sitzen sehen.«*

»Oh.« Meine Schultern sinken wieder ein. Alles in meinem Kopf fühlt sich seltsam langsam und nebelig an, aber mein Herz schlägt schon seit ein paar Stunden in einer ungesunden Geschwindigkeit. Eigentlich schon seit meine Mutter mich mit den Worten »deine Schwester hatte einen Unfall« aus dem Schlaf gerissen hat. Seit unserer Diskussion, dass ich lieber in München bleiben sollte, die ich aber glücklicherweise gewonnen habe. Und dann die gesamte Fahrt

hierher, nach Berlin, ins Sankt Alexander. Mein Herz will sich einfach nicht beruhigen.

Ich will wissen, wie es Vicky geht. Ich habe solche Angst, dass sie …

Plötzlich nehme ich eine Bewegung in meinem Augenwinkel wahr, und als ich wieder aufsehe, setzt der Pfleger sich neben mich. Langsam, bedächtig, immer noch mit diesem warmen Lächeln im Gesicht.

»Bist du allein hier?«, fragt er mit diesem beruhigenden Tonfall, der mich aus irgendeinem Grund tatsächlich ein wenig runterbringt.

Ich schüttle den Kopf. »Meine Mutter ist da drin. Sie wollte erst allein mit den Ärzten sprechen.«

»Verstehe.« Er stützt die Arme auf seine Oberschenkel, und sein Namensschild hüpft dabei ein wenig hin und her. Jetzt kann ich seinen Namen doch lesen: Felix. »Willst du darüber reden, was passiert ist?«

Der Knoten in meinem Hals wird etwas dicker. »Sie hatte einen Unfall«, antworte ich mit dünner Stimme. »Mit dem Auto. Mehr weiß ich auch nicht.«

»Muss schlimm sein, nicht zu wissen, wie es ihr geht.« Der Pfleger, Felix, sieht mich mitleidig an, und mein Herz macht einen Sprung

Ich nicke. »Ich hab … solche Angst um sie.«

»Das verstehe ich völlig. Aber sie ist hier in großartigen Händen, glaub mir. Ich kenne viele der Kollegen auf der ITS *persönlich, und die haben echt was drauf.« Seine Mundwinkel zucken nach oben. »Und deine Schwester ist doch sicher auch nicht leicht unterzukriegen, oder?«*

Keine Ahnung, woher er das weiß, aber es stimmt. Vicky ist um einiges robuster als ich. Um einiges weniger leicht zu beeindrucken. Um einiges stärker.

Als ich wieder nicke, sagt der Pfleger leise: »Siehst du. Es wird sicher alles gut.« Vorsichtig berührt er meine Schulter, und diese

Berührung gibt mir so viel Halt, dass mir wieder Tränen in die Augen schießen. Mit der freien Hand kramt er in den großen Taschen seines Oberteils und reicht mir ein Taschentuch.

»Wir haben so viel gestritten in den letzten Monaten«, sage ich mit belegter Stimme in den Zellstoff rein. Ich weiß gar nicht, warum ich das überhaupt erzähle, aber in diesem Moment muss es einfach raus.

»Das hat jetzt keine Bedeutung mehr, oder?«, fragt er lächelnd. »Für dich nicht. Und ich verspreche, dass es das für sie auch nicht mehr hat, wenn sie sieht, dass du mitten in der Nacht aus Sorge um sie gekommen bist.«

Er hat wahrscheinlich recht. Zitternd atme ich tief durch, und als er die Hand von meiner Schulter nimmt, hat sich mein Herz tatsächlich ein wenig beruhigt. Ich sehe auf, als er einen Blick auf seine Uhr wirft.

»Tut mir leid«, sage ich schnell. »Ich beraube dich hier deiner Pause.«

»Schon gut. Das ist nicht so wichtig.« Er lässt den Arm sinken und schmunzelt freundlich. »Ich glaube, ich mache mal einen kurzen Abstecher auf die ITS. *Ein paar alten Kollegen Hallo sagen.«*

Überrascht starre ich ihn an, als er aufsteht. »Das musst du nicht!«

»Ich weiß«, sind die letzten Worte, die ich von ihm höre, dann ist er hinter den großen Glastüren verschwunden.

Mit rasendem Puls warte ich darauf, dass er zurückkommt. Es vergehen ein paar Minuten, die mir wie eine Ewigkeit vorkommen, bevor die Tür sich endlich wieder öffnet, und sofort springe ich von dem Plastikstuhl auf. Denn der Pfleger ist nicht allein zurückgekommen, bei ihm ist eine Kollegin, deren Kasack eine andere Farbe hat.

Lächelnd bleibt sie vor mir stehen. »Tut mir leid, dass du so lange warten musstest. Du bist Alica, richtig?«

Ich nicke und werfe Felix über ihre Schulter einen kurzen Blick zu.

»Deiner Schwester geht es den Umständen entsprechend gut«, sagt die Pflegerin, und auf der Stelle flutet mich Erleichterung. »Wenn du möchtest, kann ich dich zu ihr bringen. Deine Mutter spricht gerade noch mit den Ärzten, aber sie kommt dann sicher noch zu dir.«

»Ja, bitte«, sage ich vielleicht eine Spur zu heftig.

Die Frau deutet mir den Weg, und ich mache schon einen Schritt hinter ihr her, bevor ich mich noch einmal umdrehe. Zu meiner Überraschung ist Felix bereits auf dem Weg zum Aufzug.

»Vielen Dank!«, rufe ich ihm hinterher.

Er hebt die Hand zum Gruß und schenkt mir noch einmal ein kurzes Lächeln. Seine Augen funkeln. Er sieht fröhlich aus, obwohl ich ihm seine Pause gestohlen habe. Obwohl er seine Zeit damit verschwendet hat, mich zu beruhigen. Jetzt, da die Anspannung von meinen Schultern fällt, wird mir bewusst, was er gerade für mich getan hat. Wie sehr seine Stimme und seine Berührung mir geholfen haben.

Und ich ertappe mich dabei, wie ich mich noch mehrmals umdrehe, obwohl ich ihn schon längst nicht mehr sehen kann.

Mein Herz klopft plötzlich aus einem ganz anderen Grund. Und ich bin mir sicher, diese blauen Augen werde ich auch die nächsten Monate nicht mehr vergessen können.

Ich wachte noch vor dem Weckerklingeln auf. Weit vorher, wie mir ein Blick auf mein Handy verriet. Es war noch nicht einmal sechs Uhr morgens. Stöhnend drehte ich mich noch einmal auf die Seite, aber nach diesem Traum war ich hellwach. Weil ich mich noch so gut an die schrecklichen Minuten erinnern konnte, in denen ich draußen gesessen und um meine Schwester gebangt hatte. Und an die warmen Augen von Felix.

Außerdem drückte ehrlicherweise meine Blase.

Also schlug ich die Decke weg und stand auf. Auf dem Flur war es noch ruhig, aber als ich von der Toilette zurückkam, hörte ich doch etwas. Ein leises Geräusch, das aus dem Wohnzimmer zu kommen schien. Meine Neugier gewann, und auf nackten Füßen tapste ich zu dem bereits heller werdenden Raum.

Es war Filina, die dort im Schneidersitz auf einem der Sofas saß, beide Hände um ihre dampfende Tasse gelegt.

Sie hob den Kopf und sah mich überrascht an. »Du bist schon wach, Alica?«

»Konnte aus irgendeinem Grund nicht mehr schlafen.« Ich zog die Strickjacke, die ich mir für den Toilettengang umgeworfen hatte, etwas enger und nickte nach kurzem Zögern zu ihrem Sofa. »Macht es dir etwas aus, wenn ich mich zu dir setze?«

Ihr Lächeln wanderte noch ein Stück nach oben. »Tu dir keinen Zwang an. Möchtest du auch einen Tee?«

»Was hast du denn für Tee?«, hakte ich nach und schnupperte in Richtung ihrer Tasse, während ich mich neben ihr unter einer Decke vergrub. Es war ein wenig kühl, weil Filina die Fenster zum Lüften geöffnet hatte. Aber der sanfte Wind weckte zumindest meine Lebensgeister.

»Grüner Tee. Richtig japanisch mit Matcha-Pulver gemacht.« Sie hob die kleine Porzellankanne an, die neben ihr auf einem der Beistelltische stand. »Schmeckt sehr gut.«

»Dann gern.« Ich stockte, bevor ich hinterherschob: »Aber ich habe noch keine Tasse.«

Sie lachte. »Du brauchst unbedingt eine, schon allein, weil das deinen Einstand in diesem Wohnheim bedeutet. Aber bis dahin kannst du sicher die von Lio nehmen.«

»Denkst du, das ist okay?«

»Bestimmt. Er teilt gern.«

Meine Mundwinkel kräuselten sich, als ich wieder aufstand, um die Bärentasse aus der Küche zu holen. Emilia hatte sie als hässlich bezeichnet, aber ich fand sie eigentlich ganz niedlich mit dem freundlichen Gesicht und den kleinen, runden Ohren. Filina schenkte mir vorsichtig ein, und dann saßen wir nebeneinander im Schneidersitz auf dem Sofa, eingewickelt in Decken, und tranken Grüntee. Er schmeckte wirklich gut. Nicht so bitter, wie ich es von grünem Tee bisher gewohnt war.

Filina legte den Kopf schief. »Willst du darüber reden, warum du nicht mehr schlafen konntest?«

Ich zuckte nur mit den Schultern. »Ich hatte einen sehr lebendigen Traum, aber es war eigentlich gar nicht so schlimm. Wenn ich einmal wach bin, kann ich eigentlich generell nicht wieder einschlafen.« Ich erwiderte ihr Lächeln und fragte dann: »Und du?«

»Oh.« Filina kicherte. »Ich bin IMMER so früh wach. Ich mag es, den Tag zu genießen, wenn er gerade erst anfängt. Dann ist hier noch alles so schön ruhig und friedlich, und ich kann meinen Tee genießen.«

Etwas erschrocken blickte ich sie von der Seite an. »Dann störe ich dich doch bei deinem morgendlichen Ritual, oder?«

Das beantwortete sie wieder mit einem leisen Lachen. »Unsinn. Tatsächlich bleibe ich nur selten allein, weil jemand schon oder noch wach ist. Ich mag es, diesen Moment mit jemandem zu teilen.« Sie zog die Decke weiter nach oben und hakte dann nach: »Hast du dich schon an das Wohnheim gewöhnt?«

Ich wollte erst nicken, entschied mich dann aber doch um und wiegte den Kopf. »Na ja. Manchmal ist es noch etwas ungewohnt, fast alles mit anderen zu teilen. Oder bei einer Dusche immer einen Herzinfarkt zu riskieren, weil das Wasser so kalt ist. Ich will mich nicht beschweren, weil ich eigentlich wusste, worauf ich mich einlasse, aber …« Ich zuckte mit den Schultern.

Filina deutete das anscheinend genau richtig. Sie schmunzelte und wischte sich eine Strähne ihrer langen Haare aus dem Gesicht. »Aber trotzdem muss man sich erst einmal daran gewöhnen. Keine Sorge, ich verstehe das. Als ich vor einem Jahr hier eingezogen bin und noch niemanden kannte, fand ich es furchtbar. Meine Mutter hat versucht, mich dazu zu überreden, wieder nach Hause zu ziehen. Aber ich wusste, dass ich dann nie meine Ruhe haben würde, weil sie ständig Hilfe in ihrer Praxis braucht.

Und als ich dann Marlon und Lio getroffen habe, wurde es etwas leichter.«

Nickend nahm ich einen Schluck von meinem Tee. »Ist deine Mutter Hausärztin?«

Filina kräuselte die Lippen ein wenig. »Ja, ist sie. Aber sie ist vor allem spezialisiert auf naturheilkundliche Verfahren. Sie behandelt in ihrer Praxis oft austherapierte Menschen.«

»Was heißt das?«

»Patienten, bei denen alle Therapien versagt haben. Denen man, nach schulmedizinischer Sicht, nicht helfen kann. Sie hat auch oft Patienten aus dem Sankt Alex, deshalb habe ich mein FSJ auch hier gemacht.«

Mit großen Augen sah ich sie an. »Und? Funktionieren diese naturheilkundlichen Dinge denn?«

»Manchmal«, sagte sie. »Manchmal auch nicht. Ich glaube, dass das viel mit der Einstellung der Menschen zusammenhängt. Die Psyche spielt eine wesentliche Rolle beim Gesundwerden.«

Ja, das konnte ich mir tatsächlich vorstellen. Nachdenklich nahm ich noch einen Schluck von dem Tee, und ein paar Momente saßen wir wieder schweigend auf der Couch und genossen den Morgen. Ein wenig war ich froh, dass ich diesmal so früh aufgewacht war. Dieser Start in den Tag war um einiges entspannter als der am Vortag. Und es war schön, mich auch mal ein wenig mit Filina zu unterhalten.

Irgendwann war auf dem Flur eine Tür zu hören. Am Klang erkannte ich jedoch, dass es nicht die zu einem der Zimmer der anderen war, sondern die zum Treppenhaus. Ich runzelte die Stirn.

»Lio«, sagte Filina nur, als würde das alles erklären.

»Lio?«, wiederholte ich. »Kommt er etwa gerade erst nach Hause?«

Sie zuckte mit den Schultern. »Vielleicht hat er bei Freunden übernachtet. Oder er war die ganze Nacht in irgendeinem Club tanzen, wer weiß das schon.«

Mein Kopf bewegte sich zu einem Schütteln, ohne dass ich es bewusst steuerte. Was für ein schräger Vogel. Aber irgendwie mochte ich das. Dieser Typ wirkte wie die Freiheit in Person.

Je näher Lio dem Wohnzimmer kam, desto deutlicher konnte man ihn summen hören. Ich erkannte die Melodie nicht, aber sie trieb mir ein Lächeln ins Gesicht. Nur einen Moment später steckte er den Kopf zur Tür rein.

»Guten Morgen«, flötete er. »Oh, heute mal zu zweit?«

Ich nickte und scannte ihn. Er trug noch die gleichen Klamotten wie am Vortag: das lockere, weit geöffnete Hemd und die schwarze Hose. Auf seinen Wangen schimmerte Glitzer, seine Haare waren ein wenig durcheinander, und er wirkte sehr gut gelaunt. Also war er anscheinend wirklich die ganze Nacht feiern gewesen.

»Wie überlebst du die Schule, wenn du die ganze Nacht unterwegs warst?«, fragte ich lachend.

Er grinste vergnügt, durchquerte das Wohnzimmer und ließ sich auf eines der freien Sofas fallen. »Mit viel Willensstärke und Kaffee. Und einem gesunden Schlaf am Nachmittag.« Seufzend sank sein Gesicht in eines der Kissen.

Jetzt schüttelte Filina auch den Kopf, aber sie lächelte dabei. »Unser kleiner Rumtreiber.«

Lio lachte in das Kissen, und es klang dumpf und brummend.

Wahnsinn. Ich war wirklich gespannt, ob er in diesem Zustand den Unterricht durchhielt, ohne einzuschlafen. Ich würde es ja beobachten können.

Filina hatte ihre Tasse ausgetrunken und stellte sie nun neben die Kanne auf den Beistelltisch. »Ich werde jetzt duschen gehen und dann mein morgendliches Yoga-Programm in der Sonne machen. Alica, nimm dir ruhig noch von dem Tee. Du auch, Lio, du wirst die Energie brauchen.« Sie stand auf und streckte sich. Auf dem Weg zur Tür wandte sie sich noch einmal um und starrte Lio an. Er hatte noch immer das Gesicht im Kissen und bewegte sich nicht mehr, als hätte jemand seinen Schalter umgelegt.

Mit einem fiesen Grinsen klopfte Filina laut an den Türrahmen. »NICHT EINSCHLAFEN, EMILIO.«

Er zuckte zusammen und fuhr hoch. »Ich bin wach«, keuchte er, als wäre er es erst seit diesem Moment wieder.

Filinas Lachen entfernte sich auf dem Flur, und Lio stöhnte, lachte, und ließ sich dann wieder auf die Couch fallen. Diesmal allerdings rücklings.

Meine Augenbrauen zuckten nach oben. »Moment. Emilio?«

»Das ist mein Name, ja.«

»Ist das dein Ernst?« Ich konnte nicht anders, als zu lachen. »Eure Eltern haben euch Emilia und Emilio genannt?«

Er grinste. »Zur Verteidigung meiner Eltern kann ich nur sagen, dass sie lange nicht wussten, dass sie Zwillinge kriegen. Sie hatten nur ausgemacht, dass ein Mädchen Emilia heißen sollte, wie meine Oma, und ein Junge dann die männliche Version. Als sie dann von uns beiden erfuhren, haben sie offensichtlich nicht länger über eine Alternative nachgedacht.« Er drehte den Kopf, damit er mich ansehen konnte. Obwohl er offensichtlich erschöpft war, wirkten seine dunklen Augen wach. Sein Blick wanderte zu meinen Händen. »Hey, ist das Herr Bär?«

Etwas schuldbewusst ließ ich die Tasse sinken. »Sorry, aber ich habe noch keine eigene Tasse hier. Filina meinte, dass du wahrscheinlich kein Problem damit haben wirst.«

»Das stimmt. Als Einziger, glaube ich.« Er starrte wieder zur Decke. »Einmal hat Filina aus Marlons Tasse getrunken, weil ihre nicht abgespült war. Das gab eine ziemlich hitzige Diskussion. Filina ist ihre Tasse auch sehr wichtig, weil die ihrer Oma gehört hat. Und Emilia hat es nicht so mit Keimen anderer Menschen. Du hattest also quasi keine andere Wahl, als meine zu nehmen.«

»Danke«, gab ich schmunzelnd zurück.

Er brummte nur und wischte sich über das Gesicht. Offensichtlich fiel es ihm doch schwer, wach zu bleiben. Ich grinste, aber da fiel mir ein, was Emilia am Tag vorher gesagt hatte, nachdem ich von Felix erzählt hatte. Augenblicklich setzte ich mich ein wenig gerader auf. »Sag mal … deine Schwester hat mir erzählt, dass du im Sankt Alex viele Leute kennst.«

»Ich bin ein bisschen rumgekommen auf den Stationen, ja.« Er verschränkte die Arme unter dem Kopf und sah mich abwartend an. »Wieso?«

»Kennst du zufällig einen Felix?« Ich fuhr mir unsicher durch die Haare, bevor ich ihn etwas genauer beschrieb: »Blonde Locken, blaue Augen. Groß, gut gebaut. Ist ein Pfleger hier.«

Seine Augenbrauen wippten. »Gut aussehend?«

Meine Mundwinkel zuckten, und mein Herz pochte unmittelbar ein wenig schneller. »Sehr.«

Lio lachte kurz auf, dann schien er zu überlegen. Als er schließlich den Kopf schüttelte, breitete sich Enttäuschung in mir aus. Sofort setzte er sich auf. »Hey, das muss nichts heißen. Ich kenne nicht jeden. Und wenn du willst, kann ich mich mal umhören, ob ich deinen Prinzen ausfindig machen kann. Irgendwer wird ihn schon kennen.«

Dankbar lächelte ich ihn an. »Das wäre wunderbar.« Dann schob ich, mit einem warmen Glühen auf meinen Wangen, hinterher: »Aber er ist nicht mein Prinz. Nur jemand, dem ich gern … danken würde.«

»Klar, klar.« Er nickte, aber sein Blick war ein wenig verschlagen. »Ich hör mich um. Unter einer Bedingung.«

Ich versteifte mich. »Die wäre?«

»Du erzählst mir, warum du nicht Wäsche waschen kannst.«

Ich starrte ihn einen Moment an. In meinem Inneren kämpfte der Wunsch, Felix zu finden und ihn endlich wiedersehen zu können, gegen die Tatsache, dass ich mir vorgenommen hatte, nichts von München in mein neues Leben mitzunehmen. Nichts von meiner reichen Familie, von meinem betuchten Leben, nichts von dem, wie ich bisher gelebt hatte. Ich wollte nicht, dass mich die Leute schon wieder nach dem beurteilten, wie meine Kindheit gelaufen war. Das hatte ich in der Vergangenheit zu oft erlebt.

Und obwohl Lio mir nicht wie jemand vorkam, der Leute verurteilte, sträubte sich trotzdem etwas in mir.

»Das würde ich eigentlich lieber nicht«, presste ich hervor.

Er erwiderte meinen Blick ein paar Sekunden, bevor er wieder zur Decke hochsah. »Okay.«

»Das heißt, du suchst nicht nach ihm?«, hakte ich enttäuscht nach. Sollte ich vielleicht doch einknicken? Meiner Mission zuliebe?

Aber Lio lachte nur auf. »Doch, klar, ich ziehe dich nur auf. Ich finde deinen Felix schon.« Einen Moment wirkte er nachdenklich, dann schob er etwas leiser hinterher: »Außerdem hast du mir schon einen riesigen Gefallen getan. Ich schulde dir also was.«

Ich runzelte die Stirn. »Habe ich das?«

Er nickte. »Mit Emmi. Sie ist eigentlich eher ein Einzelgänger, wenn wir sie nicht überall mit hinziehen. Sie hat es nicht so mit sozialen Interaktionen. Aber du scheinst ein Händchen dafür zu haben, ihre Schale zu knacken. Sie mag dich. Das ist gut.« Lio räusperte sich. »Sag ihr bloß nicht, dass ich so etwas gesagt habe. Dann zieht sie sich aus Trotz wieder zurück.«

»Mache ich nicht«, sagte ich. Seine Worte lösten Wärme in meinem Inneren aus, weil ich spürte, wie wichtig seine Schwester ihm war. Ich fragte mich, ob Viktoria je so über mich gesprochen hatte.

Lio streckte sich, dann stand er ächzend von der Couch auf. »Ich sollte auch mal duschen und mich umziehen. Wir sehen uns auf dem Schulweg?«

Als ich nickte, verließ er mit federndem Schritt und wieder seine Melodie summend das Wohnzimmer.

Was für ein schräger, charmanter Vogel.

Kapitel 10

ALICA

Die nächsten Tage in der Ausbildung wurden sehr anstrengend und intensiv. Am Dienstag hatten wir unsere ersten Anatomiestunden, die ich am Anfang wahnsinnig spannend und irgendwann dann sehr … viel fand. Denn zu lernen, wie jeder kleine Teil im menschlichen Körper aufgebaut war, war interessant. Ernsthaft. Ich studierte jede Zeichnung in unseren Lehrbüchern, jedes Video, das uns gezeigt wurde, jedes maßstabsgetreue Modell sehr genau, um alles mitzubekommen. Aber bei dem Gedanken, dass ich mir von so vielen Dingen im menschlichen Körper den Namen merken musste – auf Deutsch und Latein –, wurde mir ein wenig schlecht. In der Schule hatte ich schon immer zu denen gehört, die sich schnell in Prozesse eindenken konnten und physikalische Zusammenhänge verstanden oder Rechenwege in Mathe. Darin, Dinge auswendig zu lernen, war ich allerdings nie gut gewesen. Deswegen hatte ich im Deutschunterricht auch bei jedem Gedichtaufsagen völlig versagt. Mit Stammeln und Schwitzen und gehirnlichen Totalausfällen. Ich konnte nur hoffen, dass es mir in der Ausbildung besser gelingen würde. Ich hatte schließlich etwas zu beweisen. Vor meiner Familie, aber vor allem vor mir selbst. Vor den Zweifeln, die immer noch ärgerlicherweise in meinem Kopf wohnten.

Zu den Anatomiestunden kam in den nächsten Tagen auch Unterricht in Recht, Krankheitslehre, Medikamentenlehre und Ethik dazu. Wir hörten von echten Patientenfällen, und das war das erste Mal, dass ich ernsthaft an die Praxis dachte. Daran, dass ich in nicht allzu ferner Zeit auf einer Station arbeiten und mich um Patienten kümmern würde. Patienten, bei denen es um Leben und Tod ging. Was mich wieder daran denken ließ, ob ich das wirklich konnte. Ob das wirklich der richtige Weg für mich war. Ich versuchte, diese Fragen jedes Mal aufs Neue zu ignorieren, weil ich diese Entscheidung längst getroffen hatte und es keinen Weg zurück gab. Aber sie kam immer wieder zurück, wie ein lästiges Pop-up-Fenster in meinem Kopf.

Am Ende der Woche wurde unsere Klasse in zwei Gruppen geteilt, und wir hatten das erste Mal abwechselnd Unterricht im Praxisraum. Emilia und ich wurden einer Pflegepuppe namens Bob zugeteilt. Sie war anatomisch wie ein Mensch aufgebaut, auch wenn Bobs Glieder etwas steifer waren als die eines richtigen Patienten. Außerdem war sein Blick gelinde gesagt … beunruhigend. Wie er da in dem Pflegebett lag und mit weit aufgerissenen Augen an die Decke starrte … Da wurde mir gleich ein wenig anders.

»Ich glaube, der Arme braucht eher eine Reanimation als eine Waschung.« Ich grinste, als ich die Schüssel auf den Nachtschrank stellte.

Emilias Augenbrauen zuckten nach oben. Sie stand auf der anderen Seite des Bettes und hatte die Arme vor der Brust verschränkt. »Ich glaube, Reanimationen kommen ein wenig später. Außerdem gibt es dafür spezielle Puppen.«

»Ernsthaft?«

»Ja, welche, bei denen sich wirklich der Brustkorb hebt und senkt, wenn man sie beatmet. Außerdem haben die aus praktischen Gründen meistens keine Arme und Beine.«

»Wie realistisch.« Ich blinzelte zu den anderen rüber.

Filina und Marlon waren ebenfalls mit einer Pflegepuppe beschäftigt, während Lio bei unserer Klassenlehrerin Blutdruck maß und dabei mit einem Lachen irgendwelche Geschichten von der Station zum Besten gab. Ihnen allen war anzusehen, dass sie Erfahrung hatten in dem, was sie taten.

Im Gegensatz zu mir.

Ich wandte mich wieder der Puppe zu und war froh, dass Emilia auch noch keinen Einsatz im Krankenhaus gehabt hatte. Auch wenn sie offensichtlich um einiges besser aufpasste. Als ich anfangen wollte, Bob zu waschen, bogen sich ihre Augenbrauen zusammen.

»Denk an das Bett«, mahnte sie. »Du musst es hochstellen, damit du keine Rückenprobleme bekommst.«

»Klar, Chef.« Grinsend griff ich nach der Fernbedienung des Bettes und ließ es langsam mit Bob darin auf die richtige Höhe fahren, ehe ich Emilia einen Blick zuwarf. »Bist du sicher, dass du noch nie im Krankenhaus warst?«

»Ich habe dieses Jahr erst mein Abitur gemacht«, erinnerte sie mich und half mir, ihn zu drehen, während ich ihn wusch.

Ich konnte mir ein Schmunzeln nicht verkneifen. »Du wirkst immer sehr souverän in allem.«

»Habe ich mir auch nur antrainiert«, quittierte sie mit einem Schulterzucken.

Ich nickte, und als Bob wieder auf dem Rücken lag, fragte ich: »Du hast erzählt, dass du ein Jahr ausgesetzt hast … Was hast du in diesem Jahr eigentlich gemacht?« Erst als ich die Worte aussprach, wurde mir klar, dass das vielleicht ein sensibles Thema war, und ich ruderte augenblicklich ein wenig zurück: »Also, wenn du darüber reden willst. Kein Problem, wenn nicht.«

Aber Emilia winkte ab und nahm den Waschhandschuh an sich, um meine Aufgabe zu wiederholen. »Ich habe ein Jahr ausgesetzt und die Zeit zum Selbststudium genutzt. Mich auf das Medizinstudium vorbereitet, könnte man sagen. Viel gelernt.«

Ich starrte sie überrascht an und versuchte, aus ihrer Miene irgendetwas zu lesen. Sie machte nicht den Eindruck, als würde sie lügen, aber es war eindeutig, dass das nicht die ganze Geschichte war. Wenn sie allerdings nicht darüber reden wollte, wollte ich sie nicht bedrängen. So gut kannten wir uns schließlich noch nicht.

Als Bob wieder glänzte, wechselten wir die Stationen. Während Filina und Marlon nun bei Luna Blutdruck maßen und Lio sich allein um Bob kümmerte, traten Emmi und ich an das Bett von Pflegepuppe Mildred. Die hatte die Augen glücklicherweise geschlossen aufgemalt bekommen und außerdem eine kleine Wunde am Arm, die wir desinfizieren und verbinden mussten. Diesmal versuchte Emilia sich zuerst daran, und ihre Handgriffe waren wirklich präzise. Ich konnte gar nicht so schnell schauen, wie sie die Wunde versorgt hatte.

Mein Geschick ließ da ein wenig zu wünschen übrig. Ich mühte mich eine ganze Weile damit ab, den Verband einigermaßen gerade hinzubekommen, und am Ende musste Emilia mir beim Festhalten helfen, damit Mildred nicht allzu große Schmerzen bei der Behandlung hatte.

»Himmel«, stöhnte ich. Mir stand der Schweiß auf der Stirn, und das lag nicht nur an den sommerlichen Temperaturen, die durch die Fenster reinwehten. »Das war … eine enttäuschende Leistung.«

Emilia, die gerade die Decke über unsere Patientin ausbreitete, funkelte mich mit ihren großen blauen Augen an. »Nein, es war die Leistung von jemandem, der so etwas noch nie gemacht hat. Du wirst mit der Zeit schon besser darin werden, mach dir keine Sorgen.«

Ihr strenger Blick gepaart mit der warmen Stimme, die mich offensichtlich beruhigen sollte, brachten mich zum Lachen. »Das nenne ich mal gemischte Signale.«

Sie zog fragend die Augenbrauen nach oben, kam dann aber anscheinend selbst darauf, was ich meinte, und seufzte. »Ich bin nicht gut in so etwas, ich weiß.«

»Quatsch. Ich fühle mich total aufgemuntert«, gab ich mit einem Grinsen zurück.

Emilia seufzte. »Schon gut. Ich drücke mich manchmal nicht so geschickt aus. Deshalb bin ich auch nicht gut darin, Freundschaften zu schließen.«

Weil es noch nicht an der Zeit war, zu wechseln, lehnte ich

mich an den Nachtschrank und betrachtete Emilia eine ganze Weile nachdenklich. Dann sagte ich leise: »Geht mir genauso.«

Sie sah mich erstaunt an. »Ernsthaft? Du wirkst nicht wie jemand, der Probleme hat, Freundschaften zu schließen.«

Ich zuckte mit den Schultern, aber plötzlich fühlte es sich ein wenig an, als hätte jemand Gewicht auf sie gelegt. »Na ja, ich habe nicht sonderlich viel Erfahrung damit, sagen wir es so. Ich hatte wenige Freunde in der Schule. Die erste, auf die ich gegangen bin, war eine Privatschule. Lauter Snobs, lauter Kinder, denen schon immer eingetrichtert wurde, dass sie etwas Besseres sind. Ich wollte dann auf eine andere Schule, und nach ewigem Betteln haben meine Eltern nachgegeben, und ich bin auf eine öffentliche gekommen. Da lief es aber nicht besser. Weil die Schüler dort wussten, dass ich vorher auf einer Privatschule war.« Die Erinnerungen daran zwickten in meinem Inneren, als hätte ich Brennnesseln geschluckt. »Einige haben mich ausgegrenzt. Andere wollten sich einschleimen, weil sie dachten, dass meine Eltern Geld hatten.« Was stimmte. Sie hatten es an dem Haus gesehen, in das ich sie eingeladen hatte. An den Klamotten, die ich in der Schule trug. Vielleicht sogar an der Art und Weise, wie ich redete, weil ich es von meinen Eltern und deren Freunden gewohnt war. Ich seufzte tief. »Also bin ich wieder auf die Privatschule zurück, weil die Leute mich da wenigstens in Ruhe gelassen haben. Und ich konnte ihnen aus dem Weg gehen. So habe ich mein Abitur geschafft, ohne große soziale Ablenkungen, wie meine Mutter es immer ausgedrückt hat.«

Als ich den Blick wieder hob, starrte Emilia mich von der anderen Seite des Bettes an. Es war offensichtlich, dass sie nicht wusste, wie sie auf meine Worte reagieren sollte, aber nach einer Weile versuchte sie es trotzdem. »Das tut mir leid, Alica.«

Ich lachte. »Alles Schnee von gestern. Wie viele Schulfreundschaften halten schon fürs Leben? Es kommt auf die Leute an, die man später im Leben trifft. Das hat mein Dad immer gesagt. Die, mit denen man freiwillig zusammen ist, und nicht, weil man es fünf Tage die Woche für acht Stunden sein muss.«

Emilia stützte sich auf der Bettkante ab. Sie wirkte ein wenig peinlich berührt, als sie meinte: »Ich bin vielleicht kein gutes Beispiel, weil du gewissermaßen auch mit mir Zeit verbringen MUSST. Aber … ich verbringe gern Zeit mit dir.«

»Ich auch mit dir«, gab ich ehrlich zurück.

Wir grinsten uns an, und dann waren wir an der Reihe mit Blutdruckmessen. Luna erklärte uns alles ganz genau, was Emilia natürlich schon wusste. Ich mühte mich ein wenig mehr ab, vor allem mit dem manuellen Messen, aber irgendwann gelang es mir glücklicherweise doch.

»Das habt ihr gut gemacht. Ihr alle.« Luna stand von ihrem Stuhl auf und wandte sich an den Rest unserer Gruppe. »Wir werden das alles in den nächsten Wochen noch oft üben. Auch auf richtigen Stationen an richtigen Patienten, denn in der Praxis ist es dann doch noch einmal etwas anderes.« Sie lächelte aufmunternd. »Aber alles mit der Zeit. Ich würde sagen, dass wir den Tag und damit eure erste Woche in der Ausbildung heute mal etwas früher beenden können. Das war schließlich eine ganze Menge Input für die paar Tage. Wir sehen uns dann in aller Frische wieder am Montag hier.«

Mein Schädel brummte tatsächlich ein bisschen, als ich meine Sachen zusammenpackte. Mehr noch, als ich einen Blick auf mein Handy warf und sah, dass Vicky mich dreimal angerufen hatte. Wahrscheinlich langweilte sie sich mal wieder in ihren Semesterferien.

»Kommst du?«, fragte Emilia, und ich hob das Handy. »Geht ohne mich, ich muss telefonieren.«

Sie nickte und folgte den anderen nach draußen, während ich zurückblieb und auf mein Display starrte. Eigentlich hatte ich keine große Lust, mit meiner Schwester zu telefonieren, aber irgendwie hatte ich die Hoffnung, dass sie mir Neuigkeiten von zu Hause berichtete. Also wählte ich ihre Nummer und hielt mir das

Handy ans Ohr, während ich aus dem Schulgebäude trat und langsam über den Weg in Richtung Wohnheim lostrottete.

»Dich zu erreichen, ist ja schwieriger, als Barack Obama ans Telefon zu kriegen«, sagte meine Schwester anstatt einer Begrüßung.

Sie klang ein wenig hitzig, weshalb ich nicht gleich antwortete.

»Bist du noch dran?« Viktoria stöhnte ungeduldig auf. »Warum rufst du denn zurück, wenn du nicht mit mir reden willst?«

Typisch Viktoria. Ich spürte, wie mir ein Lächeln ins Gesicht wanderte. »Vielleicht, weil du schon viermal angerufen hast in der letzten Woche? Außerdem ist es nicht so, dass ich nicht mit dir reden will. Ich muss nur erst mal ein bisschen Luft holen, der Schultag ist gerade erst vorbei.«

Es erklang ein ungehaltenes Geräusch am anderen Ende der Leitung, das mich dazu brachte, die Augen zu verdrehen. Meine Schwester war es nicht gewohnt, dass man sie warten ließ. Oder ihr nicht sofort gab, was sie wollte. Das war früher schon so gewesen, aber damals hatte es mich noch nicht so gestört wie jetzt.

Ich versuchte, den leichten Ärger, der in mir aufsteigen wollte, mit der frischen Luft wegzuatmen.

Atmen, Alica.

Ich atmete die Luft ein, aus, ein, ehe ich fragte: »Also, warum hast du angerufen?« Ich bog auf den Platz vor dem Sankt Alex, und wie immer hob sich mein Blick automatisch. Suchte die Umgebung ab, die Menschen vor dem Krankenhaus, die Fenster an dem großen, modernen Gebäude. Meine Nerven waren angespannt, jeden Tag, als könnte er einfach so um die Ecke spazieren und mir gegenüberstehen.

»Vielleicht wollte ich mal wieder die Stimme meiner Ausreißer-Schwester hören?« In ihren Worten schwang ein Lächeln mit, das mich aus irgendeinem Grund rasend machte.

Ich rieb mir die Augen. »Komm schon, Vicky. Warum hast du wirklich angerufen?«

Sie seufzte. »Du bist echt knallhart geworden in Berlin. Ist es die Luft da oben? Oder sind es die Menschen? Ich weiß noch, dass die um einiges unhöflicher sind als in München.«

»Sind sie nicht.«

»Wenn du meinst. Ich habe mich eigentlich nur gefragt, wann du wieder zurückkommst.«

Mein Körper spannte sich an. Stocksteif überquerte ich die Straße, versuchte, in ihren Worten eine andere Bedeutung zu finden. Als ich keine fand, fragte ich atemlos: »Wie bitte?«

»Ist die Verbindung schlecht?«

»Nein, ich habe jedes Wort verstanden. Aber was meinst du damit, wann ich zurückkomme? Die Ausbildung hier geht zwei Jahre, drei Jahre mit dem Praxisjahr, wenn ich das auch hier mache!«

Sie schnaubte, und ich wusste, was sie sagen würde, noch bevor es wirklich durch die Leitung drang: »Du willst das echt durchziehen? Wird es dir nicht langsam langweilig?«

Ich presste die Zähne so fest aufeinander, dass sich ein Druck in meinem Kopf ausbreitete. »Die Ausbildung ist alles andere als langweilig«, sagte ich, so ruhig wie nur irgend möglich.

»Das meinte ich nicht.« Viktoria klang, als würde sie mein Verhalten mehr als einschläfernd finden. »Ich meine dieses ganze Rebellionsverhalten Dad gegenüber. Seit du weg bist, schließt er sich noch viel mehr in seinem Büro ein, als er es eh schon immer getan hat. Und er ist noch schweigsamer als sonst. Es ist wirklich nervig.«

Ohne dass ich es wollte, stiegen Schuldgefühle in mir auf. Ich musste wieder an unseren Streit denken. Daran, wie er mich angeschrien hatte, diesen dummen Plan zu verwerfen, eine Krankenpflegeausbildung in Berlin zu machen. An die Wut und die Enttäuschung in seiner Stimme. An die Worte, die mich durch den Flur begleitet hatten, auch als ich längst die Tür zwischen uns zugeschlagen hatte. *Wenn du das tust, brauchst du nicht zurückkommen. Wenn du nach Berlin fährst, kannst du nicht mehr auf unsere Unterstützung hoffen. Du musst allein klarkommen.*

»Ich rebelliere nicht gegen ihn. Ich habe mich nur dazu entschieden, meinen eigenen Weg zu gehen.« Meine Stimme zitterte. Mir war klar, was ich aufgegeben hatte. Worauf ich mich eingelassen hatte. In diesem Moment wieder überdeutlich.

Viktoria machte es nicht besser. »Tut mir leid, aber das verstehe ich nicht. Du hattest alle Möglichkeiten. Du hättest im Ausland studieren können, auf einer dieser schicken, privaten Unis. Oder irgendwo in Deutschland, wenn du unbedingt hierbleiben willst. Du hättest in den schicksten Vorlesungssälen sitzen und in deinen Semesterferien die Welt sehen können. Dad hat mir drei Wochen Bali bezahlt, nur weil ich gesagt habe, dass ich vor dem Unistress ein bisschen Ruhe brauche. Das hättest du auch alles haben können. Stattdessen haust du nach Berlin ab, um in einem schäbigen Wohnheim unterzukommen und eine Ausbildung zu machen, für die du kaum Geld kriegst. Ernsthaft?«

Jetzt regte sich Trotz in meinem Inneren. Ich wusste, wie verrückt das aus ihrer Sicht klang. Manchmal, wenn ich zu viel darüber nachdachte, tat es das für mich auch. Gott, ich hatte mich während der Fahrt von München nach Berlin dreimal im Zug übergeben, weil ich mir so unsicher gewesen war. Aber dann hatte ich wieder daran gedacht, wie ich Papa gesagt hatte, dass ich eine Ausbildung machen wollte. Ich hatte an sein Gesicht gedacht, das innerhalb weniger Sekunden puterrot angelaufen war. An seinen harten Blick. An seine Worte, die auch jetzt noch in mir nachhallten: *»Ich habe mir nicht mein ganzes Leben lang den Arsch aufgerissen, damit meine Tochter dann nichts aus ihrem Leben macht. Mit einem Studium hast du alle Möglichkeiten. Mit einer Ausbildung, auch noch in diesem Bereich, wirst du dein restliches Leben auf der Stelle treten.«*

»Ich wollte eine Wahl haben«, sagte ich leise. Vielleicht mehr zu mir als zu meiner Schwester, aber Viktoria reagierte trotzdem mit Unverständnis in ihrer Stimme.

»Du hattest doch eine Wahl!«

»Zwischen drei Studiengängen und vier Unis, Vicky.«

»Das ist mehr, als du jetzt hast.« Der Satz war wie ein Faustschlag in meinen Magen, und sie setzte unmittelbar nach: »Du hättest Geld gehabt, um zu reisen. Für schöne Klamotten. Du hättest überall arbeiten können, überall hingehen können. Jetzt sitzt du mit wie viel Geld in einem fünfzehn Quadratmeter großen Zimmer? Achthundert Euro im Monat? Das ist doch lächerlich.«

War es das? Es klang alles so logisch aus ihrem Mund. Aber wenn ich an das Anwesen dachte, die schönen Klamotten, das teure Essen – dann fühlte ich mich auf einmal wieder so unglaublich einsam. Dabei war das nicht einmal der Grund gewesen, weswegen ich gegangen war. Ich war mir meiner Einsamkeit gar nicht so bewusst gewesen, bevor ich hier im Wohnheim angekommen war. Es war mehr die Tatsache gewesen, dass all dieses Schöne, dieses Teure, an Bedingungen geknüpft war, die ich zu erfüllen hatte. Bedingungen, die meine Zukunft und mein Leben bestimmten, die mich in eine Richtung drängten, bei der ich mir nicht sicher war, ob ich sie gehen wollte. Ich war mir auch nicht sicher, ob ich sie NICHT wollte – aber genau das war der springende Punkt. Ich hatte zwei Richtungen, die ich einschlagen konnte, und nur bei einer musste ich mich nicht mehr rechtfertigen. Vielleicht war es wirklich eine Art Rebellion gewesen. Gegen meinen Papa und gegen das Leben, das er mir aufzwingen wollte. Aber ich hatte eine Entscheidung getroffen, mit der ich jetzt leben musste.

»Ich will nur dein Bestes«, sagte Viktoria, sanfter diesmal. »Das ist mein Ernst.«

»Vielleicht. Aber du weißt nicht, was das Beste für mich ist«, gab ich hart zurück. »Nicht, dass ich das selbst wüsste, aber irgendwie brauche ich doch den Raum, um das rauszufinden. Macht man das nicht normalerweise, wenn man achtzehn wird und das erste Mal das Elternhaus verlässt?«

»Nicht bei uns«, murmelte Viktoria nach kurzem Zögern. Und genau so war es. Sie seufzte, aber es klang nicht so, als würde sie es verstehen. Eher, als hätte sie keine Lust mehr, mit ihrer rebellischen Schwester zu diskutieren. »Ist ja deine Entscheidung.«

Ich schwieg, und als ich den Kopf hob, stellte ich mit Überraschung fest, dass ich bereits am Wohnheim angekommen war. »Ich muss auflegen«, sagte ich schließlich. Meine Stimme klang immer noch angespannt, das hörte ich selbst.

Vicky gab ein murrendes Geräusch von sich, bevor sie meinte: »Kann ich mir eines deiner Kleider leihen? Ich will zu einer Party, und die kennen meine Kleider alle schon.«

Ich stöhnte auf. »Meinetwegen. Du hast Papa doch eh gehört: Das alles gehört mir nicht mehr.«

Sie zögerte, dann sagte sie: »Danke.« Und nach ein paar weiteren Sekunden fügte sie hinzu: »Hat er bestimmt nicht so gemeint.«

»Sicher. Mach's gut.« Ich legte auf und seufzte.

So hätte meine erste Woche in Berlin nicht unbedingt enden müssen.

Kapitel 11

ALICA

Die junge Frau mit den Space Buns in den schwarzen Haaren sah mich mit leicht gerümpfter Nase an, als sie das Kleid vor ihrem Gesicht drehte und wendete. »Und das ist wirklich ein echtes Vuitton?«

»Es ist echt, ja.« Die Arme um meinen Oberkörper geschlungen, schielte ich an der Fassade des Wohnheims nach oben. Nicht, dass es sehr wahrscheinlich war, dass jemand von den anderen aus dem Zimmer sah. Oder dass sich irgendwer überhaupt fragte, was ich hier machte. Schließlich war es gerade in Berlin völlig normal, getragene Sachen an andere Leute zu verkaufen, das hier war immerhin die Hochburg der Flohmärkte. Aber es waren nun mal selten teure Designerteile, die aus einem Krankenpflegewohnheim heraus verkauft wurden.

Das war wohl auch der Grund, warum die Frau, die mir vorgestern in der App geschrieben hatte, mich jetzt so skeptisch musterte. Die Flanellpyjamahose, die ich immer noch trug, und das David-Bowie-Shirt meiner Mutter, das sie mir aus ihrer Teenagerzeit vererbt hatte. Die einzigen Sachen, die ich besaß, auf denen kein Markenname stand. Und wenn die junge Frau das Kleid kaufte, zwei der wenigen Teile, die überhaupt noch in meinem Schrank hingen. Zumindest bis heute Nachmittag, wenn ich mit der Bahn halb Berlin abklappern würde, um Sachen abzuholen, die ich selbst aus der App gekauft hatte. Shirts, Hosen, Kleider, ich hatte wirklich alles zu verdammt günstigen Preisen gefunden, und der Gedanke daran kühlte das wehmütige Gefühl in meinem Magen etwas ab. Ich machte mir nichts daraus, dass auf meinen neuen Klamotten keine Markennamen standen. Es waren die Erinnerungen, die an den alten hingen. Und die die Frau ein wenig mit ihrer gerümpften Nase kaputt machte.

»Ganz sicher?«, näselte sie. Jetzt ging ihr Blick ebenfalls an der Fassade des Wohnheims nach oben. Das Gebäude war nicht so alt wie die umstehenden, aber einen wirklich hochwertigen Eindruck machte es wahrscheinlich nicht.

Ungeduldig tippelte ich von einem Bein aufs andere und zuckte mit den Schultern. »Hör zu, ich habe keine Zeit für so etwas. Ich habe dir schon mehrfach gesagt, dass das Teil echt ist. Was soll ich deiner Meinung nach jetzt machen? Louis Vuitton anrufen, damit er es dir bestätigt?«

Normalerweise war ich kein aufbrausender Mensch, aber ich hasste es, wenn Menschen so auf mich herabblickten, wie diese Frau es gerade tat. Diese gekräuselte Nase, auf der leider ziemlich perfekte Sommersprossen herumtanzten. Die leicht gehobenen, perfekt gezupften Augenbrauen, die mich verurteilten, obwohl ich noch nicht einmal eine Ahnung hatte, wofür. Dass ich hier wohnte? Dass ich Designerklamotten für ein Viertel des Preises verscherbelte, die sie selbst getragen noch wert gewesen wären?

Dabei sah die Frau eigentlich aus, als könnte sie es sich leisten, die Teile auch neu zu kaufen. An ihrem Modelkörper trug sie nämlich selbst nur Designerklamotten. Fast alles von Gucci, soweit ich es erkennen konnte. Meine Schwester trug den Kram auch am liebsten, deshalb erkannte ich den Stil. Aber vielleicht hatte Flora234 die Sachen auch günstig in der Flohmarkt-App gekauft. Dann hatte sie aber erst recht keinen Grund, mich so anzusehen.

»*No offence*«, sagte sie mit einem milden Lächeln. »Aber der Preis war so niedrig, dass man sich schon wundert.«

Mit leerem Blick starrte ich sie an. Ich hatte keine Lust, mich noch einmal zu wiederholen und darum zu betteln, dass sie dieses verdammte Kleid endlich mitnahm. Zumal ich wusste, dass sie recht hatte. Dieses Teil hätte mir mit etwas mehr Zeit definitiv mehr einbringen können. Aber ich hatte im Laufe der letzten

Woche gemerkt, dass Klamotten schneller über die virtuelle Ladentheke gingen, je günstiger sie angeboten wurden. Deshalb hatte ich bei einer Frau auch drei Shirts für zehn Euro bekommen. ZEHN EURO. Dafür bekam man normalerweise gerade mal einen Kaffee bei Starbucks. Ich war immer noch völlig aus dem Häuschen, wenn ich daran dachte.

Als sich nach den ersten Tagen also niemand für meine Designerteile gemeldet hatte, hatte ich den Preis nach unten geschraubt. Und einen Tag später noch einmal. Danach hatten sich so viele Menschen auf meine Anzeigen gemeldet, dass ich den halben Freitagabend damit verbracht hatte, den meisten abzusagen. Und jetzt war nur noch dieses Kleid übrig, das Nico mir nach unserer Abifeier ungeschickt vom Körper geschält hatte. Das, welches Flora234 gerade noch einmal vor dem Gesicht herumdrehte.

Sie warf mir einen erneuten Seitenblick zu. »Okay, es sieht sehr echt aus«, gab sie zu. Ihr Gesicht sprach Bände davon, dass sie genau wie anfangs Lio glaubte, dass ich das Teil geklaut hatte.

Aber dann sollte sie doch denken, dass ich eine Diebin war. Von mir aus. Ihre Meinung war mir nicht wichtig, und vielleicht ließ sie mich endlich in Ruhe, wenn sie glaubte, dass ich eine gefährliche Verbrecherin war.

Seufzend griff die Frau in die winzige Handtasche, die sie dabeihatte, und kramte ein paar Scheine aus ihrem Portemonnaie. Nach kurzem Zögern legte sie noch einen Zehner drauf und reichte mir das kleine Bündel. »Bitte. Dafür, dass das Kleid in so hervorragendem Zustand ist«, sagte sie mit einem gönnerhaften Lächeln, das ich ihr am liebsten mit einem Tritt vors Schienbein aus dem Gesicht gewischt hätte.

»Zu freundlich«, gab ich stattdessen grinsend zurück. »Einen schönen Tag noch.«

Sie nickte, legte das Kleid vorsichtig zusammen und verstaute es in dem Jutebeutel, den sie über ihrer Schulter dabeihatte. Sehr unpassend für so ein Designerteil. Aber als sie sich umdrehte und auf ihren schwarzen High Heels zurück zur Straße dackelte, sah ich das leichte Beben in ihren Schultern. Die verkrampften Hände an ihrer Tasche, und dass sie eine Spur schneller unterwegs war als noch zuvor. Offensichtlich fiel es ihr schwer, ihre Freude zurückzuhalten, während sie sich von mir entfernte. Vielleicht hatte sie Angst, dass ich sie zurückhalten und doch mehr Geld einfordern würde, wenn ich merkte, wie sehr sie dieses verdammte Kleid eigentlich gewollt hatte.

Als sie um die Ecke war, erwartete ich fast, ein aufgeregtes Quietschen zu hören. Doch es blieb aus. Kopfschüttelnd drehte ich mich um und ging zurück ins Wohnheim. Mein Herz pochte vor Aufregung, weil ich endlich wieder flüssig war. Auch wenn es nicht viel war. Und auch wenn mir klar war, dass ich auf keinen Fall alles auf einmal ausgeben durfte, weil die nächsten Monate hart genug werden würden. Das Gehalt, das wir in der Ausbildung bekamen, war nicht besonders üppig. Vor allem, wenn man bedachte, dass ich überhaupt erst einmal ein Gespür für Ausgaben bekommen musste. Und dafür, wie teuer Dinge eigentlich waren.

Es fiel mir schwer, mir das einzugestehen, aber ich wollte auch nicht aufgeben. Ich glaubte immer noch daran, dass ich das irgendwie hinkriegen würde. Andere schafften das doch schließlich auch.

Trotzdem wurden meine Schritte langsamer, als ich sah, dass der kleine Kiosk hinter den Briefkästen gerade seine Rollläden öffnete. Mein Blick huschte über die Zeitschriften, die Süßigkeiten und die Toilettenartikel.

Es würde vermutlich nicht schaden, ein wenig vorzusorgen.

Also trat ich an Karli heran, der hinter dem Tresen stand, und ließ mir zwei Ersatzzahnbürsten, neues Duschgel, Shampoo, Zahnseide und eine etwas ungesunde Menge an Schokoriegeln einpacken. Ich konnte nicht widerstehen, Schokoriegel waren in meinem Elternhaus irgendwie immer ein wenig verboten gewesen. Meine Mutter hatte großen Wert auf gesunde Ernährung, natürlich nur aus Bioläden, gelegt. Raffinierter Zucker war ein No-Go. Egal, wie gut er schmeckte.

Aber jetzt war ich selbst für meine Ernährung zuständig. Und da ich mich mittlerweile fast nur noch von diesen billigen, chemischen Cornflakes ernährte, die mir so verboten gut schmeckten, machten es die Schokoriegel wahrscheinlich auch nicht schlimmer.

Als ich wenig später aus dem Aufzug trat, empfing mich Stille. Filina und Marlon waren zu ihren Eltern gefahren, und Emilia hatte sich in ihrem Zimmer verschanzt, um zu lesen, wie sie mir gegenüber behauptet hatte. Aber Filina hatte gemeint, dass sie sicher lernen würde. Was auch immer man nach nur einer Woche Ausbildung lernen wollte. Wahrscheinlich sollte ich mir eine Scheibe von Emilia abschneiden. Und na ja, wo Lio war, war wie immer ein Rätsel. Von »noch im Bett« bis »noch nicht im Bett« war wirklich alles möglich.

Ich brachte die Einkäufe in mein Zimmer und checkte dann mein Handy. Ein, zwei Stunden blieben mir noch, bis ich zu meiner Berlinrunde aufbrechen musste. Eigentlich war das das Einzige, was ich hatte checken wollen – aber ich kam nicht umhin, zu bemerken, dass ich keine neuen Nachrichten hatte. Langsam sank ich auf die Kante meines Bettes und öffnete den Nachrichtenverlauf mit meinem Vater.

Nichts, seit über einer Woche kein Wort mehr von ihm.

Schon davor war unsere Kommunikation weniger geworden – aber so gar kein Kontakt? Das war ungewohnt. Und es tat weh. Ich biss mir auf die Unterlippe und starrte ein paar Sekunden unschlüssig auf mein Display, dann ließ ich den Daumen über die Tastatur schweben. Aber was sollte ich schreiben? Was sollte ich sagen? Dass ich ihn vermisste? Denn das tat ich. Unheimlich. Jeden Abend, wenn ich ins Bett ging, musste ich an unseren Streit denken. Wie er mich angeschrien hatte, dass ich einen riesigen Fehler beging, weil ich München verließ. Weil ich mich gegen das Studium entschied und für eine Ausbildung. Gegen alles, was wir die letzten Jahre zusammen geplant hatten.

Ich schmeckte Blut und ließ meine Lippe wieder frei. Vielleicht sollte ich ihm einfach schreiben. Ihm eine Sprachnachricht zuschicken, wie ich es früher so oft getan hatte. Einen Schritt auf ihn zugehen.

Ein Klopfen an meiner Tür riss mich völlig aus meinen Gedanken. Überrascht drehte ich mich um und rief: »Moment!« Dann schloss ich den Nachrichtenverlauf und warf das Handy aufs Bett. Vielleicht war es besser so. Für den Moment auf jeden Fall.

Als ich endlich die Tür aufzog, stand Lio vor mir. Er schmunzelte. »Was machst du gerade, Alica?«

»Nichts.« Ich zog an meinem Shirt, um es etwas zu richten. Wie konnte man eigentlich noch so stylisch aussehen, wenn man nur eine graue Jogginghose trug? Wahrscheinlich lag es an dem Zusammenspiel von feinen Tattoos und Schmuck, den er immer trug. Heute waren es nur schwarze Ohrpiercings und ein einziger Ring an seinem linken Ringfinger, aber es gab trotzdem ein rundes Bild ab.

»Hast du kurz Zeit?«, wollte er wissen. So breit, wie er grinste, bekam er fast noch ein zweites Paar Grübchen.

Meine Augenbrauen wanderten zusammen. »Wofür?«

»Keine Fragen stellen, einfach ein wenig Abenteuerlust zeigen.«

Kurz starrte ich ihn an, spürte dann aber, dass sich ein Lächeln auf meine Lippen schleichen wollte. »Muss ich mich für das Abenteuer umziehen?«

Nachdenklich machte er einen Schritt zurück und betrachtete mich von oben bis unten. Dann schüttelte er den Kopf. »Nein, du siehst perfekt für das Abenteuer aus. Aber zieh dir vielleicht eine Strickjacke an, es ist frisch draußen.«

Draußen? Was hatte er denn vor?

Ich beschloss, mich einfach darauf einzulassen, und schlüpfte zurück in mein Zimmer, um Turnschuhe und eine dünne Jacke anzuziehen.

Lio blieb im Türrahmen stehen und sah sich in meinem Zimmer um. »Du stehst eher auf den minimalistischen Stil, was?«

»Ich hatte noch keine Zeit, mich wohnlich einzurichten.«

»Gib Bescheid, wenn du Hilfe brauchst. Man sagt mir einen ausgezeichneten Geschmack nach.«

Ich schnaubte belustigt. Ja, das konnte ich mir tatsächlich vorstellen, so gut, wie er immer angezogen war. »Ich komme vielleicht darauf zurück, danke.«

Er machte einen Schritt zur Seite, damit ich auf den Flur treten und die Tür schließen konnte. »Und wohin gehen wir jetzt?«

Lio nickte zum Aufzug. »Überraschung, schon vergessen?«

Von mir aus.

Wir fuhren runter ins Erdgeschoss und verließen das Wohnheim. Schon nach ein paar Metern wurde mir klar, dass wir auf dem Weg zum Sankt Alex waren. Oder zur Schule, je nachdem. Als ich neben ihm den Gehweg entlangspazierte und zu ihm aufsah, wirkte er sehr gut gelaunt. Wie immer, eigentlich. Unwillkürlich musste ich selbst schmunzeln.

»Wie machst du das?«, wollte ich wissen.

»Was meinst du?«

»Du scheinst immer großartig drauf zu sein. Verrate mir dein Geheimnis.«

Er musterte mich eine Weile nachdenklich, bevor wieder dieses freche Grinsen auf seine Lippen trat. »Ich blende eigentlich fast alles um mich herum aus. Was Leute übereinander reden. Was Leute über mich reden. Was sie denken könnten. Wie sie reagieren könnten. Ich hab vor ein paar Jahren beschlossen, dass mich das alles nichts angeht. Seitdem ist das Leben um einiges entspannter.«

Ich presste die Lippen zusammen. Ja, das war auch der Eindruck, den er auf mich machte. Jemand, der sich überhaupt nicht darum scherte, was die Leute von ihm dachten. Ganz schön bewundernswert. Ich stupste ihn neckisch mit der Schulter an. »Ach komm. Jemandem, der sich so gut anzieht, sind die Meinungen der anderen doch nicht komplett egal.«

Er lachte laut auf. »Ich ziehe mich gut an, um mich selbst gut zu fühlen! Aber danke für das Kompliment«, sagte er und drehte einen seiner Ohrringe ein wenig zwischen den Fingern. Wir waren gerade auf den Platz vor dem Alex getreten, als er doch mit den Schultern zuckte. »Aber vielleicht hast du tatsächlich ein bisschen recht. Ganz egal ist es mir wahrscheinlich nicht.«

Schon wieder. Er gab zu, dass ich recht hatte. Einfach so, als würde es ihm gar nichts ausmachen. Wieso überraschte mich das so sehr? Ich schluckte, bevor ich zum Alex nickte. »Und was machen wir jetzt hier?«

Wieder wanderten seine Mundwinkel nach oben. »Abenteuer, Alica.«

Mir blieb also nichts anderes übrig, als ihm zu folgen. Diesmal steuerten wir nicht auf die rechte Seite des verglasten Krankenhauses zu, hinter der sich die Schule befand, sondern auf die andere. In meinem Kopf wollten sich keine logischen Erklärungen dafür finden, warum wir hier um das Gebäude schlichen. Was hatte Lio nur vor?

»Es ist kurz nach neun«, sagte er. »Die Raucherpause ist fast vorbei.«

»Raucherpause?« Ich runzelte die Stirn. »Du rauchst?« Das passte nicht in mein Bild von ihm.

Er sah mich über seine Schulter hinweg geheimnisvoll an. »ICH ganz sicher nicht. Ich finde das schrecklich. Aber …« Bevor wir ganz um das Krankenhaus herum sind, bedeutete er mir, stehen zu bleiben. Wie zwei Schwerverbrecher drängten wir uns an die Hausecke des Gebäudes. Hätte Flora234 mich so gesehen, hätte das ihren Verdacht bezüglich der Designerteile wahrscheinlich bestätigt.

»Was machen wir?« Ich flüsterte, obwohl ich gar keine Ahnung hatte, warum überhaupt. Das hier war absurd. Aber irgendwie kribbelte mein Bauch trotzdem vor Aufregung, weil es sich so … verboten anfühlte.

»Da«, sagte Lio nur und spähte um die Ecke. »Am Raucherpavillon?«

Ich schielte an ihm vorbei zu dem kleinen, halb offenen Glaskasten, der hinter dem Parkplatz des Sankt Alex lag. Er war voller rauchender Pflegekräfte in ihren Kasacks. Eine dichte Rauchwolke stieg über ihnen in die Luft.

»Die Raucher der Onkologie sammeln sich hier immer kurz nach der Visite«, erklärte Lio.

Ich prustete leise. »Seltsam, oder? Arbeiten auf der Onkologie, aber rauchen trotzde…« Ich geriet ins Stocken. Mein Herz machte einen so hohen Sprung wie noch nie, und ich spürte, wie mein Mund trocken wurde.

Denn gerade waren zwei junge Männer aus der Rauchermenge getreten. Beide in blauen Kasacks. Einer war klein, brünett und redete auf den anderen ein, während er sich über den Kinnbart strich wie ein alter, weiser Lehrer. Der andere war groß. Er hatte braun gebrannte Haut, blonde Haare, und obwohl ich es aus der Entfernung nicht sehen konnte, wusste ich, dass seine Augen blau waren. Klug und freundlich und liebevoll. Ich wusste, dass seine Stimme samtig war wie ein Streicheln auf der Haut, obwohl ich sie von hier nicht hören konnte.

»Felix Hermann, sechsundzwanzig Jahre alt, arbeitet auf der Erwachsenenstation in der Onkologie. Ist noch gar nicht so lange im Haus, aber wohl schon ein sehr geschätzter Kollege.« Lio stützte sich auf meiner Schulter ab, während er mir die Informationen zuraunte. »Das ist er doch, oder?«

»Ja«, hauchte ich.

Das war er. Felix, der Pfleger, der mich in der Nacht vom Unfall meiner Schwester beruhigt hatte. Der, an den ich seitdem beinahe jeden Tag gedacht hatte.

»Großartig.« Lio klopfte mir auf die Schulter. »Dann gehst du jetzt da rüber und sprichst mit ihm.«

»Was?« Entsetzt machte ich einen Schritt von ihm weg. »Auf keinen Fall!«

»Warum nicht?« Lio schien ehrlich verwirrt über meinen Unwillen. Er nickte zu den beiden Männern, die sich schon auf den

Weg zum Hintereingang machten. »Die Chance ist gleich vorbei.«

»Doch nicht so, wie ich aussehe!«, stieß ich eine Oktave zu hoch hervor. Wie so ein verliebter Teenager. Ich fand mich selbst peinlich, aber ich konnte auch nicht aus meiner Haut. Ich hatte fast ein ganzes Jahr auf diesen Moment gewartet, und jetzt war es mir plötzlich zu viel.

»Sei nicht albern, Alica. Du bist wunderschön.«

Es war, als hätte mir jemand einen Elektroschock verpasst. Mein Herz machte noch einen Sprung, bevor es schneller weiterraste als zuvor. Ich starrte Lio an, der sich schon wieder abgewandt hatte und erneut um die Ecke schielte.

Die Gedanken in meinem Kopf waren plötzlich noch wirrer als zuvor, und mein Herz drohte mir beinahe aus der Brust zu springen. Was war da los? Warum brachten mich diese Worte nur so durcheinander?

Vielleicht, weil das noch nie jemand zu mir gesagt hatte … Wunderschön. Gab es wirklich Menschen, die dieses Wort benutzten? Einfach so, ohne sich zu viele Gedanken darüber zu machen?

»Jetzt ist er drin.« Lio seufzte und machte einen Schritt zurück. Als er den Arm hob und sich durch die dichten schwarzen Haare fuhr, wurden mir plötzlich ganz viele kleine Details bewusst, als würde ich ihn durch eine Lupe betrachten. Wie sich seine Armmuskeln bei der Bewegung anspannten. Wie seine Mundwinkel sich ein wenig kräuselten. Wie sanft und ruhig und entspannt er sich bewegte. Und dann dieses Funkeln in den Augen, als er sich wieder zu mir umdrehte.

Was sollte das? Was war plötzlich mit mir los? Ich hatte über ein Jahr auf diesen Moment gewartet, hatte darauf gewartet, Felix wiederzusehen, und jetzt stand ich hier und starrte stattdessen Lio an? Dachte mit klopfendem Herzen darüber nach, dass er mich als wunderschön bezeichnet hatte?

Lio zuckte mit den Schultern. Er schien von meinem plötzlichen Gedankenwirrwarr zum Glück absolut nichts mitzubekommen. »Aber zumindest weißt du jetzt, wo du ihn findest. Und du weißt, was ich für einen großartigen Detektiv abgebe.«

»Ja.« Ich lachte eine Spur nervös und legte eine Hand auf meine Brust, um meine Atmung zu beruhigen. »Das war echt … unerwartet.«

Lio zwinkerte mir zu, bevor er sich an die Häuserwand lehnte. Beinahe unmerklich kam er mir dabei ein Stück näher, und ich konnte wieder sein herbes Parfüm riechen. »Er und seine Kollegen sind oft hier um die Uhrzeit zum Rauchen, wenn er Frühdienst hat. Falls du mal in deinen besten Klamotten hier zufällig vorbeijoggen willst.«

Ja. Richtig. Lio hatte Felix gefunden, wie er versprochen hatte. Und nicht nur das … Er hatte mir eine Möglichkeit gegeben, mit ihm in Kontakt zu treten. Ich war meinem Ziel so nah, dass ich es beinahe auf meiner Zunge schmecken konnte. Felix. Der Mann, den ich ein ganzes Jahr lang nicht vergessen konnte, war tatsächlich hier. Und dieses Wissen verdrängte Lios Worte fast vollständig aus meinem Kopf.

Ich atmete tief durch, als mich ein Kribbeln flutete. »Danke. Ich schulde dir was.«

Lio winkte ab und rieb sich über den Nacken. Er wirkte beinahe ein wenig verlegen. »Unsinn. So was tut man für seine Freunde, oder nicht?«

Freunde, richtig. Wir waren Freunde. Mitbewohner. Und er hatte mir einen riesigen Gefallen getan. »Doch«, sagte ich. »Ich gebe dir ein Essen aus oder so etwas.«

»Oh.« In Lios schwarzen Augen tanzte sofort wieder Leben. Er klopfte sich auf den flachen Bauch. »Dazu sage ich nicht Nein. Ein Essen, dann.« Er machte einen Schritt auf mich zu und beugte sich zu mir herunter.

Ich musste mich zwingen, keinen Schritt zurück zu machen, weil das keine Bedeutung hatte. Nichts davon. Was er gesagt hatte, was er für mich getan hatte, und auch nicht dieses Prickeln in meinem Nacken, als er so nah vor mir wieder zu lächeln begann.

»Dann lass uns mal zurück zum Wohnheim gehen«, sagte er.

Ich nickte etwas steif und folgte ihm zurück.

Mein Herz klopfte noch immer wie verrückt in meiner Brust. Aber diesmal wusste ich nicht, was genau die Ursache war.

Kapitel 12

LIO

»Was treibst du denn?« Emmi schielte hinter einem der Supermarktregale hervor und deutete auf ihre Armbanduhr. »Wir haben keine Zeit, um ewig rumzubummeln, wenn wir rechtzeitig mit dem Abendessen fertig werden wollen.«

Ich eiste mich endlich von dem Ständer mit den Taschenbüchern los, aber nicht, ohne mir einen der runtergesetzten Horrorschinken unter den Arm zu klemmen. »Was heißt denn bitte rechtzeitig?«, fragte ich dann mit hochgezogenen Augenbrauen, während ich meiner Schwester durch die Gänge hinterhertrabte.

»Ich möchte gern um acht Uhr mit dem Essen durch sein, damit ich mir die neuen Anatomie-Sachen von heute noch mal angucken kann«, sagte sie mit kühler Gelassenheit in der Stimme, während sie sich auf den Einkaufswagen lehnte und ein paar der Sachen herumschob, von denen die meisten einen »Reduziert«-Aufkleber hatten. Eine alte Gewohnheit, die wir uns beide nicht hatten austreiben können. Oft war das aber tatsächlich gar nicht so schlecht.

Grinsend stupste ich sie mit der Hüfte an, als ich an ihr vorbeiging und eine Packung Cornflakes in den Wagen warf.

Sie sah auf. »In der Gruppe brauchen wir immer ewig. Also müssen wir in etwa einer halben Stunde mit dem Kochen anfangen, damit es meinen Zeitplan nicht durcheinanderbringt.«

»Soll ich deinen Physiotherapeuten anrufen?«, sagte ich und übernahm den Einkaufswagen. »Denn du musst dich definitiv mal wieder ein bisschen lockerer machen, Schwesterherz.«

Emmi winkte ab und suchte die Regale ab. Ich stützte mich auf den Wagen, um ihr zu folgen, aber meine Gedanken machten sich schon wieder selbstständig. Genau wie eben, als ich eigentlich nur irgendeines der Bücher aus dem Ständer hatte ziehen wollen, ohne zu viel darüber nachzudenken. Die Schinken, die sie hier im Supermarkt verkauften, waren meistens eh nicht so gut, deshalb nahm ich immer irgendetwas mit, ohne den Klappentext zu lesen.

Aber dann hatte ich dagestanden, das Cover eines dieser Groschenromane angestarrt und darüber nachgedacht, dass dieser Felix Hermann echt gut ausgesehen hatte. Wie ein Surferboy irgendwie. Nicht unbedingt mein Typ. Aber objektiv gesehen ein hübscher Kerl, der Alica offensichtlich ganz schön den Kopf verdreht hatte. Vorgestern, als wir vom Alex zurück zum Wohnheim gelaufen waren, und auch gestern hatte sie kaum etwas gesagt. Und heute in der Schule hatte sie öfter abwesend in die Luft gestarrt. Und an Felix gedacht.

Das war offensichtlich. Und es war wirklich bedauerlich.

Emmi war anscheinend zufrieden mit ihrem Einkauf, denn sie schob den Wagen auf die Kasse zu und stellte sich hinter einer älteren Dame an. Ich schlurfte ihr hinterher und beobachtete, wie sie wieder die Sachen im Wagen durchging. Ihre Augenbrauen wanderten zusammen. »Du hast zwanzig ungelesene Bücher in deinem Regal«, sagte sie und warf den Roman, den ich mir ausgesucht hatte, zu den anderen Einkäufen aufs Band. Eine blutige Hand zeichnete sich auf einem weißen Cover ab, und im Titel war irgendetwas mit Mörder. Der Klassiker.

»Das sind noch ungefähr zwanzig zu wenig«, gab ich grinsend zurück. Dann stellte ich mich ans Band und half ihr beim Ausräumen.

Sie schüttelte den Kopf. »Und die Cornflakes? Haben wir nicht erst letzte Woche welche gekauft?«

»Sind schon fast wieder alle. Alica inhaliert die ganz schön weg. Es wirkt beinahe, als hätte sie in ihrem Leben noch nie welche gegessen und müsste jetzt alles nachholen.« Ich gluckste und dachte dann unnötigerweise daran, wie wir vorgestern zusammen den Aufzug genommen hatten und sie so eng bei mir gestanden hatte, dass ich ihr Parfüm den restlichen Tag in der Nase gehabt hatte. Und den Anblick ihres Nackens im Kopf, als sie vor dem Spiegel die Haare zur Seite gestrichen und geordnet hatte.

Gott, wie gern ich in diesem Moment mit den Fingern darübergestrichen hätte.

Verdammt, weg mit den Gedanken.

Ich konzentrierte mich wieder auf Emmi, die gerade das Geld aus unserem Einkaufsglas aus dem Portemonnaie fischte und durchzählte. Dabei fiel mir auf, dass ein grüner Schein dazwischen schimmerte. »Wo kommt der denn her?«, fragte ich und deutete auf den Hunderter.

Meine Schwester presste die Lippen zusammen. »Ich weiß von nichts.«

»Schlechte Lügnerin.« Ich grinste. »Sag schon.«

Einen Moment versuchte sie noch, die Wahrheit für sich zu behalten, aber das gelang ihr natürlich nicht. Sie erzählte mir alles. »Ich habe gestern Abend Alica erwischt, wie sie ihn in das Glas gestopft hat«, sagte sie deshalb leise.

Augenblicklich schossen meine Augenbrauen in die Höhe. »Ernsthaft? Einen Hunderter?«

»Schrei noch ein bisschen lauter, wenn du auf dem Heimweg unbedingt ausgeraubt werden willst«, knurrte Emmi.

»Sorry.« Entschuldigend legte ich den Kopf schief. »Aber das ist … eine Menge Geld.« Ich musste wieder an die Designerklamotten in ihrer Waschmaschine denken, die ich seitdem nicht mehr an ihr gesehen hatte. Sie waren ein paar älteren Klamotten gewichen, die ihr natürlich auch wie der ganze Rest unglaublich gut standen. Hatte sie etwa …?

»Vielleicht ist es ihre Einzahlung für einen Monat«, überlegte Emmi laut.

»Dann ist es immer noch eine Menge.«

»Dann vielleicht für zwei oder drei, keine Ahnung.« Sie zuckte mit den Schultern und schob den Wagen weiter.

Hm. Vielleicht. Alica war immer noch ein großes Fragezeichen in meinem Kopf, aber das konnte nicht verhindern, dass es in meinem Bauch ganz warm wurde, wenn ich an sie dachte. An ihre schönen, geschwungenen Lippen, den frechen Ausdruck in ihren Augen, ihre so erfrischend ehrlichen Worte. Sie ließ mich definitiv nicht kalt. Das hatte ich bei unserer ersten Begegnung bei den Waschmaschinen schon bemerkt, und es wurde mit jedem unserer Aufeinandertreffen deutlicher. Und dann war mir vorgestern dieses *wunderschön* über die Lippen gerutscht, und sie hatte die Augen aufgerissen, als hätte sie dieses Wort noch nie gehört. Zumindest nicht an sie gerichtet.

Seitdem war da dieses Brummen in meinem Magen, das sich nicht so richtig legen wollte. Diese leichte, ziehende Sehnsucht danach, ihr näherzukommen.

Ob Emilia wohl wütend sein würde, wenn ich mit ihrer Freundin schlief? Allein bei dem Gedanken, meine Finger über Alicas nackte Haut wandern zu lassen, wurde mir ganz anders.

Emmi sah mich durchdringend an, und kurz hatte ich Angst, dass sie vielleicht meine Gedanken lesen konnte. Aber sie nickte nur in Richtung des Einkaufswagens, und ich schlüpfte schnell an ihr vorbei, um die vom Kassierer eingescannten Sachen abwechselnd in den mitgebrachten Beutel und den schwarzen Rucksack von Emmi zu räumen. Das lenkte mich allerdings nicht sonderlich lange von den Gedanken ab, dass ich in diesem Fall wahrscheinlich den Kürzeren ziehen würde.

Sobald Alica über ihren Schatten sprang und Felix ansprach, wäre es wahrscheinlich ziemlich schnell um ihn geschehen. Warum sollte es auch nicht? Sie war wunderschön, und das war die Wahrheit. Aber es war nicht nur ihr hübsches Gesicht, sondern auch dieses Herausfordernde, das sie an sich hatte. Ich war mir sicher, dass sie sich von niemandem etwas sagen ließ. Leider weckte das in mir direkt das Verlangen, mich von ihr herumkommandieren zu lassen. Im Bett.

Ob sie mir wohl eine Nacht schenken würde, bevor sie sich Felix schnappte?

»Schieb schon«, sagte Emmi lachend, und erst jetzt merkte ich, dass sie schon längst bezahlt hatte und die Leute in der Schlange hinter uns schon böse Blicke in unsere Richtung warfen. »Wo bist du denn mit deinen Gedanken, Lio?«

Ich legte den Kopf schief, während ich den Wagen an seinen Platz zurückschob. »Sag mal, du und Alica, ihr versteht euch echt gut, was?«, wollte ich unschuldig wissen.

Zu abrupter Themenwechsel, ganz eindeutig. Denn schlagartig war jede Belustigung aus Emmis Gesicht verschwunden.

»Nein«, sagte sie, und ich wusste sofort, dass es nicht die Antwort auf meine Frage war. Als ich grinste, wedelte sie nur mit einer Hand vor meinen Augen herum. »Vergiss es, Lio. Denn ja, ich verstehe mich sehr gut mit ihr. Sie ist toll. Ich mag sie gern. Also NEIN.«

Mit der Reaktion hatte ich ehrlich gesagt schon gerechnet. Ich lachte es trotzdem weg, als ich unsere Sachen aus dem Wagen nahm und ihr dann den Rucksack hinhielt, damit sie ihn schultern konnte. »Ich habe nicht ernsthaft darüber nachgedacht«, beschwichtigte ich meine Schwester, auch wenn ich das doch irgendwie hatte.

»Gut.« Sie seufzte tief. »Nichts für ungut. Ich weiß, dass du ihr nicht mit Absicht wehtun würdest. Ich weiß auch, dass du immer ehrlich zu den Menschen um dich herum bist. Aber manche denken eben, dass du deine Meinung noch ändern wirst. Dass du dich mit der Zeit auch noch verlieben wirst. Wenn du das würdest, dann hätte ich kein Problem damit. Wirklich. Du und Alica, ihr würdet gut zusammenpassen, glaube ich.«

Überrascht sah ich sie von der Seite an. »Warum denkst du das?«, fragte ich.

»Na ja.« Sie schlug den Weg zurück zum Wohnheim ein und schien wirklich darüber nachzudenken. Schließlich zuckte sie jedoch mit den Schultern. »Ehrlich gesagt, keine Ahnung. Ihr seid beide wirklich nette Menschen. Und ihr seid beide irgendwie …«

»Schräg?«, half ich ihr auf die Sprünge.

Emmi schnaubte, nickte nach einer Sekunde aber. »Aber du bist absolut beziehungsunfähig«, sagte sie vollkommen unverblümt und nüchtern. »Du denkst sehr kategorisch. Du willst keine Beziehung, und das ist völlig in Ordnung. Jeder Mensch darf sein Leben so führen, wie er möchte, solange er damit niemandem wehtut. Und das ist nicht ganz ausgeschlossen, wenn man zusammenwohnt – und sich eine der Personen dann verliebt.«

Irgendetwas in meinem Magen zog sich zusammen. Sie hatte recht. Natürlich hatte sie das, sie war meine überintelligente Schwester, die immer alles wusste. Und ich wusste selbst, dass ich in der Vergangenheit ein paar Herzen gebrochen hatte. Obwohl ich immer offen und ehrlich gewesen war mit meinen Absichten. Und obwohl ich niemals jemandem wehtun wollte. Manchmal passierte es trotzdem. Es tat mir leid, dass es so war. Denn ich wollte meinen Spaß, wollte frei und unabhängig sein. Aber verletzen wollte ich damit niemanden. Das war es, wo der Spaß aufhörte.

Emmi zwickte mich in die Seite, und als ich mich ihr zuwandte, lächelte sie breit. »Du bist ein guter Kerl, Lio.«

»Danke für die Erinnerung«, gab ich schmunzelnd zurück. »Ist manchmal gar nicht so schlecht, das zu hören.«

»Das solltest du eigentlich nicht brauchen. Denk an das, was du in der Vergangenheit alles für mich getan hast. Das allein ist schon ein Indiz dafür, dass du eigentlich zu gut für diese Welt bist. Du bist nur manchmal ein wenig ungeschickt, was die Herzen von Frauen angeht. Und von Männern.«

Normalerweise hätte ich ihre Worte einfach weggelacht. Aber bei ihren Worten, ihrer Anspielung auf die Vergangenheit, war ein riesiger Stein in meinen Magen geplumpst. Er machte mir plötzlich das Weitergehen schwer und verdrängte alle anderen Gedanken.

»Ich gelobe Besserung«, brachte ich betont heiter hervor. Jetzt war ich derjenige, der über seine Gefühle log. Auch noch gegenüber einer Person, die mich besser kannte als jeder andere. »Wenn es in meiner Macht steht«, schob ich aber noch hinterher, um mir ein wenig Spielraum zu lassen. Meine Schwester zu enttäuschen, war das Letzte, was ich wollte.

Emmi schüttelte amüsiert den Kopf. »Ich weiß, Lio.«

Als wir das Wohnheim betraten, fiel es mir schwer, wieder zu der Leichtigkeit von vorhin zurückzukehren. Die Lockerheit, die sonst von selbst kam, weil sie ein so großer Teil meiner Persönlichkeit geworden war. Aber manche Erinnerungen wogen immer noch so schwer, dass es mir die Luft zum Atmen nahm. Um davon abzulenken, fragte ich: »Was meinst du eigentlich damit, dass ich kategorisch denke?«

Meine Schwester sah mich offen an. »Du denkst von Menschen, mit denen du abhängst, entweder als Freunde oder als potenzielle Bettpartner. Du willst mit jedem entweder schlafen oder befreundet sein. Beides zusammen geht nicht.«

»Beides zusammen wie in … einer Freundschaft Plus?«

»Einer Beziehung, Lio.« Sie lachte.

Oh. Klar. Das. Ich lächelte, aber ich spürte selbst, dass es mir nicht so ganz gelang. Vielleicht, weil mich das wirklich zum Nachdenken brachte. Vielleicht, weil mir die Gedanken von eben noch immer im Kopf herumwirbelten. Die Gedanken an diese schlimme Zeit, die gerade wieder präsent wurden.

Emmi merkte das natürlich. Sobald die Aufzugtüren hinter uns zugingen, machte sie einen Schritt auf mich zu und breitete die Arme aus. Ich zögerte nur eine Sekunde, bevor ich sie an meine Brust zog und festhielt. Nur festhielt. Und diese kleine, winzige Angst in mir zuließ. Nur für einen Moment.

»Es ist alles gut«, sagte Emmi, und es klang wie ein Mantra. Aber es half mir, zurück in die Realität zu kommen. Zurück in das Hier und Jetzt.

Als sie sich von mir löste, konnte ich schon wieder grinsen. »Du bist heute aber kuschlig«, neckte ich sie.

Emmi verdrehte nur die Augen und stieg aus dem Aufzug. Kaum hatten wir die Tür zu unserem Flur geöffnet, kamen uns auch schon Filina und Alica entgegen, um mit den Einkäufen zu helfen. Wahrscheinlich hatten sie uns aus dem Fenster gesehen.

Als ich Alica die Cornflakes in die Hand drückte, strahlte sie mich fröhlich an. »Gott sei Dank, ich hatte schon Angst, dass ich morgen keine fürs Frühstück hab!« Sie grinste breit, und mein Magen grummelte.

Nein, rief ich ihn zur Ordnung. *Alica ist tabu.* Und das nicht nur, weil Emmi recht hat. Es ist deiner Schwester außerdem sehr wichtig. Und es gibt nichts Wichtigeres als sie.

Also stupste ich Alica nur mit der Schulter an und ging dann an ihr vorbei. Ohne mich zu lange aufzuhalten. Ohne zu tief in ihre Augen zu schauen oder ihren Nacken anzustarren, der mich schon wieder um den Verstand brachte.

Aber ich würde standhaft bleiben. Um ihretwillen und meinetwillen und Emmis willen.

Ich würde nicht mit Alica schlafen.

Kapitel 13

ALICA

Ich hatte nicht gewusst, dass es im Erdgeschoss des Krankenhauses kleine Vorlesungssäle gab, bis ich einen davon am Mittwoch das erste Mal betrat und über die nach oben gerichteten Sitzreihen staunte.

»Hier werden auch die Vorlesungen für das Medizinstudium gehalten«, sagte Emilia neben mir. Ihre Stimme klang aufgeregt, aber als ich mich zu ihr umdrehte, war ihr Blick beinahe leer. Sie versuchte offensichtlich, über ihre unbändige Freude hinwegzutäuschen. »Wir sollten so weit wie möglich vorne sitzen.«

Als sie die erste Reihe ansteuerte, hielt ich sie schnell am Arm fest. »Moment. Zweite Reihe, mindestens.«

»Warum?« Überrascht sah sie mich über ihre Schulter an.

Ja, warum eigentlich? Aus irgendeinem Grund verband ich die erste Reihe im Unterricht mit einem Tabu. Vielleicht, weil ich an meine eigene Schulzeit dachte. Daran, dass alle hinter mir immer über mich geflüstert hatten. In meinem Rücken, wo ich sie nicht sehen, aber hören konnte. Wo ich nichts im Blick, nichts unter Kontrolle hatte. Eine Gänsehaut kribbelte über meinen Nacken, und ungewollt verstärkte ich den Griff um Emilias Arm.

»Zu nah am Professor dran«, brachte ich mit einem Grinsen heraus. »Der merkt, wenn wir tratschen.«

»Das Pult ist fünf Meter von der ersten Reihe entfernt. Außerdem werden wir im Unterricht nicht tratschen«, gab sie empört zurück.

Natürlich, das war kein gutes Argument für sie, das hätte ich wissen müssen.

Emilia setzte sich mit einem kleinen Schnauben wieder in Bewegung, und ich biss mir auf die Unterlippe. Vielleicht war das der Moment, in dem ich mich diesem irrationalen, schlechten Gefühl einfach stellen musste. Das hier war schließlich nicht mehr meine Schulzeit. Und das hier waren auch nicht mehr die Menschen, die über mich gelästert hatten. Das waren irgendwie … meine Freunde.

Ich hob den Kopf und straffte die Schultern, wappnete mich für alles, was da kommen würde. Genau in diesem Moment ging Emilia an der ersten Reihe vorbei und setzte sich auf einen der äußeren Plätze in die zweite Reihe. Sie legte ihre Unterlagen ab, bevor sie aufsah. Ein Lächeln zupfte an ihren Mundwinkeln, und ich spürte Wärme meinen Magen fluten.

»Danke«, murmelte ich, als ich mich auf ihre rechte Seite setzte.

Sofort wurde Emilias Blick ein wenig strenger. »Ich werde trotzdem nicht mit dir tratschen, ich will die Vorlesungen hören.«

»Klar.« Ich stützte das Gesicht auf die Hand und konnte gar nicht mehr aufhören zu grinsen.

Filina und Marlon nahmen die Reihe hinter uns, der Rest unserer Klasse verteilte sich innerhalb des Vorlesungssaals. Doro und Vanessa waren wie immer im Doppelgespann unterwegs und setzten sich relativ weit nach hinten, Mona hatte mit Luise und Julian drei Reihen hinter uns eine Diskussion angefangen. Nur Dennis war mutig genug, sich in die erste Reihe zu setzen. Noch dazu allein. Wir hatten noch nicht viel miteinander gesprochen, weil er immer etwas zurückhaltend war. Aber trotz seiner schüchternen und überhöflichen Art hatte ich das Gefühl, dass hinter seiner gut gekleideten Fassade ein bisschen mehr steckte, als er zeigte. Auch jetzt schenkte er uns ein freundliches Lächeln, ehe sein Blick zu Marlon glitt, der breit grinste. Ich bildete mir ein, dass die beiden sich vielleicht eine Sekunde zu lang ansahen, und als Dennis sich wieder nach vorn umwandte, drehte ich mich kurz um. Marlon war eine Spur rosa geworden, und er grinste immer noch. Als ich den Daumen hochreckte, lachte er leise.

Kurz vor Unterrichtsbeginn betrat der Dozent den Raum, und hinter ihm schlüpfte gerade noch rechtzeitig auch Lio herein. Dafür, dass er beinahe zu spät gekommen wäre, kam er ziemlich entspannt zu uns, die Hände wieder einmal in den Hosentaschen versunken und ein freches Funkeln in den Augen.

Ohne dass ich es eigentlich wollte, zuckten meine Mundwinkel nach oben. Dabei hatte ich seit dem Wochenende das Gefühl, dass es irgendwie komisch zwischen uns war. Wir unterhielten uns zwar normal, wenn wir uns trafen, aber irgendwie war es, als würde er mir aus dem Weg gehen. Dass mir das schon auffiel, obwohl er eigentlich sowieso eher ein Rumtreiber war, war schon seltsam. Aber es war auch schon der dritte Morgen, an dem er nicht mit uns zur Schule gegangen war, sondern erst später in den Raum geschlüpft kam und dann so tat, als wäre das nichts Ungewöhnliches.

Unwillkürlich fragte ich mich, ob es an unserer Unterhaltung lag. Daran, dass er mich wunderschön genannt hatte. Vielleicht bereute er es, ein so bedeutungsschweres Wort benutzt zu haben, und nun war es ihm unangenehm. Für mich war dieses Wort zumindest irgendwie … besonders. Selbst jetzt, als ich an diesen Moment zurückdachte, kribbelte es in meinem Bauch.

Dabei wirkte Lio eigentlich nicht so, als würde er sich groß etwas aus so was machen.

»Wo warst du?«, flüsterte Emilia vorwurfsvoll, als er sich auf ihrer anderen Seite auf den Stuhl fallen ließ, obwohl der Unterricht offiziell noch nicht begonnen hatte. Der Dozent, ein großer Mann mit ausladendem Bauch und einer nur noch halb sitzenden grau-schwarzen Haarpracht, war gerade erst dabei, seine Unterlagen aus der altmodischen Tasche auf dem Podest zu verteilen.

Lio zuckte nur mit den Schultern. »Hab verpennt.«

»Ich habe viermal an deine Tür geklopft.« Emilia seufzte tief. »Warst du wieder feiern? Unter der Woche?«

»Ich habe mich nur mit Freunden getroffen. Nichts Wildes. Ich war kurz nach Mitternacht zu Hause.« Lio stockte ein wenig, dann presste er eine Faust gegen seine Lippen, wie um sich ein Lachen zu verkneifen. »Wieso klingt das, als würde ich mich vor Ma rechtfertigen? Ich dachte eigentlich, ich wäre vor zwei Jahren ausgezogen.«

Emilia kniff ihm in die Seite, und er kicherte in seine Faust.

Ich merkte erst, dass ich die beiden angestarrt hatte, als Lio den Blick hob und mich dabei erwischte. Meine Lippen verzogen sich zu einem Lächeln, das er kurz erwiderte. Dann wandte er sich aber gleich wieder ab und blätterte in dem Buch, das Emilia auf den Tisch gelegt hatte. Als wäre es wahnsinnig spannend. Oder als würde er mich nicht einmal mehr ansehen können.

Hilfe, was war nur los mit ihm? Es wollte mir einfach nicht in den Kopf.

»Guten Morgen.« Die dröhnende Stimme brachte uns alle dazu, uns nach vorn zu drehen. Der Dozent verschränkte die Arme in seinem Rücken und lächelte verhalten. Seine Augenbrauen waren dicht und buschig und machten, immer wenn er sich bewegte, einen lustigen Hüpfer. Dadurch wirkte er direkt ein bisschen weniger streng. »Mein Name ist Professor Doktor Ullrich Schober. Ich bin der Oberarzt der Erwachsenenonkologie hier im Sankt Alexander und außerdem Professor für Onkologie und Palliativmedizin für Studierende der Humanmedizin. Ersteres bin ich noch bis nächstes Jahr, wenn ich von der Stationsarbeit in Rente gehe – Letzteres mache ich so lange, bis meine arthritischen Knie mich nicht mehr vor dem Pult halten können.«

Sein Lachen war noch dröhnender als seine Stimme, und es war so ansteckend, dass ein paar meiner Mitschüler mit einstimmten. So auch ich. Ich ließ einen amüsierten Ton hören, bevor ich mein Gesicht wieder auf die Hand stützte und ihm zuhörte. Die kurze Auflockerung hatte dafür gesorgt, dass alle ihm direkt an den Lippen hingen. Aber möglicherweise war es auch das Thema, das uns so einnahm. Ich war sicher, dass man die Klassifizierung von verschiedenen Tumoren auch als langweilige Unterrichtsstunde halten konnte. Aber Dr. Schober erzählte nicht nur trockene Theorie, sondern berichtete auch von verschiedenen Fällen in seiner Laufbahn und zeigte uns Bilder und Videomaterial, die eine Mischung aus Faszination und Schrecken in mir auslösten. Dass Krebserkrankungen schlimm waren, war mir schon von vornherein klar gewesen, aber wie schlimm sie tatsächlich waren, wurde mir erst jetzt bewusst. Gleichzeitig sprach er mit so viel Inbrunst und Leidenschaft von der Arbeit in der Onkologie, dass es in mir den Wunsch weckte, etwas für die Patienten zu tun.

So überzeugte man Menschen von dieser Arbeit.

Irgendwann während einer stillen Arbeitsphase spürte ich, wie jemand an dem hohen Zopf zog, den ich mir am Morgen geflochten hatte.

Als ich mich umdrehte, grinste Marlon mich an. Er hatte seinen Kopf auf die Arme gelegt und sagte leise: »Jetzt, wo wir im Sankt Alex unterrichtet werden, ist das doch deine Chance, mal durch die Gänge zu streifen und nach einem bestimmten, hübschen Pfleger Ausschau zu halten, oder?«

Ich wusste sofort, wen er meinte, und Hitze schoss mir in die Wangen. Bereits am Sonntag hatte ich den anderen davon erzählt, dass Lio Felix gefunden hatte, und gerade bereute ich es wieder ein wenig. Denn auf der Stelle waren alle Augen, außer die von Emilia, auf mich gerichtet.

Filinas Blick zuckte kurz nach vorn zum Dozenten, bevor sie sich wieder an mich wandte: »Hast du denn mittlerweile mal mit ihm gesprochen?«

Meine Schultern sackten etwas ein, als ich den Kopf schüttelte. »Noch nicht.«

»Was?« Lio lehnte sich zurück und starrte mich an der nach vorn gebeugten Emilia vorbei überrascht an. »Wieso nicht? Ich habe doch nicht die Strapazen meiner FBI-Suche auf mich genommen, nur damit du den Schwanz einziehst!«

Filina schien auch verwirrt. Sie rutschte noch etwas weiter

nach vorne und musterte mich fragend. »Aber du bist doch in den Pausen vom Unterricht öfter mal rübergegangen. Ich dachte, dass ihr längst miteinander gesprochen habt.«

Ich presste etwas beschämt die Lippen zusammen. »Das war auch mein Plan. Eigentlich. Aber ... ich habe mich noch nicht getraut, ihn anzusprechen.« Tatsächlich hatte ich mich sowohl am Montag wie auch am Dienstag besonders hübsch gemacht und war in den Unterrichtspausen am Hintereingang des Alex vorbeigeschlendert. Ich hatte ihn auch jedes Mal gesehen, wie er dort mit seinen Kollegen gestanden und geraucht hatte. Sich mit ihnen unterhalten und gelacht hatte. Seine Stimme hatte mir selbst auf die Entfernung ein sanftes Kribbeln im Nacken beschert.

Aber er hatte nicht ein einziges Mal zu mir gesehen, wenn ich vorbeigegangen war. Nicht ein einziges Mal kurz aufgesehen, so vertieft war er in seine Gespräche gewesen. Und ich hatte einfach nicht den Mut gefunden, ihn anzusprechen. Vor den ganzen anderen Menschen schon gar nicht – aber ich hatte es nicht einmal geschafft, ihn anzulächeln. Oder seinen Blick zu suchen. Und ich war selbst enttäuscht von mir. Ein ganzes Jahr Warten, und jetzt brachte ich es doch nicht über mich.

»Hört auf«, brummte Emilia. Sie war immer noch auf Aufgaben konzentriert, die der Dozent uns gegeben hatte, und ich dachte erst, dass wir ihr zu laut waren. Aber nach ein paar Sekunden wandte sie sich um und sah erst Filina und Marlon und dann ihren Bruder streng an. »Könntet ihr einfach so zu einem Typen laufen, dem ihr seit einem Jahr hinterherschwärmt? Und dann auch noch, wenn er nicht einmal allein ist?«

Die beiden hinter uns zogen den Kopf ein. »Nein«, murmelten sie beinahe gleichzeitig.

Lio legte den Kopf schief, und als Emilia ihn gegen die Schulter boxte, lachte er leise. »Vielleicht, aber ich bin da auch ein bisschen anders«, gab er schließlich zu und sah mich entschuldigend an. »Dein Tempo ist okay.«

Ich warf Emilia ein dankbares Lächeln zu und verschränkte dann die Arme vor der Brust. »Ich WILL ihn ja ansprechen. Ihm danken und …«

»Und ein Date?«, half Marlon mir auf die Sprünge.

Wieder schoss Hitze in meine Wangen. »Vielleicht«, gab ich zu.

In Lios Augen leuchtete etwas auf. Er wandte sich wieder nach vorn um und murmelte: »Dann müssen wir es eben schaffen, dass ihr euch allein trefft.«

Gar nicht so leicht. Aber an dem Zucken seiner Mundwinkel konnte ich sehen, dass sich schon ein Plan in seinem Kopf formte.

»Kriegen wir schon hin«, sagte er leise. Seine Stimme klang warm und jagte einen Schauder durch meinen Körper.

Ein wenig machte es mir Sorgen, dass alle plötzlich so involviert in mein noch nicht vorhandenes Liebesleben waren. Aber gleichzeitig war es auch ein seltsam schönes Gefühl, dass sich jemand so für mein Leben interessierte und ich darüber sprechen konnte, was mich bewegte. Nicht einmal mit Viktoria hatte ich mich in den letzten Jahren so eng gefühlt.

Emilia rief uns mit einem Räuspern zur Ordnung, und ich versuchte, mich wieder auf den Unterricht zu konzentrieren. Es fiel mir um einiges schwerer als noch zuvor, weil mein Kopf so abgelenkt und mein Herz so am Pochen war. Der Gedanke, Felix näherzukommen, nahm mich für eine Weile ganz in seinen Bann.

In der Pause bewegte sich die ganze Gruppe nach draußen. Ich wollte gerade ebenfalls den Weg zum Ausgang einschlagen, um in der kühlen Oktoberluft den Kopf ein wenig frei zu bekommen. Aber Lio legte sofort einen Arm um meine Schultern und zog mich sanft mit sich.

»Was wird das?«, fragte ich überrascht. Es fühlte sich merkwürdig an, ihm auf einmal wieder so nahe zu sein, nachdem er mir die letzten Tage aus dem Weg gegangen war.

Er merkte es wohl auch, denn er ließ mich fast im selben Augenblick los und grinste frech. »Dein Tempo ist wirklich in Ordnung«, sagte er leise, obwohl die anderen bereits weitergegangen waren und uns somit nicht hören konnten. »Aber wenn du allein mit ihm sprechen willst, kann ich vielleicht helfen.«

Mein Herz machte einen Satz. »Wie?«

Sein Blick wanderte zu den anderen und dann wieder zurück zu mir. »Indem ich dafür sorge, dass ihr ein paar Minuten allein im Aufzug seid. Wäre das okay?«

War das sein Ernst? Ich fühlte mich ein wenig atemlos bei dem Gedanken – aber auch auf eine gute Art und Weise. Das war es, was ich wollte. Worüber ich schon seit einem Jahr ununterbrochen nachdachte. Und bevor mein Kopf sich ganz entschieden hatte, hatte es mein Körper bereits getan, und ich nickte.

»Gut.« Lio lächelte. Warm und aufmunternd, was seltsamerweise das nervöse Kribbeln wieder zurückbrachte. Er winkte den anderen. »Wir kommen gleich nach.«

Ich spürte Blicke auf mir, drehte mich aber nicht mehr um, sondern folgte Lio zum Mittelteil des Krankenhauses, bis hin zu den Aufzügen. Er sah auf die Uhr, dann auf die Anzeigen über den Fahrstühlen, dann zu mir. »Die Raucherpause ist gleich um.«

Ja, ich wusste, was das bedeutete. Ich hatte Felix in den letzten Tagen schließlich immer wieder gesehen, wie er zur gleichen Zeit kam und zur gleichen Zeit ging. Meistens mit einem Kollegen zusammen, dem Brünetten vom Samstag, oder einer blonden Frau mit unordentlichem Dutt.

»Fahr einfach ganz nach oben. Und drück vorher alle Knöpfe im Aufzug, damit du mehr Zeit hast«, sagte Lio neben mir und riss mich damit aus den Gedanken. Er hatte gerade beide Aufzüge angefordert und schielte nun um die Ecke, in Richtung des Hintereingangs. Ohne mich anzusehen, murmelte er dabei: »Vertrau mir. Und vertrau dir selbst, denn wenn er dich nicht atemberaubend schön und interessant findet, dann hat er offensichtlich nicht alle Tassen im Schrank.«

Er tat es schon wieder. Sagte so etwas Bedeutsames, so etwas Großes, als wäre es nichts. Ich starrte ihn an und versuchte, in seinen Worten zu lesen, die so gar nicht zu seiner unbeteiligten Stimme passten. Machte er sich womöglich lustig über mich? Aber so wirkte er eigentlich nicht.

Ich kam nicht dazu, ihn zu fragen. Denn Lio schnellte herum und funkelte mich an. »Bereit?« Ohne meine Antwort abzuwarten, gab er mir einen leichten Schubs in Richtung Aufzug.

Genau in diesem Moment wurden neben uns Stimmen laut, und dann bogen Felix und seine blonde Kollegin um die Ecke. Mein Atem ging etwas abgehackter, als ich ihn sah. Die Welt drehte sich ein bisschen langsamer. Es war wie vor einem Jahr, nur dass er mich nicht ansah. Er unterhielt sich mit seiner Kollegin, bis Lio plötzlich vor ihnen stand.

»Diana!«, rief er erfreut aus, und die blonde Pflegerin bekam große Augen.

»Lio? Was machst du denn hier? Ist dein FSJ nicht schon längst vorbei?«

»Wusstest du gar nicht, dass ich die Ausbildung mache?«

»Sag bloß!«

Die beiden fingen sofort eine Unterhaltung an, und ich war überrascht, dass es anscheinend wirklich stimmte: Lio kannte nahezu jeden. In dem Moment ging der Aufzug neben mir auf, und ich schlüpfte kurz vor Felix hinein. Er war mir so nah, dass ich einfach die Hand nach ihm hätte ausstrecken können. Stattdessen lehnte ich mich so an die Konsole, dass er nicht sah, dass ich alle Knöpfe auf einmal drückte.

»Kommst du, Diana?« Seine dunkle, süße Stimme jagte mir einen Schauer über den Rücken.

Ich drückte mich an den äußersten Rand des Aufzuges und beobachtete ihn. Wie er dastand, so entspannt, eine Hand in seiner Hosentasche. Er blickte auf sein Handy und dann wieder zu seiner Kollegin, die sich mit strahlenden Augen mit Lio unterhielt. Sehr strahlenden Augen. Auffällig strahlenden Augen.

Sie schien kurz zu überlegen, aber als Lio wie unauffällig eine

Hand auf ihren Arm legte, kicherte sie und sagte: »Fahr schon mal vor.«

Ich musste die Lippen zusammenpressen, damit sie sich nicht kräuselten. Mit Frauen flirten, um mir zu helfen? Netter Schachzug.

Felix seufzte.

Langsam glitten die Aufzugtüren wieder zusammen. Und dann waren wir tatsächlich allein. Mein Herz klopfte so fest von innen gegen meine Rippen, dass ich sicher war, dass er es hören musste. Als wir uns in Bewegung setzten, überlegte ich fieberhaft, wie ich ein Gespräch beginnen sollte, aber bis der Aufzug im zweiten Stock hielt, fiel mir einfach nichts ein.

Glücklicherweise war es Felix, der erneut ein Seufzen ausstieß und sich an die verspiegelte Wand vom Aufzug lehnte. Er hatte wohl die blinkende Konsole gesehen, denn er murmelte: »Jetzt halten wir wohl in jedem Stockwerk, wie es aussieht.«

Ein Ruck ging durch meinen Körper, und ich lachte leise. »Scheint so.« Vorsichtig drehte ich mich zu ihm und betrachtete sein hübsches Seitenprofil. »Ich hoffe, Sie hatten es nicht allzu eilig?«

»Ach, eine verlängerte Frühstückspause ist manchmal gar nicht so schlecht.« Er grinste mich an, und in meinem Bauch stiegen Seifenblasen auf.

Ich erwiderte sein Lächeln und hakte nach: »Wo arbeiten Sie denn?«

»Erwachsenenonkologie«, antwortete er und warf wieder einen Blick auf sein Handy.

In dem Moment wurde mir klar, dass er mich wirklich nicht erkannte. Vielleicht war das sogar besser so. Ich wollte schließlich nicht wie eine verrückte Stalkerin rüberkommen.

»Dann sehen wir uns wahrscheinlich etwas öfter«, rutschte es mir über die Lippen.

Er blickte wieder auf und starrte mich an. »Tatsächlich?«

Ich nickte etwas mechanisch. »Ich habe letzte Woche hier mit der Ausbildung angefangen, und wir werden ab und zu kleine Einsätze auf den Stationen im Haus haben. Also ist es gut möglich.«

»Oh, verstehe.« Sein Lächeln war freundlich. Etwas distanziert, aber freundlich. »Dann viel Erfolg mit der Ausbildung. Mir hat sie wirklich Spaß gemacht.«

»Mir bisher auch«, gab ich etwas verlegen zurück. Ich wusste, dass mir nicht mehr viel Zeit blieb. Also wandte ich mich ihm noch einmal richtig zu. »Gefällt Ihnen die Arbeit auf der Erwachsenenonkologie? Ich überlege noch, welches Gebiet wohl am besten für mich geeignet ist.«

Er steckte das Handy in seine Hosentasche und sah mich neugierig an. »Ja, sehr. Es ist zwar anstrengend und psychisch manchmal nicht ganz so einfach – aber wir haben ein gutes Team, das seit knapp einem Jahr auch wieder gut besetzt ist. Ich kann es also nur empfehlen.«

»Dann hoffe ich, dass mein erster Einsatz dort ist.«

Felix lächelte, als würde er sich ehrlich über mein Interesse freuen. »Man kann sich Einsätze auch wünschen«, sagte er, und als der Aufzug hielt, machte er einen Schritt an mir vorbei. »Legen Sie einfach ein gutes Wort für die Erwachsenenonkologie ein, wenn es Sie wirklich interessiert.«

Alles an mir kribbelte angenehm. »Das mache ich. Ich freue mich, wenn es klappt.«

»Ich mich auch.« Er hob zum Abschied die Hand und verschwand dann auf dem Gang.

Kaum waren die Aufzugtüren wieder geschlossen, lehnte ich mich an die Wand hinter mir und atmete tief durch. Mein Herz raste, aber diesmal vor Glück. Ich hatte endlich wieder mit ihm gesprochen. Ein richtiges Gespräch mit ihm geführt. Jetzt musste ich es nur noch schaffen, dass mein erster Einsatz wirklich auf seiner Station war.

Als der Aufzug sich im Erdgeschoss wieder öffnete, stand Lio schon davor und sah mich abwartend an. Die Kollegin, die er für mich abgelenkt hatte, war offensichtlich in den anderen Aufzug gestiegen, denn sie war nicht mehr zu sehen. Bei Lios gespanntem Gesichtsausdruck brach ich in lautes Lachen aus.

Augenblicklich hoben sich auch seine Mundwinkel. »Sieht aus, als wäre es gut gelaufen«, meinte er.

»Ich denke schon.« Mein Blick wanderte noch einmal zum Aufzug und dann nach oben, wo irgendwo seine Station lag. Ich presste eine Hand auf meine Brust, auch wenn mein Herz sich wieder etwas beruhigt hatte.

Der erste Schritt war gemacht.

Kapitel 14

ALICA

Wir gehen heute essen.« Emilia lehnte sich in den Türrahmen meines Zimmers. »Keiner von uns hat Lust, zu kochen, und wir haben beschlossen, dass wir uns zum Wochenende mal etwas gönnen …« Sie stockte und blickte an mir herunter, auf die dunkle Jogginghose und das zerknitterte T-Shirt. »Hast du etwa geschlafen?«

Ich fuhr mir durch die wirren Haare. »Sieht man das sehr?« Es war Freitag, und der Praxistag, an dem wir gipsen geübt hatten, hatte mich heute seltsam ausgelaugt. Obwohl ich, wenn ich so recht darüber nachdachte, eigentlich schon den ganzen Tag müde gewesen war. Deshalb war ich nach dem Unterricht auch direkt ins Bett gefallen. Und auch jetzt fühlte ich mich nicht sonderlich ausgeruht, obwohl ich offenbar mehrere Stunden geschlafen hatte, wenn es schon Zeit für Abendessen war. Mein Kopf fühlte sich an, als wäre er mit Watte gefüllt.

»Wenn du keine Lust hast, gehen wir zu dritt.« Emilia zuckte mit den Schultern. »Ist nicht schlimm. Aber dann kriegst du heute wahrscheinlich nichts mehr zwischen die Zähne, was keine Cornflakes sind.«

Unwillkürlich musste ich grinsen. »Klingt eigentlich gar nicht so schlecht, aber ich denke, ich schließe mich doch an. Rund um die Uhr Cornflakes ist wahrscheinlich nicht sehr gesund.«

»Sicher nicht.«

»Und warum zu dritt? Wer fehlt?«

Emilia seufzte. »Filina. Sie hat mal wieder ihrer Mutter versprochen, ihr zu helfen. Wahrscheinlich wird sie das ganze Wochenende über ihren Zahlen sitzen, wie immer.« Sie winkte ab.

Das war schade, aber tatsächlich eine andere Antwort, als ich erwartet hatte. Lio war also bei einer Gruppenaktivität dabei. Ich musste zugeben, dass ich mich darüber freute, weil ich ihn die Woche, außer im Unterricht, kaum gesehen hatte. Irgendwie hatte ich immer noch das Gefühl, dass er mir aus dem Weg ging. Nach seiner Hilfsaktion am Mittwoch war er wieder in der Versenkung verschwunden, und wenn wir uns doch einmal begegneten, hielt er immer gebührenden Abstand zu mir. Auffallend großen Abstand. Vielleicht bekam ich ja heute die Gelegenheit, ihn darauf anzusprechen.

»In Ordnung.« Ich nickte und zupfte dann an meinem Schlafshirt. »Aber ich muss mich umziehen.«

Emilia lächelte breit. »Ja, das dachte ich mir schon. Reichen dir zehn Minuten?«

»Mach fünfzehn draus, und wir sind im Geschäft.«

Sie verdrehte amüsiert die Augen. »Fünfzehn. Dann treffen wir uns unten.«

Schmunzelnd schloss ich die Tür wieder und schlurfte zu meinem Kleiderschrank. Ich stand eine ganze Weile davor, bevor ich mich schließlich entschloss, mein Lieblingskleid anzuziehen. Es war vielleicht ein bisschen zu viel für den Anlass, aber ich hatte es so lange nicht getragen, und bald würde es zu kalt dafür sein. Schon als der Stoff nach Ewigkeiten endlich wieder meine Haut berührte, machte mein Herz einen freudigen Hüpfer. Als ich mich im Spiegel ansah, sogar noch mehr. Auch wenn es Erinnerungen heraufbeschwor, die ein wenig wehtaten. Zum Beispiel, wie mein Dad gestrahlt hatte, als er es mir geschenkt und ich es sofort angezogen hatte. Wie ich mich vor ihm gedreht hatte. Sein anerkennendes »Du siehst toll aus, Prinzessin«.

Ich atmete tief durch, passte noch mein Make-up an das Kleid an und drehte mir die Haare zu einem lockeren Dutt nach oben. Als ich mich erneut im Spiegel betrachtete, fühlte ich mich so schön wie lange nicht. Vielleicht sogar *wunderschön*. Ich presste fest die Lippen zusammen, dann schüttelte ich den Gedanken ab und verließ das Zimmer.

Die Reaktionen der anderen waren genau das, was ich mir erhofft hatte. Sie warteten bereits draußen auf dem Gehweg und sahen mir mit großen Augen entgegen.

Ich lief ein wenig langsamer und drehte mich noch vor dem Bordstein lachend einmal um mich selbst. »Wie sehe ich aus?«

»Toll!« Marlon war der Erste, der sich zu Wort meldete. Seine Augen funkelten.

Emilia nickte anerkennend. »Hast du Felix für heute Abend eingeladen?«

»Nein, ich hatte einfach Lust, mich mal wieder für mich selbst hübsch zu machen«, gab ich grinsend zurück. Mein Blick wanderte zu Lio, der noch kein Wort gesagt hatte.

Er sah gerade an mir herab, und als er merkte, dass ich ihn abwartend musterte, lächelte er verschlagen. »Sieht gut aus. Hätte ich mir auch gekauft.«

Na toll. Ich lachte laut auf. »Das hättest du dir wahrscheinlich nicht leisten können«, neckte ich.

»Wahrscheinlich nicht. Aber dann muss ich mir wohl deines leihen.«

»Auf keinen Fall, du leierst es mir nur aus mit deinen breiten Schultern.«

»Hast du gerade gesagt, dass ich breite Schultern habe?« Er hob die Arme und spielte mit seinen Muskeln.

Emilia gab ein Stöhnen von sich und schlug seine Hände runter. »Jetzt hört schon auf. Ich habe Hunger, also los.«

Grinsend wandte Lio sich ab und führte unsere kleine Gruppe zur U-Bahn an. Wir hatten es nicht weit bis zur Haltestelle und schafften es gerade noch so, in die Bahn zu springen, bevor sich die Türen hinter uns schlossen. Während ich mich am Haltegriff festhielt, wanderte mein Blick immer wieder zu Lio rüber, der in einiger Entfernung mit Marlon redete. Dieses kurze Geplänkel eben war wieder wie am Anfang gewesen, und ich hoffte, ihn mir nachher endlich zur Seite nehmen zu können, um darüber zu reden, was offensichtlich wie ein Elefant zwischen uns im Raum stand.

»Wo gehen wir denn eigentlich hin?«

Emilia, die gerade stirnrunzelnd auf ihr Handy gesehen hatte, blickte auf. »Ins *Hana.* Das ist ein Ramen-Restaurant in Friedrichshain. Die anderen drei waren da während ihres FSJ immer essen und haben mich einmal mitgenommen. Ist wirklich großartig.«

Ich runzelte die Stirn. »Was ist ein Ramen-Restaurant?«

»Ein Restaurant, in dem es Ramen gibt.«

»Witzig.« Ich verdrehte die Augen. »Ich meinte: Was ist Ramen?«

Ihre Augen wurden groß. Und nicht nur sie, auch die anderen beiden hatten offensichtlich gehört, was ich da gefragt hatte, und starrten zu uns rüber.

»Du kennst keine Ramen?«, wollte Marlon beinahe eine Spur empört wissen.

Emilia sah ihn kurz böse an, ehe sie erklärte: »Das ist eine traditionelle japanische Nudelsuppe. Schmeckt sehr gut, wirst schon sehen.«

Es kam mir ungewöhnlich vor, dass man in der Gruppe zusammen Suppe essen ging. Aber solange es schmeckte, würde ich mich sicher nicht beschweren. Und solange es mir die Gelegenheit gab, etwas zu klären.

Kurz darauf stiegen wir an der Haltestelle aus. Es war nicht mehr weit zu Fuß, und als wir um eine Häuserecke traten, stach das kleine Gebäude bereits heraus. Mir blieb beinahe der Mund offen stehen, als ich die komplett mit Blumen geschmückte Fassade sah, unter der man kaum noch etwas von dem Putz erkennen konnte. Sie waren höchstwahrscheinlich unecht, aber man merkte es ihnen nicht an. Wie ein riesiges Gesteck mit goldener Beschriftung lag das *Hana* vor uns.

»Beim ersten Mal sind wir wegen der Deko hin«, erklärte Lio

schmunzelnd. »Aber wiedergekommen sind wir wegen der Ramen.«

Er stieß die schmale Glastür auf, und sofort strömten uns die Wärme von drinnen und der Geruch nach herzhaftem Essen entgegen. Obwohl ich bis eben noch gar nicht so viel Hunger gehabt hatte, lief mir jetzt regelrecht das Wasser im Mund zusammen.

Das *Hana* war relativ voll, aber der Kellner fand noch einen Platz, an dem wir zu viert sitzen konnten. Direkt in der Nähe der Küche, an einem kleinen Tisch mit zwei schmalen Bänken links und rechts. Lio rutschte auf die linke Bank, und ich nutzte die Chance, schlüpfte an den anderen beiden vorbei und ließ mich neben ihn fallen.

»Du erlaubst?«, fragte ich grinsend.

Einen Moment sah Lio überrascht aus, dann wanderten seine Mundwinkel aber auch wieder nach oben. »Immer gern.«

Vielleicht war es nur Einbildung, aber irgendwie hatte ich das Gefühl, dass er sich versteifte. Ein wenig nur, aber genug, dass es mir auffiel.

Marlon und Emilia nahmen uns gegenüber Platz, wir bestellten Getränke und steckten dann unsere Nasen in die Karten. Da es nur zwei waren, musste ich mit Lio zusammen in eine schauen. Das gab mir die perfekte Gelegenheit, ihn hinter der Karte zu mustern. »Dein Essen geht heute natürlich auf mich«, sagte ich bestimmt.

Überrascht blickte er auf. »Wieso?«

»Na, wegen der Felix-Sache, schon vergessen? Ich hatte dir ein Essen versprochen, und das hattest du angenommen. Deine Ramen gehen auf mich.«

»Oh. Ja. In Ordnung.« Er wirkte beinahe ein wenig verlegen, und ich bildete mir sicher nicht ein, dass er ein paar Zentimeter von mir abrückte, als er sich über seine Cola beugte. »Dann nehme ich die Tonkotsu-Ramen. Danke.«

Ich seufzte tief und warf einen Blick zu den anderen beiden rüber. Es war laut im Restaurant, und Marlon und Emilia waren offensichtlich noch in die Karte und in eine Diskussion vertieft, was die beste Brühe für perfekte Ramen war. Also lehnte ich mich zu Lio rüber und fragte leise: »Müssen wir eigentlich darüber reden?«

Er blubberte überrascht in seine Cola, bevor er den Kopf hob. »Worüber?«

Ich ließ ein wenig die Schultern sinken. »Du kannst es zurücknehmen, weißt du? Das ist in Ordnung. Es war ein ganz schön großes Wort, und ich habe es auch gar nicht so ernst genommen. Hauptsache, du bist danach nicht mehr komisch drauf.«

Lio starrte mich ein paar Sekunden an, bevor er etwas erstickt fragte: »Was?«

»Dass du mich wunderschön genannt hast«, stupste ich endlich den Elefanten im Raum an. Ich versteckte mich dabei hinter der Karte und achtete darauf, dass ich leise redete. »Seitdem bist du irgendwie … merkwürdig. Ich habe das Gefühl, du gehst mir aus dem Weg. Also nimm es einfach zurück, und wir vergessen es.«

Langsam löste sich die Verwirrung auf seinem Gesicht auf. Irgendetwas funkelte in seinen Augen, aber ich verstand nicht ganz, was ihn so amüsierte. »Tut mir leid«, sagte er und biss sich auf die Unterlippe. »Tut mir leid, wenn ich komisch war. Das war nicht meine Absicht. Aber es war nicht wegen diesem Wort. Ganz sicher nicht. Ich habe kein Problem damit, dir zu sagen, wie schön du bist.« Er gab ein leises Lachen von sich und starrte wieder in seine Cola. »Außerdem ist es ganz schön mutig, in so einem Kleid anzukommen und zu verlangen, dass ich das treffendste Wort wieder zurücknehme.«

Ein Kribbeln schoss durch meinen ganzen Körper. Aber bevor ich etwas sagen konnte, riss Emilia die Karte von meinem Gesicht. »Was quatscht ihr denn da? Habt ihr euch endlich entschieden?«

»Ich hab Alica gerade die Karte erklärt. Sie war doch noch nie Ramen essen.« Lio zeigte auf eine der Suppen und sagte dann wieder an mich gewandt: »Glaub mir, das sind die besten vegetarischen Ramen. Mit Ei und allem Drum und Dran. Nimm die.«

»Okay«, gab ich nur zurück und ließ die Karte ganz sinken. »Dann nehme ich die.«

Marlon winkte den Kellner wieder ran, und während er bestellte, sah ich immer wieder unauffällig zu Lio rüber, dessen abwesendes Grinsen mit jeder Sekunde breiter zu werden schien. Als Emilia dem Kellner gerade erklärte, was sie haben wollte, stieß ich Lio an.

»Was ist so lustig?«, flüsterte ich.

»Dass du dachtest, ich bin komisch, weil ich so etwas gesagt habe und nicht damit klargekommen bin«, flüsterte er zurück. Zur Tarnung nahm er einen Schluck von seiner Cola, bevor er fortfuhr: »Fast so witzig wie die Blicke, die du mir danach zugeworfen hast. Du hast das noch nicht so oft gehört, oder?«

Ich zögerte für einen Moment. Eigentlich hatte ich gedacht, er hätte meinen Blick nicht bemerkt. Da hatte ich wohl falschgelegen. »Nein, noch nie.«

Jetzt sah er mich endlich wieder an. Offen. Und ein wenig überrascht. »Tja. Das solltest du aber.«

Erneutes Kribbeln. Ich stupste ihn wieder in die Seite, und er lachte leise.

Die Ramen gingen wahnsinnig schnell, und wir hatten sie bereits nach zehn Minuten vor uns auf dem Tisch stehen. Die Suppe war um einiges riesiger, als ich gedacht hatte, und wie angekündigt schmeckte sie großartig. Die vielen Einlagen, wie Ei, Sojasprossen, Kohl und natürlich die Nudeln, machten wahnsinnig satt, sodass ich mich wirklich schwertat, die Schüssel leer zu essen. Ich hatte noch einen guten Teil vor mir stehen, als Marlon schon fragte: »Will sich jemand einen Nachtisch mit mir teilen?«

»Auf keinen Fall«, antwortete ich mit halb vollem Mund.

Emilia hingegen lehnte sich sofort zu ihm rüber. »Was willst du denn?«

Was hatten die denn alle für einen Magen? Ich schob die Schüssel ein wenig von mir weg und strich mir über den vollen Bauch, der zum Glück großartig von meinem Lieblingskleid verdeckt wurde. Ich war wirklich pappsatt.

»Bestellt mir einmal Grüntee-Mochi mit«, sagte Lio neben mir und erhob sich. »Ich geh nur kurz aufs Klo.«

Ich stand ebenfalls auf, um ihm Platz zu machen, und sagte dann kurzerhand: »Du kannst mir gleich zeigen, wo das ist.«

Er nickte in Richtung der Treppe, und ich folgte ihm durch das volle Restaurant. Marlon und Emilia hingen schon wieder über der Karte.

»Zu viel Flüssigkeit?« Lio grinste mich über seine Schulter hinweg an, und ich zog die Augenbrauen zusammen.

»Natürlich. Was dachtest du denn, nach gefühlt einem Liter Suppe?«

Er lachte und zeigte mir die Damentoilette, in der ich schleunigst verschwand. Die Ramen drückten wirklich auf die Blase, und ich fühlte mich um einiges erleichterter, als ich wieder aus dem Klo trat und mir die Hände wusch. Meine Frisur saß noch perfekt, am Make-up musste ich etwas nachbessern. Als ich den kleinen Raum mit den Bambusverzierungen wieder verließ, wartete Lio davor auf mich. Er sah mir entgegen, und irgendetwas an seinem Blick war ungewöhnlich weich.

Überrascht blieb ich stehen. »Was ist?«

»Ich wollte noch mal darüber reden, was du unten gesagt hast. Dass ich komisch war. Mir war nicht bewusst, dass das so deutlich war, und ich wollte mich entschuldigen.«

Meine Augenbrauen wanderten nach oben. »Du gibst also zu, dass irgendetwas war?«

Er nickte. »Schon. Aber es hatte nichts mit diesem Wort zu tun.«

»Womit dann?«

Einen Moment zögerte Lio, dann verzogen sich seine Lippen wieder zu diesem frechen Grinsen. »Das erzähle ich dir, wenn du mir erzählst, warum du keine Wäsche waschen kannst und einen Hunderter in das Glas für unser Wohnheim geworfen hast.«

Mist, er wusste davon?

Unmittelbar versteiften sich meine Schultern. »Äh …« Sollte ich es einfach sagen? Immerhin war ich zu neugierig, um es einfach auf sich beruhen zu lassen. Und Lios Augen funkelten so schelmisch, dass ich wirklich gespannt auf die Antwort war.

»Oder wir lassen es beide, und ich verspreche, dass ich ab jetzt nicht mehr komisch bin«, ruderte er zurück, als er die Zerrissenheit auf meinem Gesicht sah. Sein Lächeln war versöhnlich.

Etwas skeptisch musterte ich ihn. »Dann ist zwischen uns alles okay?«

»Mehr als okay. Großartig.« Er zwinkerte. »Wir sind doch Freunde, oder?«

Erneut kribbelte es in meinem Magen. »Klar sind wir das.«

»Gut.« Ganz gentlemanlike bot er mir seinen Arm an.

Ich lachte, bevor ich mich unterhakte. Seine Nähe war warm und wohltuend, und ich war froh, dass wir das geklärt hatten. Auch wenn wir das irgendwie nicht hatten. Aber wenn er sich jetzt wieder so normal benahm wie vorher, ohne dass ich von meinen Eltern und meiner Vergangenheit erzählen musste, sollte mir das recht sein.

Der Nachtisch war schon da, als wir wieder zurückkamen, und ich ließ mich trotz meines vollen Bauches dazu überreden, von den Grüntee-Mochi zu probieren. Sie waren lecker, nicht zu süß, aber die Konsistenz war wirklich gewöhnungsbedürftig. Weich und ein bisschen schleimig. Ich lehnte ein zweites ab und beobachtete lieber, wie Lio vergnügt seinen Nachtisch allein aß. Vielleicht irrte ich mich, aber auf mich wirkte er auch ein wenig erleichtert. So wie ich mich fühlte.

»Danke für die Einladung«, sagte Lio, nachdem wir bezahlt und das Restaurant wieder verlassen hatten. Pappsatt und glücklich. Lio streckte sich zufrieden. »Für so eine gute Portion tu ich dir gern weitere Gefallen in Bezug auf Felix.«

»Nicht nötig, aber danke«, sagte ich. Mit einem Mal war die Erschöpfung von vorhin wieder da, und ich konnte es gar nicht erwarten, zurück ins Wohnheim zu kommen. Zumal es mittlerweile draußen ganz schön abgekühlt hatte.

»Hast du keine Jacke dabei?« Emilia zog gerade ihren Reißverschluss nach oben und bedachte mich mit einem skeptischen Blick.

Ich winkte ab. »So kalt ist es nicht.«

»Es sind höchstens dreizehn Grad«, widersprach sie. »Es ist Oktober. Es ist kalt.«

Lio lachte neben mir. »Die Temperaturansage bringt sie bestimmt weiter, wenn sie keine Jacke eingepackt hat.« Bevor ich etwas sagen konnte, hatte er sich den Kapuzenpulli, in den er gerade erst geschlüpft war, wieder über den Kopf gezogen und mir zugeworfen.

Instinktiv fing ich ihn auf und schüttelte gleichzeitig den Kopf. »Willst du nur im T-Shirt zurück?«

»Ich friere nicht so schnell.« Er zuckte mit den Schultern und wandte sich schon ab, um in Richtung U-Bahn davonzugehen.

Emilia lächelte aufmunternd. »Tut er wirklich nicht, keine Sorgen. Im Gegensatz zu dir, ich kann schon die Gänsehaut auf deinen Armen sehen. Zieh ihn an, los.«

Also tat ich es. Zog den nach Lio duftenden Pulli an, der wirklich kuschlig warm war, und folgte den anderen zurück.

Und dabei versuchte ich, mir weiter und weiter und weiter zu sagen, dass er und ich nur Freunde waren.

Kapitel 15

ALICA

Es stellte sich heraus, dass die Erschöpfung doch nicht nur an der anstrengenden Schulwoche gelegen hatte. Am Samstag wachte ich mit so brutalen Kopfschmerzen auf, dass ich es nur mit Stöhnen und Mich-an-der-Wand-Entlanghangeln schaffte, zum Waschbecken zu kommen und mir die Zähne zu putzen. Jeder Schritt tat weh – nicht nur bis tief in meine Schädelbasis hinein, sondern auch in meinen Armen, meinen Beinen, eigentlich in jedem Teil meines Körpers. Mir war so übel, dass ich gar nicht an Frühstück denken wollte, deshalb legte ich mich kurzerhand zurück ins Bett und versuchte, wieder einzuschlafen. Nach nur fünf oder zehn Minuten stand ich allerdings wieder auf, um in meinen Sachen nach einer Schmerztablette zu wühlen. Noch während ich unter Stöhnen meine Tasche auf links drehte, sah ich, dass das Handy auf meinem Nachtschrank aufleuchtete. Einmal, zweimal, dreimal kurz hintereinander. Mir war egal, wer da versuchte, Kontakt aufzunehmen, ich wollte mit niemandem reden. Ich wollte nur eine verdammte Schmerztablette einwerfen und den restlichen Tag schlafen.

Frustriert warf ich die Tasche in die Ecke. Nichts. Natürlich nicht. Ich hatte an meine Designersachen gedacht und an meine liebste Bodylotion – Madagaskar-Vanille mit Himbeeren –, aber nicht an eine einzige verdammte Ibu. Ohne würde ich allerdings unter keinen Umständen wieder einschlafen können. Also zog ich mir eine dünne Strickjacke über den Pyjama und verließ das Zimmer.

In der Küche konnte ich jemanden rödeln hören, deshalb schlurfte ich zuerst dorthin. Ich fühlte mich so erschöpft. Dazu kam, dass sich bei jedem meiner Schritte meine Temperatur zu ändern schien. In einem Moment war mir so warm, dass ich mir am liebsten alle Klamotten vom Körper reißen wollte – und im nächsten begann ich zu bibbern, dass mir die Zähne hart aufeinanderschlugen.

Gott, krank zu sein, passte mir gerade überhaupt nicht in den Kram.

Es war Marlon, der in der Küche stand und den Kopf in den Kühlschrank steckte. Ich sah nur seinen Rücken und das bunte Hemd, das er trug. Als er anfing, leise etwas in den Kühlschrank zu singen, musste ich schmunzeln.

»Hey«, sagte ich.

Er fuhr herum, als hätte ich ihm ins Knie geschossen. »Scheiße, Alica, ich hätte dich beinahe mit Essen bombardiert.«

Tatsächlich hielt er eine große Salatgurke in der Hand, die mich in meinem Zustand wahrscheinlich ordentlich ausgeknockt hätte. Vielleicht wäre das gar nicht mal das Schlechteste gewesen.

»Hast du vielleicht eine Ibu oder so was?«, fragte ich.

Marlons Mundwinkel wanderten nach unten. Er schloss den Kühlschrank und musterte mich von oben bis unten. »Du siehst nicht gut aus. Bist du krank?«

»Ich glaub schon.« Mein Kopf pochte so schmerzhaft, dass ich mich am liebsten hier auf dem kühlen Küchenboden zusammengerollt hätte. Der Gedanke ließ meinen Körper wieder schlottern, und Marlon machte einen Schritt auf mich zu. Er sah besorgt aus. »Ich hab leider keine Schmerzmittel, und weil Filinas Familie nicht an die Schulmedizin glaubt, sie sicher auch nicht. Komm, wir probieren's mal bei den Zwillingen.« Sanft legte er eine Hand in meinen Rücken und schob mich auf den Gang.

Ich war froh, dass er zuerst das Zimmer von Emilia ansteuerte, auch wenn ich nicht genau wusste, wieso. Ich war auch froh, dass er selbst klopfte und dann neben mir stehen blieb, wie um mich zur Sicherheit zu stützen. Ich kam mir plötzlich so schwach und klein vor, dass mir beinahe Tränen in die Augen geschossen wären.

Emilia machte nach ein paar Sekunden auf und sah uns überrascht an. Noch bevor einer den Mund aufmachen konnte, bogen sich ihre Augenbrauen zusammen. »Du bist krank.« Es war keine Frage. Es war eine eindeutige Feststellung.

Ich nickte. Mist, jetzt brannten meine Augen doch. Was war denn mit mir los?

»Hast du Schmerzmittel?«, wollte Marlon etwas zerknirscht wissen.

»Klar.« Emilia sah von ihm wieder zu mir, bevor sie eine Kehrtwende machte und in ihrem Zimmer verschwand. Mir fiel ein, dass ich ihren Raum noch nie von innen gesehen hatte, aber ich nahm den grauen Zweisitzer, das mit Fachbüchern gefüllte Regal, das als Raumtrenner zum kuscheligen Bett diente, kaum wahr. Ich bildete mir sogar ein, dass alles vor meinen Augen etwas verschwamm, je länger ich hier in der Tür stand. Deshalb versuchte ich, meinen Blick auf etwas zu konzentrieren, und als meine Sicht sich wieder scharf stellte, erkannte ich die Plüschfrösche auf dem Bett. Es waren sicher sieben oder acht, in verschiedenen Farben und Größen, die sich über die Decke und das Kissen verteilten.

»Hab mir mit denen das Nähen selbst beigebracht, und irgendwie finde ich es sehr beruhigend, sie zu nähen.« Emilia stand wieder vor mir und wirkte ein wenig peinlich berührt. Sie hatte nicht nur eine Packung Tabletten in der Hand, sondern einen kleinen Beutel. Und außerdem eine Maske auf der Nase, wahrscheinlich, um sich vor meinen Keimen zu schützen. Mit beinahe strengem Blick wandte sie sich an Marlon: »Setzt du eine Kanne Tee auf, die wir ihr ans Bett stellen können? Ich kümmere mich um sie.«

Er salutierte und verschwand von meiner Seite.

Überrascht blickte ich Emilia an, als sie sich bei mir unterhakte und mich zurück zu meinem Zimmer führte. »Du musst dich nicht um mich kümmern«, sagte ich, obwohl mein ganzer Körper danach schrie, umsorgt zu werden. Aber das konnte ich nicht von ihr verlangen.

»Natürlich muss ich das.« Sie schüttelte sanft den Kopf. »Du bist doch meine Freundin.«

Ich presste die Lippen zusammen, und wieder verschwamm mein Sichtfeld. Diesmal allerdings nicht wegen meiner Erkältung.

Emilia brachte mich in mein Zimmer und drückte mich ins Bett. Dann hockte sie sich neben mich und steckte mir ein Thermometer ins Ohr. »39,4. Du hast echt ordentlich Fieber, du Arme.« Sie richtete die Bettdecke, dann brachte sie mir ein Glas Wasser für die Schmerztablette. »Hast du irgendwo dicke Socken, die du anziehen kannst?«

Ich schluckte die Tablette und schüttelte den Kopf. »Keine dicken Socken.«

»Himmel.« Sie lächelte, als sie mir das Glas abnahm. »Ich hole dir welche von mir. Und du legst dich hin und ruhst dich aus, verstanden?«

Ich nickte brav und versuchte, die Rührung in mir runterzukämpfen.

Emilia machte es mir aber wirklich schwer, denn nachdem sie tatsächlich sofort losgelaufen und Socken für mich geholt hatte, stemmte sie vor meinem Bett die Hände in die Hüfte. »Ich nehme deinen Zimmerschlüssel mit, okay?«

»Warum? Damit ich nicht abhauen kann?«, sagte ich über meiner Decke. Die Erschöpfung drückte mich in die Matratze wie ein Amboss, aber bis die Tablette wirkte, würde ich wohl keinen Schlaf finden.

»Unsinn.« Emilia lachte leise. »Damit wir nach dir sehen können.«

Huch, da kullerte auch schon die erste Träne aus meinem Augenwinkel. Ich war so erschöpft, mir tat alles weh, und dass sie sich um mich kümmerte, machte mich wirklich emotional.

Emilia sah überrascht auf mich runter, dann wurde ihr Blick weich. »Ist es so schlimm?«

Ich schüttelte den Kopf und wischte mir die Tränen weg. »Es ist nur … lange her, dass sich jemand so um mich gekümmert hat.« Das letzte Mal als Kind. Ich dachte daran, wie früher mein Vater an meinem Bett gesessen, die verschwitzten Haare aus meinem Gesicht gestrichen und mich mit Suppe gefüttert hatte. Es war wirklich lange her. Aber Himmel, wie sehr sehnte ich mich plötzlich danach, mich wieder mit ihm zu versöhnen.

Bevor Emilia irgendetwas zu meinem schwankenden Gemütszustand sagen konnte, kam Marlon mit einer dampfenden Thermoskanne Tee um die Ecke. »Kamille«, kommentierte er und stellte sie zusammen mit der Bärentasse von Lio auf den Nachtschrank. »Du brauchst dringend deine eigene Tasse.«

»Werde eine besorgen.« Ich hob den Blick. »Danke, ihr zwei.«

»Ist doch klar!«, sagte er lächelnd.

Emilia nickte. »Wir schauen regelmäßig nach dir. Wenn du was brauchst, ruf uns auf dem Handy an oder schreib, okay?« Sie schob mir das Handy ein wenig näher ans Kopfkissen ran. Als es dabei aufleuchtete, konnte ich sehen, dass Viktoria mir geschrieben hatte. Diese Nachrichten konnten ganz sicher noch eine Weile warten.

»Schlaf, okay?« Emilias Stimme war so sanft, wie ich sie noch nie gehört hatte. Bevor sie mit Marlon den Raum verließ, trat sie noch einmal zögerlich an mein Bett und strich mir eine verirrte Strähne aus dem Gesicht. »Gute Nacht.«

Dann war sie weg. Die Tür fiel ins Schloss, und mich umfing Dunkelheit, in der ich mich einen Moment fühlte, als würde ich in ein Loch fallen. Jetzt, da sie weg waren, konnte ich die Tränen fließen lassen. Ja, mir tat alles weh, und ich fühlte mich furchtbar. Aber das war es gar nicht, was mir so nahe ging. Ich dachte an die wenigen Male, die ich in den letzten Jahren krank gewesen war. Die einzige Zeit, in der meine Eltern einmal nichts von mir verlangt hatten. Zweimal am Tag war jemand reingekommen und hatte mir Essen hingestellt, ansonsten wurde ich in Ruhe gelassen. Meine Eltern hatte ich nie zu Gesicht bekommen. Sie waren viel beschäftigt und durften nicht krank werden. Unter keinen Umständen. Auch nicht, um sich um ihre Töchter zu kümmern. Und meine Pseudofreunde aus der Schule hatten mich sowieso nicht besucht.

Ich drehte mich auf die Seite, schniefte und schloss endlich die Augen. Es dauerte noch eine ganze Weile, bis das Pochen in meinem Schädel nachließ, aber dann fiel ich in einen tiefen, traumlosen Schlaf.

Über den Tag verteilt ging mehr als einmal meine Tür auf. Am Vormittag sah Emilia zweimal nach mir, brachte mir eine neue Schmerztablette und füllte meinen Tee auf. Gegen Mittag brachte Marlon mir eine selbst gekochte Gemüsebrühe, bei der er ganz stolz berichtete, dass er extra im Gemüseladen zwei Straßen weiter war, um mir das Beste vom Besten kochen zu können.

Am Nachmittag war es dann auch Filina, die von ihrer Mutter zurückgekommen war und gleich nach mir sehen wollte, als sie von Emilia gehört hatte, dass ich krank war. Sie brachte mir eine Tasse mit irgendetwas Aufgebrühtem, das nach Baustellenschlamm schmeckte.

»Das wird helfen«, sagte sie mit einem Lächeln.

Und das tat es – ich fiel direkt danach wieder in einen tiefen Schlaf und erwachte erst am Abend wieder.

»Dein Fieber ist schon etwas besser«, meinte Emilia, als sie mir meine Abendbrühe, Zwieback und erneut das Thermometer brachte. »Wie fühlst du dich?«

»Sehr umsorgt«, gab ich mit kratziger Stimme zurück und grinste schwach. Vorsichtig lehnte ich mich an die Wand hinter meinem Bett, um die Brühe zu essen, die Marlon gekocht hatte. Emilia setzte sich auf meine Bettkante. »Ich bring dir gleich noch einen Schlaftee, und dann geht es dir morgen bestimmt schon viel besser.«

»Bei der Pflege auf jeden Fall.« Ich schmunzelte und begann, meine Brühe zu trinken. Dabei fiel mein Blick auf die Bärentasse, die immer noch auf dem Nachtschrank stand und nun schon mehrfach mit Tee gefüllt worden war. Woher kam die plötzliche Sehnsucht in meinem Magen? Ich biss mir auf die Unterlippe. »Vermisst Lio seine Tasse nicht?«

Emilia zuckte nur unbeeindruckt mit den Schultern. »Der ist gar nicht da. Wahrscheinlich irgendwann mittags nach einem gesegneten Schlaf aus dem Wohnheim geschlüpft. Und er ward nie wieder gesehen.« Sie grinste breit, und ich lehnte den Kopf wieder an die kühle Wand hinter mir.

»Ihr habt ein sehr gutes Verhältnis, oder?«

Ein wenig überrascht nickte sie. »Ja, er ist mein bester Freund.«

»Das ist schön.«

»Hast du kein gutes Verhältnis zu deiner Schwester?«

Diesmal war ich es, die mit den Schultern zuckte. »Hatten wir, früher. Aber irgendwann hat sie sehr seltsame Freunde gefunden und nur noch Blödsinn angestellt. Da haben wir uns ziemlich voneinander entfernt.«

Emilia nickte. »Das kenne ich. Wir hatten eine Zeit, in der wir auch viel unabhängig voneinander gemacht haben. Lio ist eher der extravertierte Typ, der sich gern in Menschenmengen stürzt, und ich bin … das Gegenteil.« Sie lachte leise. »Aber wir haben uns vor einer Weile wieder gut zusammengerauft. Und seitdem ist er fast ein wenig anhänglich.« Ihr Gesicht sah plötzlich nachdenklich aus. Gedankenversunken und … eine Spur traurig. Aber bevor ich nachfragen konnte, war der Ausdruck wieder weg. Aufmunternd klopfte sie auf meine Schulter. »Das wird bei euch sicher auch wieder.«

»Vielleicht.« Ich lächelte schwach und nahm den letzten Schluck meiner Brühe, bevor ich Emilia die Schüssel zurückgab. Sie schnappte sich die Bärentasse dazu und verließ das Zimmer, ohne die Tür hinter sich zu schließen. Ich hörte Stimmen, und als Emilia mit dem Schlaftee zurückkam, steckten auch Marlon und Filina noch mal den Kopf ins Zimmer.

»Wir wollten schauen, wie es dir geht«, sagte Letztere leise, während Emilia die Bärentasse auf meinen Nachtschrank stellte.

Ich grinste die beiden an. »Viel besser.«

»Und noch besser, wenn wir sie jetzt schlafen lassen«, sagte Emilia mit einer Mischung aus Strenge und Belustigung. »Wenn du uns brauchst, sind wir in der Nähe.«

»Ruf ruhig auch mitten in der Nacht an!«, schob Marlon hinterher. »Wir haben ja nicht weit bis zu dir.«

»Danke euch.« Die Rührung wollte mir schon wieder die Kehle abschnüren. Ich winkte ihnen zu, und sie verließen zusammen das Zimmer. Was für großartige Menschen.

Langsam trank ich den Tee, den Emilia gemacht hatte, und kuschelte mich wieder in meine Decke. Klammerte mich an die wärmende Tasse, als der Schüttelfrost zurückkam und ich trotz der dicken Wollsocken fror, die Emilia mir geliehen hatte. Als ich die Tasse ausgetrunken hatte und sie zurückstellte, fiel mein Blick auf den Pullover von Lio, der über meinem Schreibtischstuhl hing. Ich zögerte einen Moment, bevor ich aufstand und ihn anzog. Er roch immer noch nach seinem Parfüm, und ich redete mir beinahe erfolgreich ein, dass er nur gegen die Kälte helfen sollte.

Der Schlaftee half tatsächlich beim Einschlafen. Trotzdem wachte ich nach zwei Stunden wieder auf – wahrscheinlich, weil ich den ganzen Tag nur ein Nickerchen ans andere gehängt hatte –, und zum ersten Mal an diesem Tag war ich wirklich hellwach. So ein Mist.

Ich drehte mich ein paarmal hin und her und versuchte, wieder einzuschlafen. Die Erschöpfung saß mir immer noch in den Knochen, und obwohl mein Fieber etwas gesunken war, fühlte ich mich immer noch elend. Aber jetzt drückte auch noch der Tee, den ich literweise getrunken hatte, auf meine Blase. Ich warf also die Bettdecke zurück und stand auf.

Es war still auf dem Flur, und ich beeilte mich, zur Toilette zu kommen, damit ich schnell zurück ins Bett konnte. Denn mir war eiskalt. Die Umgebung schwankte immer noch ein wenig, und die Ibu hatte meine Gliederschmerzen nicht ganz unterdrücken können. Wenn ich nur wieder einschlafen könnte – dann würde es morgen ganz sicher besser sein.

Seufzend wusch ich mir die Hände und schlüpfte aus dem Bad zurück in den Flur.

»Wusste ich doch, dass ich dich gehört habe.«

Erschrocken zuckte ich zusammen, als ich Lio auf der Schwelle seiner Tür stehen sah. Er grinste breit, und ich hätte ihm am liebsten in die Seite geboxt. Hart.

»Ich hätte beinahe das Wohnheim zusammengeschrien.« Ich fasste mir an die Brust und atmete tief durch. In dieser Sekunde fiel mir wieder auf, dass ich seinen Pulli trug, und ich spürte, wie sich Hitze unter meinen Schüttelfrost mischte.

»Sorry. Ich wollte nur mal schauen, wie es dir geht.« Er blickte den leeren, dunklen Gang hinab, bevor er mich angrinste. »Du siehst nicht so schlimm aus, wie meine Schwester gesagt hat.«

»Na, vielen Dank.« Meine Hand krallte sich in den Stoff seines Pullis, und ich platzte heraus: »Wenn du den wiederhaben willst, kann ich …«

Er hob abwehrend die Hände. »Wenn er dich warm hält, ist es doch perfekt.« Langsam ließ er die Arme wieder sinken und musterte mich eindringlich. »Kannst du nicht schlafen?«

Wie kam er darauf? Ich zuckte mit den Schultern. »Ich habe den ganzen Tag geschlafen.«

»Willst du einen Trick wissen, der da immer gut hilft?«

Ich hob die Augenbrauen. »Bitte.«

Lio nickte in Richtung meines Zimmers. »Lass die Tür offen, ich komme gleich nach.«

Überrascht blickte ich ihn an, als er auf dem Absatz kehrtmachte und in seinem Zimmer verschwand. Dann presste ich die Lippen zusammen und ging zurück. Was hatte er vor? Ich konnte nichts gegen das warme Kribbeln machen, das in mir aufstieg. Also schlüpfte ich nur schnell zurück in mein Bett und wartete, in meine Decke gekuschelt, darauf, dass er mir nachkam.

Es dauerte nur ein paar Sekunden, bis ich seine Schritte auf dem Flur hörte. Als er kurz darauf in der Tür auftauchte, hatte er ein Buch unter dem Arm.

Meine Mundwinkel zuckten. »Willst du mir etwa was vorlesen?«

»Klar. Bei mir hat das früher immer sehr gut geholfen.« Er zog die Zimmertür hinter sich zu und lächelte, bevor er sich neben meinem Bett auf den Boden setzte und sich mit dem Rücken an das Gestell lehnte. Unter dem Kragen seines Shirts konnte ich ein paar seiner Tattoos hervorblitzen sehen.

Warum klopfte mein Herz plötzlich so schnell?

Ich ließ den Kopf in mein Kissen sinken und starrte seine Hände mit den dunklen Ringen an, während er das Buch auf der ersten Seite aufschlug.

Er räusperte sich, bevor er mit ruhiger Stimme zu lesen begann: »Maria war neunzehn, als sie im Garten ihres Elternhauses die zerstückelte Leiche ihres alten …«

»Was zur Hölle liest du mir da vor?!«

Unschuldig sah er mich über die Schulter an. »Ich habe nur solche Bücher.«

»Und das soll mir beim Einschlafen helfen?« Ich lachte laut. »Das wird nichts, ich bin ein Schisser.«

Er grinste. »Na gut, dann suche ich die langweiligen Stellen raus.« Er blätterte das Buch durch, wobei er seinen linken Arm wie selbstverständlich auf der Bettkante ablegte – nur wenige Millimeter von meinem entfernt.

Ich versuchte, ruhig zu atmen. Dann drückte ich das Gesicht in mein Kissen, um seinen Arm nicht mehr zu sehen.

Oh, oh – warum fühlte sich das hier so gefährlich an?

Kapitel 16

LIO

Warum hallte ihr lautes Lachen von eben so sehr in meinem Inneren nach?

Während ich nach den langweiligen Stellen in meinem Buch suchte, wurde ich mir ihrer Nähe plötzlich überdeutlich bewusst. Ich konnte sie atmen hören, so nahe war sie mir. Himmel, ich war Leuten schon um einiges näher gewesen, und dabei hatten sie nicht einmal Klamotten getragen. Warum brachte mich das hier also so aus dem Konzept?

Vielleicht weil ich Emilia versprochen hatte, nicht mit Alica zu schlafen. Weil sie mir vor Augen geführt hatte, dass ich in Kategorien dachte. Aber in welche Kategorie passte Alica? Sie war doch eine Freundin, richtig?

Ich blätterte noch eine Seite um und drehte den Kopf wieder zu ihr. Sie hatte das Gesicht in ihr Kissen gedrückt, die blonden Haare waren in einem wilden Kranz darum verteilt. In meinem Hals stieg ein Lachen auf. »Was machst du da?«

»Ich konzentriere mich«, kam es dumpf zurück.

»Worauf?«

Darauf bekam ich keine Antwort. Nur ein kurzes Zögern und dann ein Seufzen. Sie hob den Blick und funkelte mich an. »Hast du eine Stelle gefunden, die mich einschlafen lässt?«

Einen Moment starrte ich ihr nur in die grünen Augen und spürte irgendwo in mir einen kleinen Anflug von einem Prickeln, das da definitiv nicht hingehörte. Ich wandte mich schnell wieder ab und blätterte weiter. »Warte. Ich bin sicher, dass hier irgendwo eine Stelle kam, an der ewig die Landschaft in den Bergen beschrieben wurde. Ah, da.« Erleichtert, dass ich die Seite endlich gefunden hatte, konzentrierte ich mich wieder auf den Text und versuchte, alles andere auszublenden. Die Tatsache, dass sie so nah neben mir lag, dass sie meinen Pulli trug, dass ihre Hand nur Zentimeter von meiner entfernt lag.

Ich ließ den Arm vom Bett gleiten, um das Buch mit beiden Händen festzuhalten. Dann räusperte ich mich und begann, ihr vorzulesen, wie meine Mutter es früher immer für Emmi und mich getan hatte, wenn wir krank waren. Die schönen Erinnerungen traten augenblicklich wieder an die Oberfläche. Ich, bis zum Kinn eingewickelt in eine Decke, und meine Ma neben mir auf einem viel zu kleinen Küchenstuhl. Emmi, die auf ihrem Bett saß und ebenfalls zuhörte, die Arme um ihr dickes Kissen geschlungen. Meine Mutter, wie sie mit einem Lächeln in der Stimme vorlas.

Mit jedem Satz kehrte die Ruhe mehr und mehr in meinen Körper zurück, während ich in der Stimme des Autors von den wunderschönen Schweizer Alpen erzählte. An der Stelle, an der ein See in der Mittagssonne glitzerte, stoppte ich ab.

»Was ist?«, murmelte Alica dicht hinter mir. »Warum hörst du auf?«

»Ich bin sicher, dass sie hier gleich die nächste zerstückelte Leiche finden. Ich überspringe das eben«, sagte ich grinsend und blätterte um.

Sie gab eine Mischung aus Schnauben und Lachen zurück, das erneutes Kribbeln über meinen Nacken jagte. Eine Weile herrschte Stille zwischen uns, während ich nach einer passenden Stelle suchte. Dann spürte ich, wie sie sich im Bett hinter mir ein wenig bewegte.

»Was bedeuten eigentlich deine Tattoos?«, fragte sie leise.

»Ich habe an die zehn Stück, überall auf meinem Körper verteilt«, gab ich schmunzelnd zurück, ohne aufzusehen. »Welches meinst du denn?«

Wieder war da eine leichte Bewegung hinter mir, ehe sie plötzlich einen Finger auf meinen Nacken legte. »Das da«, sagte sie, und ich musste mich zwingen, nicht zu erschaudern.

Die Stelle, an der sie mich berührte, begann unter ihrem Finger zu pochen. Ich vergaß für eine Sekunde sogar, was für ein Tattoo ich an der Stelle hatte, so sehr brachte mich das aus dem Konzept.

»Äh. Die Jahresdaten?«, hakte ich nach.

Im Augenwinkel konnte ich sehen, dass sie nickte. »Die stehen für Emilia und unsere Mutter«, erklärte ich lächelnd. »Ihr Geburtsjahr.«

Sie schwieg eine Sekunde, bevor sie fragte: »Nur deine Mutter?«

Ich verstand die versteckte Frage dahinter und nickte etwas zögerlich. »Nur meine Mutter.« Ich wollte nicht über meinen Vater reden. Allein bei dem Gedanken spannte sich alles in mir an. Glücklicherweise schien Alica das zu merken, denn sie beließ es dabei.

Die nächste Stelle im Buch, die ich geeignet fand, war eine Autofahrt, in der die beiden Detectives sich über irgendwelchen lahmen Privatkram unterhielten. Ich begann wieder zu lesen, bis Alica hinter mir seufzte.

»Nichts gegen die Methoden deiner Mutter und deine wundervolle Erzählstimme, aber ich fürchte, das mit dem Vorlesen funktioniert nicht.«

Amüsiert drehte ich mich wieder zu ihr um. »Liegt es am Stoff?«

»Vielleicht. Oder an den Kopfschmerzen.« Sie wischte sich über die Augen und sah mich dann wieder durchdringend an. »Noch irgendwelche Ideen?«

Mir kam tatsächlich eine, doch im ersten Moment traute ich mich gar nicht, sie auszusprechen. Aber warum nicht? Normalerweise hatte ich mit so was kein Problem. Normalerweise kümmerte mich so etwas überhaupt nicht bei meinen Freunden.

Ihre Augenbrauen bogen sich ein wenig zusammen. »Wenn dir nichts anderes einfällt, können wir das mit dem Lesen auch weiter probieren. Eigentlich ist es ganz schön.«

Irgendeinen Teil in mir berührte sie damit, denn unter ihrem Blick wurde mir ganz warm. »Na ja. Eine Sache wäre da noch, die meine Ma immer gemacht hat. Sehr effektiv. Könnte funktionieren.«

»Ich bin offen für alles.«

»Tatsächlich?« Ich spürte, wie mir ein herausforderndes Grinsen auf die Lippen trat. »Dann mach die Augen zu.«

Einen Moment musterte mich Alica noch fragend. Als ich nichts weiter sagte, seufzte sie, schüttelte ihr Kissen ein wenig auf und kuschelte sich tiefer hinein. Dann schloss sie die Augen, und unglücklicherweise hatte ich unmittelbar das Bedürfnis, sie einfach nur zu beobachten.

»Und jetzt?«, fragte sie.

Ich rief mich schnell zur Ordnung. »Darf ich dich berühren?«, fragte ich leise.

Alica riss die Augen wieder auf und starrte mich an.

Mir entfuhr ein Lachen. »Ich werde nichts Unsittliches machen, keine Sorge. Vertrau mir.«

Einen Moment noch musterte sie mich skeptisch, dann schloss sie die Augen erneut. Ich atmete tief durch, bevor ich den Daumen sanft auf ihre Stirn legte. Ganz vorsichtig streichelte ich über die Haut zwischen ihren Augenbrauen, fast bis zu ihrer Nasenspitze, und dann wieder nach oben in Richtung ihrer Stirn. Am Anfang versteifte sie sich unter meiner Berührung noch etwas, aber je länger ich mit dem Finger über dieselbe Stelle strich, desto mehr wich die Anspannung aus ihrem Körper.

»Oh«, flüsterte sie irgendwann. »Das ist schön.«

»Oder?«, gab ich genauso leise zurück. Ich drehte mich etwas zum Bett, damit ich bequem ihre Stirn streicheln und gleichzeitig das Buch in der Hand halten konnte. Dann begann ich wieder, vorzulesen. Mit leiser, sanfter Stimme. Ich hörte, wie ihr Atem langsam immer tiefer wurde. Spürte, wie sich alles an ihr entspannte, bis sie schließlich nach ein paar Minuten eingeschlafen war.

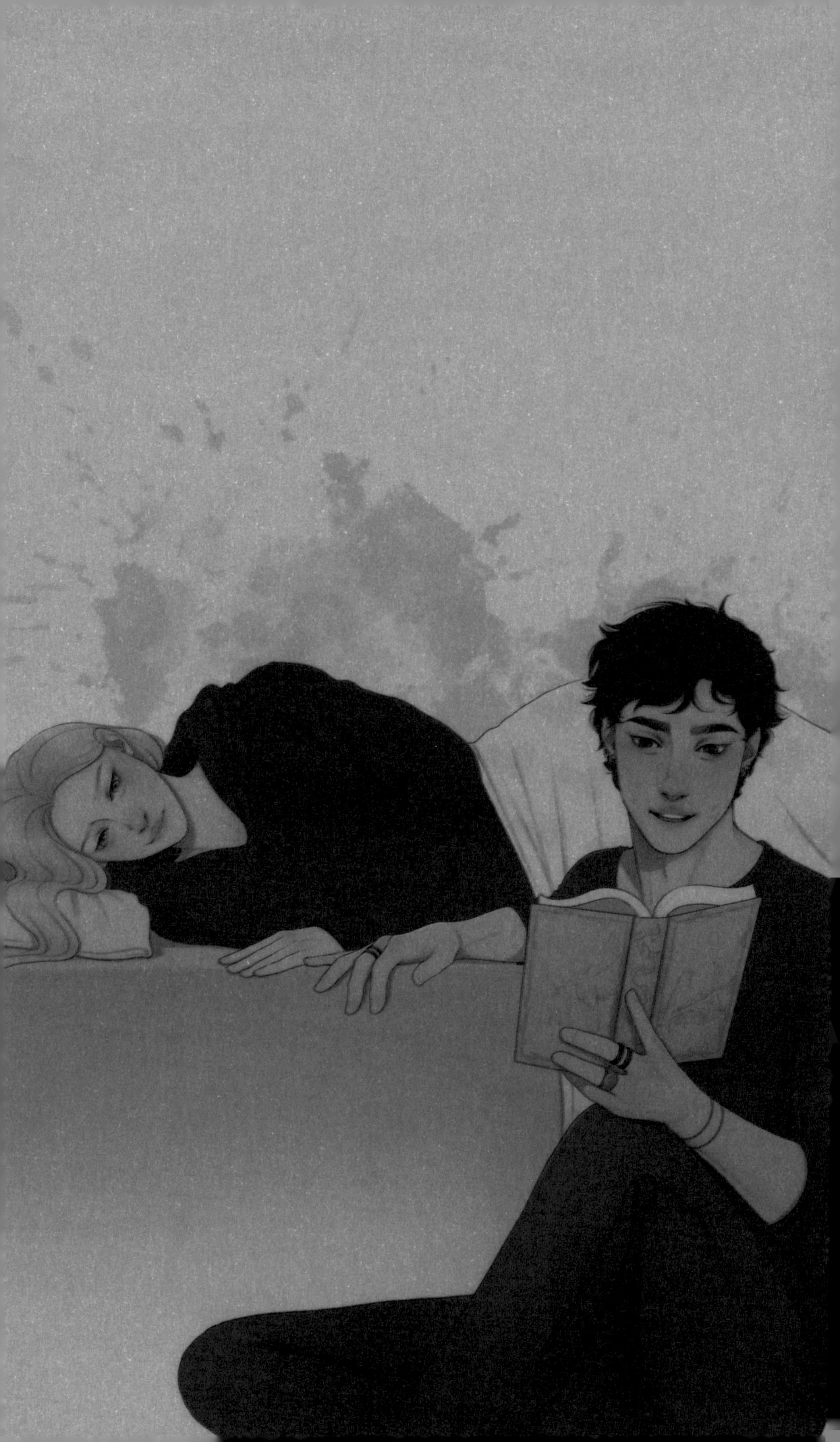

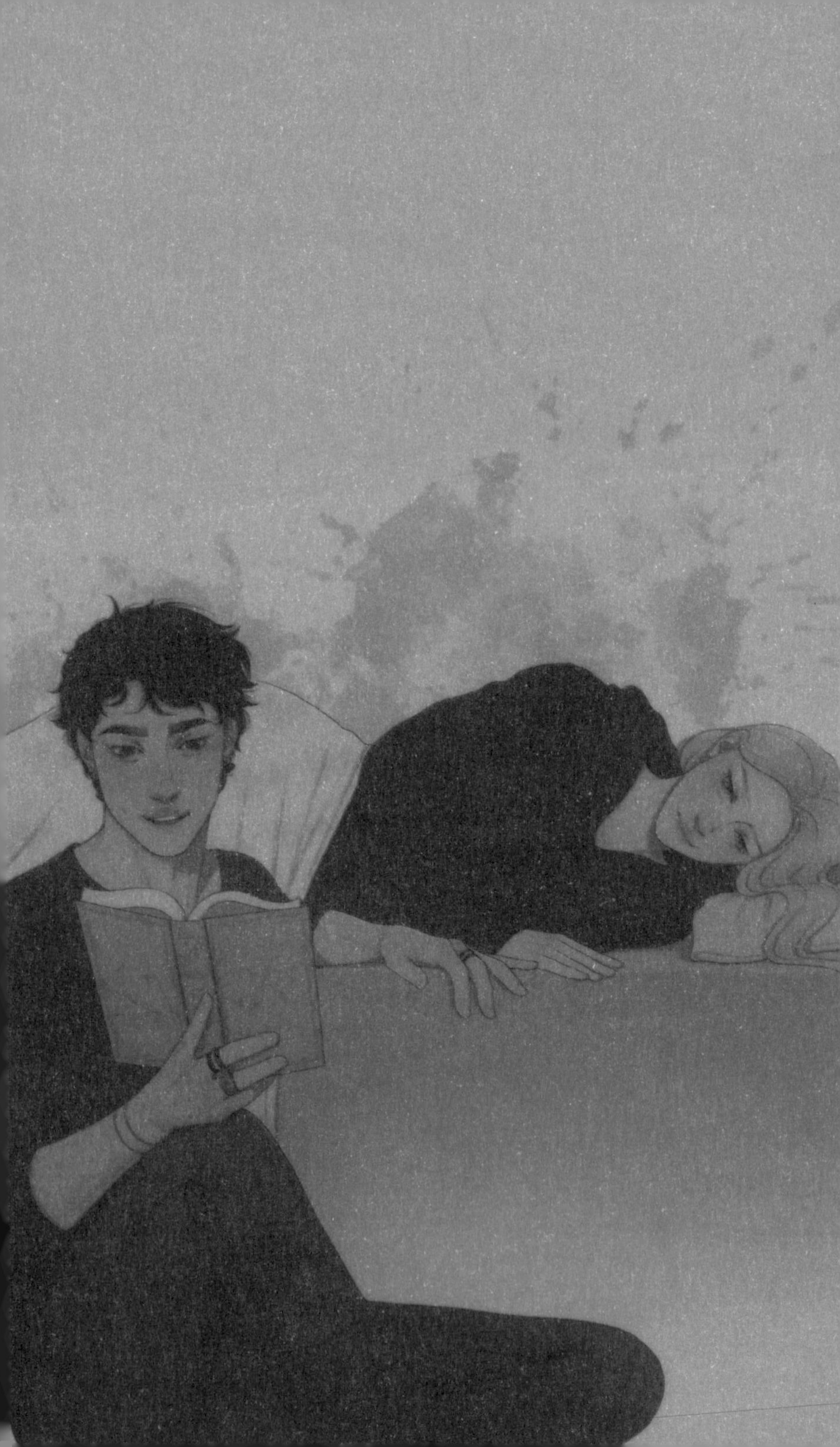

Zur Sicherheit las ich noch ein paar Seiten weiter, übersprang eine weitere übel zugerichtete Leiche und stoppte beim nächsten Kapitel. Während ich das Buch sinken ließ, betrachtete ich ihr Gesicht. Sie schlief eindeutig, denn sie protestierte nicht dagegen, dass ich aufgehört hatte. Trotzdem strich ich weiterhin mit dem Finger über ihre Stirn, diesmal in Richtung ihrer Wange, und legte die Hand dann vorsichtig darauf ab. Ganz sanft, damit sie nicht davon aufwachte.

So blieb ich sitzen, minutenlang. Die Hand auf ihrer Wange, den Blick auf ihrem schlafenden Gesicht – und eine immer weiter wachsende Faszination in meinem Inneren. Darüber, was in mir passierte, während ich sie betrachtete. Ohne dass ich es wollte, spulte mein Kopf in meinen Erinnerungen zu dem Moment zurück, als ich am Abend nach Hause gekommen war und Emilia mir erzählt hatte, dass Alica mit hohem Fieber im Bett lag. Sie hatte so ernst ausgesehen, dass auf der Stelle Sorge in mir aufgestiegen war. Obwohl ich wusste, dass Emilia sich gern zu viele Gedanken machte und es wahrscheinlich nicht so schlimm war, wie sie sagte.

Trotzdem hatte ich in meinem Zimmer gesessen und überlegt, ob ich nach Alica sehen sollte. Trotzdem war ich beim ersten Geräusch auf dem Flur aufgesprungen. Und trotzdem saß ich jetzt an ihrem Bett, versuchte, zu spüren, ob sie noch Fieber hatte, und machte mir Sorgen, die wahrscheinlich irrsinnig waren.

Dabei war es genau das, was ich für meine Freunde tat. Emilia und ich waren beide Kümmertypen, das hatte meine Mutter schon seit unserer Kindheit immer wieder scherzhaft gesagt. Ich war sicher, dass meine Schwester sich den ganzen Tag schon wunderbar um Alica gekümmert hatte. Es war normal für uns.

Aber warum fühlte es sich dann auf einmal so anders an?

Endlich schaffte ich es, die Hand von Alicas Gesicht zu lösen, und stand so leise wie möglich auf, um sie nicht zu wecken. Es fiel mir seltsam schwer, mich von ihrer Seite zu entfernen, das Licht zu löschen und die Tür hinter mir zuzuziehen. Auf dem Gang legte ich eine Hand auf meine Brust und spürte nach meinem Herzen. Es schlug nicht zu schnell, es war sogar ziemlich ruhig. Anders als in dem Moment, in dem sie das Tattoo in meinem Nacken berührt hatte.

Ach, verdammte Scheiße. Alica war eine Freundin. Ich mochte sie wirklich gern, weil sie klug und lustig und lieb war. Wir wohnten zusammen und machten zusammen die Ausbildung. Die nächsten zwei Jahre würden wir wahrscheinlich sehr viel Zeit miteinander verbringen. Es war definitiv besser, das Verlangen zu unterdrücken. Es war DEFINITIV besser, nicht mit ihr zu schlafen.

Aber Gott – ich wollte so dringend diese Nähe zu ihr, dass sich mein Bauch ein wenig zusammenzog. Ob dieses Gefühl wegging, wenn ich es einfach tat? Wenn ich den ersten Schritt machte und schaute, wie es sich entwickelte? Oder würde das alles nur scheiße kompliziert machen und darin enden, dass wir uns nicht mehr ansehen konnten? Ich konnte mich noch gut daran erinnern, wie seltsam es mit Chiara gewesen war. Und auch wenn wir mittlerweile befreundet waren, fühlte ich mich immer noch ein bisschen komisch in ihrer Nähe. Vielleicht, weil sie Gefühle für mich hatte, die ich nicht erwiderte. Das war vielleicht auch der Grund, warum ich nicht einmal daran denken wollte, etwas mit Alica anzufangen. Gefühle machten Dinge kompliziert, und kompliziert war nicht mein Vibe.

Seufzend ging ich ein paar Schritte den Gang entlang, hielt an der nächsten Tür und klopfte nach kurzem Zögern dagegen. Es war noch nicht zu spät. Erst kurz nach zehn. Die Chancen standen also gut, dass …

Emilia öffnete und blinzelte mir verwirrt entgegen. Ihr Oberlicht war noch an, sie hatte also offensichtlich noch nicht geschlafen, auch wenn sie schon ihr Schlafshirt und die Shorts trug, die sie irgendwann mal von mir geklaut hatte. Ihren schmalen Augen nach zu urteilen, war sie allerdings kurz davor gewesen, sich schlafen zu legen.

»Was ist? Alles in Ordnung?« Ihre Stimme klang ein wenig alarmiert, und ich grinste, um sie zu beruhigen.

»Alles gut«, sagte ich. »Ich kann nur nicht schlafen.«

Sie seufzte und lehnte sich mit verschränkten Armen in den Türrahmen. »Und was soll ich dagegen machen?«

»Du könntest ein, zwei Runden Mario Kart mit mir spielen, das wäre ein Traum.«

»Und wie genau wird dir das beim Einschlafen helfen, Emilio?«

Statt einer Antwort schob ich die Unterlippe ein wenig vor und legte den Kopf schief. Das hatte in unserer Kindheit schon sehr gut funktioniert, und das tat es auch jetzt.

Ein paar Sekunden starrte Emmi mich an, wehrte sich offensichtlich gegen das Gefühl, das ich mit meinem Hundeblick in ihr auslöste – dann stöhnte sie auf und ließ die Arme sinken. »Meinetwegen. Aber höchstens zwei Runden, verstanden?«

»Verstanden«, antwortete ich fröhlich, obwohl ich innerlich schon plante, eine Runde absichtlich zu verlieren, damit wir eine Entscheidungsrunde spielen mussten.

Seufzend zog Emmi ihre Tür zu und folgte mir über den Flur. »Ist dir eigentlich bewusst, dass das dein Coping-Mechanismus ist, oder muss ich dich erst mit der Nase darauf stupsen?«

Überrascht sah ich sie an. »Mein Coping-Mechanismus wofür?«

»Gute Frage. Eigentlich bittest du mich immer nur, mit dir zu spielen, wenn du den Kopf nicht frei kriegst.« Sie musterte mich prüfend, während ich schon die Tür zu meinem Zimmer aufsperrte und sie eintreten ließ.

»Keine Ahnung, was du meinst«, gab ich amüsiert zurück.

Aber natürlich durchschaute sie mich. Niemand tat das so gut wie meine Schwester. Sie wusste allerdings auch, wann es etwas brachte, weiterzubohren – und wann es nur verschwendete Luft war. Deshalb ließ sie sich auch jetzt seufzend auf meine Bettkante sinken, während ich mich nach der Konsole bückte.

»Du weißt, dass du mit mir reden kannst, richtig?« Ihre Stimme klang nicht besorgt, aber neugierig, ganz eindeutig.

Ich grinste, als ich wieder aufstand. »Nicht reden«, murmelte ich und drückte ihr den Controller in die Hand. »Sondern spielen. Sonst wirst du mich nie besiegen.«

»Das werden wir noch sehen.«

Ich startete das Spiel und warf mich neben sie aufs Bett. Und während der nächsten fünf Runden ordneten meine Gedanken sich wieder ein bisschen.

Kapitel 17

ALICA

Nach der durchgeschlafenen Nacht hatte ich gehofft, dass es mir am nächsten Morgen besser gehen würde. Aber als ich am Sonntag aufwachte, war der pochende Kopfschmerz wieder da, und das Ziehen in meinen Gliedern war auch nicht wirklich besser geworden. Emilia, die als Erste nach mir sah, maß sofort erneut mein Fieber.

»38,9. Das ist weniger als gestern Morgen, man kann also sagen, dass es kleinschrittig besser wird«, sagte sie optimistisch. »Mehr Tee, mehr Brühe, mehr Schlaf.«

Ich lächelte sie matt von meinem Kopfkissen aus an. »Wenn ich irgendwann wieder auf den Beinen stehen kann, werde ich das alles wiedergutmachen, versprochen.«

»Du musst nichts gutmachen, Alica.« Sie stemmte die Hände in die Hüfte und wollte wahrscheinlich streng schauen. Ihre Mundwinkel zuckten dafür aber ein wenig zu weit nach oben. »Und jetzt Augen zu und weiterschlafen.«

Das versuchte ich auch. Wirklich. Krank zu sein nervte, und ich wollte das alles schnell hinter mich bringen. Aber jedes Mal, wenn ich die Augen schloss, sah ich Lio wieder an meinem Bett sitzen. Hörte seine warme Stimme, die von den Schweizer Alpen erzählte. Und spürte seine Finger auf meiner Haut, leicht wie eine Feder über meine Stirn streichen. Ich bekam es einfach nicht aus meinem Kopf, und das machte mich wahnsinnig.

Ansonsten war der Tag genau wie der Samstag. Ich wurde mit allem versorgt, was ich brauchte, und jede zweite Stunde sah einer meiner Mitbewohner nach mir. Sie richteten sogar eine Whatsapp-Gruppe ein und ließen mich so an ihren Gesprächen teilhaben, und ich musste grinsen, weil ich es so süß fand. Lio war ebenfalls in der Gruppe, aber er schrieb nichts. Ich bekam ihn auch den ganzen Tag nicht zu Gesicht, was meine Laune, die gegen Abend endlich etwas besser wurde, ein wenig schmälerte. Schlafen funktionierte auch nicht mehr so gut, weil mein Körper eigentlich ausgeruht war.

Als Emilia das nächste Mal den Kopf zur Tür reinsteckte, sah ich sie mit Hundeaugen an. »Mir ist langweilig. Hast du vielleicht Lust, ein wenig zu reden?«

Sie blieb wie angewurzelt in der Tür stehen. Ihre Hände krallten sich ein wenig fester in die Tür, und sie presste die Lippen zusammen.

Ich setzte mich ein wenig auf. »Sorry, wenn du so viel zu tun hast, will ich dich auch nicht aufhalten.«

»Eigentlich nicht, aber …« Sie seufzte schwer. »Ich habe ein wenig Angst … mich anzustecken.«

Ich nickte. »Klar. Natürlich.«

»Mehr als der Durchschnittsmensch, vielleicht«, fügte sie hinzu. Ich konnte ihr das schlechte Gewissen deutlich ansehen. »Hab in den letzten Jahren eine kleine Keimphobie entwickelt. Total bescheuert, ich weiß.«

»Ist es nicht!« Ich schlang die Arme um meine angezogenen Knie. Sie hatte Angst davor, krank zu werden – aber sie kümmerte sich schon den zweiten Tag wirklich rührend um mich. Sie kam in mein Zimmer, und klar, sie lüftete etwas mehr und trug eine Maske. Aber trotzdem. Ich lächelte. »Danke für alles, Emilia. Wirklich.«

Sie winkte ab, immer noch ein wenig zerknirscht. »Nicht dafür. Ich kann vielleicht die anderen fragen, ob sie …«

»Nein, schon gut. Eigentlich will ich auf keinen Fall einen von euch anstecken.« Ich griff nach meinem Handy, das schon wieder zwei Nachrichten von Viktoria anzeigte. »Ich schaue einfach ein paar Filme auf dem Handy.«

»Okay.« Emilia nickte zögerlich. »Schreib trotzdem, wenn du etwas brauchst.«

»Mach ich. Danke.«

Sie zog die Tür zu, und ich ließ mich seufzend zurück aufs Bett sinken. Ich hatte bisher gar nicht daran gedacht, dass ich die anderen hätte anstecken können. Auch Lio, der so nah an meinem Bett gesessen hatte. Ich verwarf den Gedanken, ihm zu schreiben, ob er mir wieder etwas vorlas. Es wäre wahrscheinlich eh unsinnig gewesen. Stattdessen scrollte ich durch die Netflix-App auf der Suche nach einem Film, der mir vielleicht beim Einschlafen half. Action? Comedy? Oder eine Dokumentation? Die gingen eigentlich immer, auch wenn ich wahrscheinlich ewig brauchen würde, eine zu finden, die ich noch nicht gesehen hatte.

Während ich nachdachte, öffnete ich die Nachrichten meiner Schwester. Eigentlich hatte ich ihr antworten wollen, ihr schreiben, dass ich krank und nicht zum Telefonieren aufgelegt war, aber genau wie die letzten Tage wollte sie nur wissen, ob es etwas Neues gab. Ob ich die Ausbildung durchhielt oder ob ich schon wieder auf gepackten Koffern saß, um nach Hause zu fahren.

Ich wusste, dass sie nur Scherze machte. Trotzdem ärgerte es mich, dass sie das immer wieder fragte. Als würde sie wirklich erwarten, dass ich zurückkam. Als wäre es nur eine Frage der Zeit. Wahrscheinlich dachten sie und meine Eltern tatsächlich so. Und das tat eigentlich ziemlich weh. Nicht nur, weil sie nicht an mich glaubten – sondern weil ich sie vermisste. Meine Mutter war da sowieso nicht der Typ für, aber mein Vater – normalerweise hätte er sich längst gemeldet, sich längst erkundigt, wie es mir ging. Er war immer mein Held gewesen, aber abgesehen davon, dass er rund um die Uhr arbeitete, war er auch vor allem eines: stur. Und ganz offensichtlich bestrafte er mich mit Schweigen dafür, dass ich nicht auf ihn gehört hatte. Dass ich, seiner Meinung nach, einen Fehler beging. Und er hatte diese Sturheit an mich vererbt. Gerade in diesem Moment wurde mir das erste Mal wirklich bewusst, dass ich genau das tat, was mich an ihm so ärgerte: Ich schmollte.

Es dauerte eine Weile, bis ich mich dazu überwinden konnte,

unseren Nachrichtenverlauf zu öffnen. Und dann noch mal eine Weile, bis ich es endlich schaffte, auf den Aufnahme-Button für eine Sprachnachricht zu drücken.

»Hey.« Meine Stimme klang kratzig, und ich räusperte mich. Damit er nicht hörte, wie es mir wirklich ging, schlug ich einen betont fröhlichen Ton an. »Ich wollte mich nur mal melden und sagen, dass es mir gut geht«, sagte ich. »Das mit der Ausbildung bekomme ich erstaunlich gut hin.« *Aber momentan haben sie mich auch noch nicht auf Patienten losgelassen.* »Und das Wohnheim ist auch nicht übel.« *Das war es schon, aber immerhin waren die Menschen hier nett.* »Oh, und du hattest recht: Hier in Berlin riecht es wirklich ab und zu nach Pipi. Aber nicht die ganze Zeit, wie du befürchtet hast. Eigentlich nur manchmal, wenn man zu nah an die Bahn rankommt.«

Was redete ich da eigentlich? Was wollte ich ihm überhaupt sagen?

Ich biss mir auf die Unterlippe und räusperte mich erneut. Eigentlich wollte ich ihm sagen, dass ich ihn vermisste, aber mein Stolz war zu groß. Er hatte sich nicht einmal gemeldet. Stattdessen machte ich den ersten Schritt auf ihn zu.

»Grüß Mama und Vicky«, fügte ich deshalb nur hinzu und schickte die Nachricht dann ab.

Geschafft. Irgendwie. Jetzt konnte ich nur warten, ob etwas zurückkam.

Ich öffnete wieder die Netflix-App und scrollte weiter, bis eine WhatsApp-Nachricht eintrudelte. Im ersten Moment dachte ich, dass mein Vater tatsächlich geantwortet hatte. Doch es war nur die Wohnheimgruppe: Marlon hatte einen Link geschickt. Stirnrunzelnd klickte ich darauf.

Im nächsten Moment lud die Seite, und dann blickten mir die Gesichter von Emilia und Marlon entgegen und strahlten mich an.

Ich musste lachen. »Was macht ihr denn da? Was ist das für eine Seite?«

»Twitch«, antwortete Marlon. Neben dem Bildschirm, auf dem ich die beiden sah, tauchte noch ein weiterer auf, der noch schwarz blieb. »Wir schauen jetzt einen Film. Und den streamen wir auf dem Bildschirm neben uns, damit du ihn auch sehen kannst.«

»Was?« Ich setzte mich wieder ein wenig auf.

Emilia lächelte verlegen. »Wir wollten nicht, dass du dich langweilst. Aber wir haben uns im Wohnzimmer versammelt, und es hat ein bisschen gedauert, bis wir den ganzen Mist angeschlossen haben. Müsste jetzt aber funktionieren, wenn wir den Film starten.«

Rührung flutete mich und konkurrierte mit dem Stich, dass meine Familie nie auf so etwas gekommen wäre. Ich schob den Gedanken beiseite. »Das klingt großartig. Was schauen wir denn?«

»*Prinzessin Mononoke*. Und es dürfte gleich bei dir klopfen.«

Das tat es fast genau in dieser Sekunde. Überrascht rutschte ich aus dem Bett und öffnete die Tür. Es war Filina, die mit zwei Popcornschüsseln vor mir stand. Sie reichte mir lächelnd die kleinere. »Wir sehen uns gleich im Home-Kino?«

»Ja.« Ich lächelte breit und spürte, wie meine Wangen vor Freude ganz warm wurden. »Danke. Wirklich.«

Sie winkte ab, bevor sie mit der großen Schüssel Popcorn zurück ins Wohnzimmer schlurfte. Ich beeilte mich, wieder ins Bett zu kommen, kuschelte mich in meine Decke und platzierte das Popcorn neben mir und das Handy auf meinen Knien.

»Ready?«, fragte Marlon. Die drei hatten sich auf der Couch zusammengequetscht.

Bevor ich antworten konnte, war Lios Stimme aus dem Off zu hören: »Hey, was macht ihr denn hier?«

Emilia blickte überrascht auf. »Wir wussten gar nicht, dass du hier bist.«

»Gerade zurückgekommen.« Er lehnte sich über die Kamera, und ich sah sein breites Grinsen. »Oh, hallo Alica. Wird das ein Film-Stream?«

»Wird es.« Filina schob ihn aus dem Weg. »Setz dich dazu, oder mach dich vom Acker.«

Er lachte irgendwo hinter der Kamera, bevor er sich ebenfalls auf die Couch quetschte. Die anderen protestierten, und es sah auch wirklich eng aus, aber das brachte ihn überhaupt nicht aus der Ruhe. Er griff nach der Popcornschüssel, zwinkerte mir zu und richtete den Blick nach vorn.

Und ich? Ich grinste dümmlich. Weil sich das tatsächlich nicht mehr anfühlte, als wäre ich allein. Ich lehnte mich an die Wand hinter mir, steckte mir Popcorn in den Mund und genoss den Film mit meiner Wohnheimfamilie. Er war wirklich wunderschön, und deshalb schauten wir danach noch einen weiteren Film aus dem gleichen Animationsstudio. Irgendwann während des zweiten Filmes musste ich wohl eingeschlafen sein, denn als ich mitten in der Nacht in meinem dunklen Zimmer erwachte, war der Stream beendet. Ich schmunzelte, stellte das Popcorn aus dem Bett und drehte mich wieder um.

Diesmal schlief ich bis zum Morgen durch, und als ich aufwachte, fühlte ich mich tatsächlich um einiges besser. Ich stand auf und ging duschen, um mich für die Schule fertig zu machen. Denn obwohl ich mich noch etwas wackelig auf den Beinen fühlte, wollte ich die auf keinen Fall verpassen.

Emilia machte mir allerdings einen Strich durch die Rechnung, als sie kurz darauf, während ich mich anzog, plötzlich mit dem Fieberthermometer in meinem Zimmer stand und einen strengen Blick aufgesetzt. »38,4«, sagte sie, nachdem ich sie widerwillig hatte messen lassen. »Du bleibst heute noch zu Hause.«

»Was? Aber ich will nichts verpassen.«

»Wir bringen dir alles, was im Unterricht kommt. Aber wenn du das hier verschleppst, wirst du dich noch ewig schlecht fühlen. Ganz abgesehen davon, dass du vielleicht noch jemanden ansteckst.«

Das letzte Argument zog tatsächlich besser als der Rest. Meine

Schultern sackten nach unten. »Aber nur heute, okay?«, murrte ich.

Emilia lächelte zufrieden. »Das sagt das Thermometer morgen.«

Als ich mich knurrend auf die Bettkante fallen ließ, schien sie doch ein wenig Mitleid zu bekommen. Sie lehnte sich in den Rahmen und meinte: »Du kannst dich heute ja ein wenig bewegen. Spazieren gehen zum Beispiel, um deinen Kreislauf wieder in Schwung zu bringen. Aber nicht mehr, klar?«

»Ja, Mama.« Ich grinste, und sie tat es mir gleich, bevor sie mir zum Abschied winkte und die Tür wieder schloss. Seufzend kroch ich wieder unter die Bettdecke und machte mir eine Dokumentation über unheimliche Kulte an.

Es war noch langweiliger als am Vortag, weil ich mich tatsächlich um einiges besser fühlte. Ich stand mehrmals auf, um mir Cornflakes zu holen oder um mal im Wohnzimmer meine Dokus weiterzuschauen, einfach für einen Tapetenwechsel. Irgendwann fing ich sogar an, eines von den Puzzles zu machen, die in den Schränken lagen. Aber als ich nicht einmal den blauen Rand zusammenbekam, gab ich es wieder auf und schob die Teile zurück in die Verpackung.

Gegen Nachmittag wurde es mir zu viel, also packte ich mich im Zwiebellook ein und verließ das Wohnheim. Die anderen konnten schließlich nichts dagegen sagen, wenn ich sie von der Schule abholte. Weil es dafür noch ein wenig zu früh war, schlenderte ich sehr langsam in Richtung des Sankt Alex. Nach ein paar Metern merkte ich bereits, dass eine höhere Geschwindigkeit sowieso nicht drin gewesen wäre. Die zwei Tage im Bett hatten mich tatsächlich ziemlich ausgelaugt.

Ich brauchte mehrere Pausen auf Parkbänken, bis ich es endlich zum Krankenhaus schaffte. Ein Blick auf die Uhr sagte mir, dass es immer noch eine halbe Stunde dauerte, bis die anderen Schluss hatten. Also suchte ich mir eine freie Bank auf dem Platz vor dem Alex und setzte mich schnaufend darauf.

Himmel, da hatte ich mir tatsächlich ganz schön was vorgenommen. Während ich die Menschen vom Frühdienst beobachtete, die gerade ihren Arbeitsplatz verließen, musste ich mehrfach tief durchatmen. Unwillkürlich fragte ich mich, ob die anderen dazu bereit sein würden, sich meinem langsamen Tempo anzupassen. Und ob es für Lio genauso komisch sein würde, mich nach dieser Sache in meinem Zimmer zu sehen?

Ich schüttelte den Kopf. Wo kam *der* Gedanke denn jetzt auf einmal her? Offenbar reichte es nicht, dass er mich gestern schon den ganzen Tag gequält hatte. Auch jetzt spürte ich wieder das Prickeln seiner Berührungen auf meiner Stirn, und es wanderte durch meinen ganzen Körper, bis runter in meine …

»Hey, du bist doch das Aufzugmädchen.«

Ich schreckte zusammen, als neben mir plötzlich eine Stimme erklang. Und als ich den Kopf hob und sah, dass es Felix war, der da grinsend neben mir stand, legte mein Herz direkt einen Marathon hin. *Shit. Wie sah ich aus?*

»Hey.« Ich zwang mich zu einem Lächeln. »Unter dem Namen bin ich jetzt also abgespeichert?«

Er zuckte mit den Schultern. »Kenne ja deinen richtigen nicht.«

»Alica«, gab ich zurück.

»Felix«, antwortete er. Das wusste ich natürlich, aber ich ließ es mir nicht anmerken. Stattdessen fuhr ich mir hoffentlich unauffällig durch die Haare, um sie zu ordnen.

»Also, als ich noch in der Ausbildung war, ging der Unterricht immer bis um drei.« Er sah auf seine Armbanduhr, und mein Blick fiel auf seine muskulösen Arme.

Himmel, der Typ war wirklich heiß.

»Es ist aber erst Viertel vor«, sagte er. »Schwänzt du etwa? So wird das nichts mit dem Job.«

Ich lachte auf. »Schwänzen ist nicht mein Ding. Ich bin krank, habe es aber nicht mehr zu Hause ausgehalten. Deswegen wollte ich meine Freunde von der Schule abholen.«

»Ah, verstehe.« Er blickte etwas prüfend auf mich herab und

fügte dann schmunzelnd an: »Und dir ist die Puste ausgegangen?«

Ich grinste. »So in etwa.« Wie ich so sein hübsches Gesicht betrachtete, fragte ich mich, warum er sich nicht an mich erinnerte, obwohl ich doch das letzte Jahr ständig an ihn hatte denken müssen. Und warum es auf einmal ein wenig einfacher war, mit ihm zu reden. Das zumindest war eine gute Sache, oder?

»Na, dann viel Spaß noch beim Warten.« Er hob die Hand zum Abschied und ging an der Bank vorbei. Dann drehte er sich aber noch mal um und hakte im Gehen nach: »Schon die Infos zu den ersten Praxiseinsätzen bekommen?«

»Ende der Woche, wahrscheinlich.«

»Na dann.« Mehr sagte er nicht. Nur *»Na dann«*, aber mein Herz machte trotzdem einen Hüpfer. Ich blickte ihm noch nach, bis er hinter einer der Häuserecken verschwunden war, und bekam das Lächeln gar nicht mehr aus dem Gesicht.

Als es gegen Unterrichtsende ging, stand ich wieder von meiner Bank auf, um zur Schule zu schlendern. Meine Energie war schlagartig zurückgekehrt, und das sahen die anderen wohl auch, als sie aus dem Gebäude kamen.

»Ich habe deinen Rat mit dem Spaziergang angenommen«, sagte ich fröhlich zu Emilia, die sofort den Kopf schüttelte.

»Ganz schön weit, aber in Ordnung. Hat es denn was geholfen?«

»Allerdings.« Ich kicherte in mich hinein. »Ich habe gerade Felix vor dem Krankenhaus getroffen und mit ihm gesprochen.«

»Uuuh«, machte Marlon amüsiert. »Dann hat es sich ja mehr als gelohnt.«

Ich nickte und sah erst zu Filina, die anerkennend nickte, und dann, ganz langsam, zu Lio. Er war als Letzter aus dem Gebäude gekommen, die Hände wie immer in die Hosen gesteckt, und strahlte mich jetzt an. Kein Anzeichen von Unsicherheit, wie ich sie gespürt hatte. Kein Anzeichen, dass er überhaupt noch an seine Berührungen dachte – weil er es wahrscheinlich auch nicht tat. Weil ich mal wieder mehr interpretierte, als es mir guttat.

Marlon hakte sich bei mir unter, und ich war froh über die Ablenkung. »Komm, bringen wir dich zurück ins Wohnheim, bevor Emilia noch einen Anfall bekommt, weil du dir zu viel zumutest.« Er grinste mich an. »Und auf dem Weg erzählst du uns ALLES über dein Gespräch mit Felix.«

Kapitel 18

ALICA

Die Erkältung hielt sich hartnäckig. Ich diskutierte zwar jeden Morgen beim Fiebermessen mit Emilia, aber im Endeffekt hörte ich immer auf sie und wanderte zurück ins Bett. Sie hatte nun einmal recht, und irgendwie freute es mich auch, dass sich jemand so um mich kümmerte und mich umsorgte, wie es nicht einmal meine Eltern für mich getan hatten.

Immerhin wurde mir nicht langweilig, denn ich vertrieb mir die Tage damit, den Unterrichtsstoff vom Vortag zu lesen, den Emilia mir jeden Nachmittag pflichtbewusst überreichte. Sie hatte ihre Abschriften nicht einfach kopiert, sondern fein säuberlich abgeschrieben, damit ich auch wirklich alles lesen konnte. Es war so rührend, dass ich sie jedes Mal hatte umarmen wollen, aber ihrer Keimphobie zuliebe hatte ich mich zurückgehalten.

Meine täglichen Spaziergänge zur Schule, um die anderen abzuholen, wurden mit jedem Tag leichter. Felix sah ich leider nicht mehr. Trotzdem war ich froh, als ich am Freitag endlich das Go meiner persönlichen Krankenschwester bekam und wieder mit zur Schule gehen durfte. Und dass ich den Praxistag nicht verpasste.

Nachdem Luna mich kurz beiseitegenommen hatte, um sich zu erkundigen, ob ich Hilfe mit dem Stoff brauchte – was ich glücklicherweise verneinen konnte –, teilte sie uns wieder in zwei Gruppen ein. Während eine Gruppe Plastikorgane in eine lebensgroße Puppe sortierte, durfte unsere Gruppe zuerst in den Pflegeraum, wo bereits Dokumentationsmappen und eine Reihe abgelaufener Medikamente auf uns warteten.

Wie letztes Mal tat ich mich mit Emilia zusammen. Wir

schnappten uns die Dokumentationsmappe von der fiktiven Patientin Maria Müller und zogen uns in eine Ecke zurück.

»Das ist die Anwendung von den Sachen, die ich dir am Dienstag vorbeigebracht habe.« Emilia setzte sich mit durchgedrücktem Rücken auf den Stuhl mir gegenüber und lächelte. »Erinnerst du dich an die R-Fragen?«

»Und ich dachte, Luna ist hier die Lehrerin«, gab ich grinsend zurück.

Emilia winkte nur ab und bedachte mich dann mit einem ungeduldigen Blick.

Also hob ich die Hände und zählte an den Fingern ab: »Richtiger Patient. Richtiger Tag. Richtige Zeit. Richtige Darreichungsform. Richtige Dosierung.« Ich war selbst überrascht, dass mir das so leicht über die Lippen kam.

Emilia schien sich ebenfalls zu freuen, denn sie klatschte in die Hände. »Perfekt«, kommentierte sie.

»Das ist nur, weil ich deine großartigen Mitschriften hatte.«

»Ach, Unsinn«, widersprach sie.

Ich legte die Hände zwischen uns auf den Tisch. »Ernsthaft. Ohne dich wäre mir in den letzten Tagen die Decke auf den Kopf gefallen. Auch ohne die anderen, aber ganz besonders ohne dich.«

Emilia erwiderte meinen Blick eine Spur überrascht. »Das … freut mich.« Ich sah, wie ihre Schultern ein wenig einsanken, aber das Lächeln konnte sie nicht ganz unterdrücken. »Ich wollte dir auch nicht zu sehr auf die Pelle rücken. Aber ich fand es immer schön, wenn sich jemand um mich gekümmert hat, wenn ich krank war. Es ist gut, zu wissen, dass jemand da ist, wenn man sich eigentlich schwach und allein fühlt.«

Das traf es ziemlich genau. Also nickte ich langsam. »Das stimmt. Das war wirklich schön. Und um ehrlich zu sein, war es auch erst das zweite Mal.« Ich sagte es schnell, als müsste ich ein Pflaster abreißen, und sofort starrte Emilia mich entgeistert an.

»Was?«

»Dass sich jemand so um mich gekümmert hat, wenn ich

krank war.« Ich zog die kleine Schüssel mit den verschiedenen Medikamentenpackungen zu mir heran, um Maria Müllers Medikamente zu richten. »Meine Eltern haben mich früher immer eher allein gelassen, wenn ich krank war. Das war auch ganz schön, weil dann mal niemand was von mir verlangt hat. Aber na ja … das die letzten Tage war trotzdem schöner.«

»Nicht mal, als du ein Kind warst?« Emilia wirkte ehrlich erschüttert.

Ich versuchte, es mit einem Lachen abzutun. »Einmal hat mein Dad sich um mich gekümmert, als ich krank war, aber sonst nicht, nein. Aber das war nicht so schlimm, wie es sich anhört! Ich hatte trotzdem alles, was ich brauchte.«

»Außer Fürsorge«, murmelte Emilia. Noch in derselben Sekunde riss sie die Augen auf. »Sorry, so war das nicht gemeint, es ist nur …«

»Schon gut.« Ich pulte in der Medikamentenpackung, um zu kaschieren, dass meine Hände zitterten. Ihre Worte hatten mich härter getroffen, als ich gedacht hätte. »Es ist nicht so, dass meine Eltern mich nicht lieben. Oder es damals nicht taten. Denn das tun sie. Sie wissen nur manchmal nicht, wie sie es ausdrücken können.«

Emilia nickte langsam, und wir konzentrierten uns wieder auf die Medikamente vor uns. Ich brauchte ein bisschen Hilfe von ihr, und es dauerte auch eine ganze Weile, aber irgendwann hatten wir die gefühlt Tausende Tabletten von Maria Müller richtig einsortiert.

Seufzend blickte ich zu Emilia auf. »Die arme Frau muss echt eine Menge schlucken.«

Sie nickte, den Blick auf das fiktive Geburtsdatum gerichtet. »Und das mit gerade einmal Ende dreißig. Schlimm.«

»Ja. Ich meine … da braucht man doch keine Mahlzeiten mehr zwischendurch. Die Medikamente machen auch so satt.«

Emilia prustete in ihre Hand. »Die Arme«, sagte sie, aber sie klang viel zu amüsiert, um wirklich Mitleid mit unserer fiktiven

Patientin zu haben. Als sie den Kopf hob, funkelte etwas in ihren Augen. »Was glaubst du, wie es da drüben läuft?«

Ich folgte ihrem Blick zu Marlon, der gerade mit Dennis an einem der Betten stand und ihm eine Infusion anschloss, die natürlich nicht wirklich in den Arm unseres Mitschülers lief. Meine Mundwinkel wanderten nach oben, als Dennis mit einem ruhigen Lächeln irgendetwas erklärte und Marlon über ihm immer hektischer wurde. War das etwa ein roten Schleier auf seinen Wangen?

»Er sieht aus, als würde er definitiv gut klarkommen«, witzelte ich.

Emilia lachte. »Das tut er ganz eindeutig.«

Als wir mit den beiden die Plätze tauschten, sah Marlon Hilfe suchen zu mir. Da ich aber wirklich nicht wusste, wie ich ihm bei dieser Sache helfen sollte, klopfte ich ihm im Vorbeigehen nur auf die Schulter. *Sorry, Kumpel, ich weiß selbst nicht, wie ich mein Liebesleben ordnen soll.*

Der Gedanke ließ mich nicht mehr los, nicht, als wir mit den Infusionen übten, und auch nicht, als unser Lehrer Roman uns an einer Puppe erklärte, wie man einen Zugang zog. Warum hielt mich das so fest? Ich hatte schließlich kein Liebesleben, um das ich mich sorgen musste. Die Sache mit Felix war noch kilometerweit entfernt, und Lio … Wieso dachte ich in so einer Situation eigentlich an Lio? Wir waren Freunde. Mehr nicht.

Gegen Mittag wechselten wir mit denen, die in der Klasse zurückgeblieben waren. Lio und Filina schienen sich wirklich zu amüsieren, als sie uns auf dem Flur entgegenkamen.

»Wir haben die Leber und den Magen vertauscht«, gestand Filina. »Ihr stellt euch sicher besser an.«

»Hoffentlich, denn das ist wirklich peinlich«, gab Emilia brummend zurück.

Lio klopfte mir im Vorbeigehen auf die Schulter, und als ich fragend zu ihm aufsah, leuchteten seine Augen. »Luna hat uns verraten, dass wir am Ende des Tages unsere Praxiseinsätze bekommen. Ich hab den Zettel schon auf dem Pult liegen sehen.« Er zwinkerte, und in mir wallte Nervosität auf.

Die Praxiseinsätze. Klar. Durch die Erkältung hatte ich schon wieder fast vergessen, dass heute Freitag war. Und dass wir heute endlich erfahren würden, auf welcher Station wir nächste Woche aushelfen durften.

Meine Hände kribbelten, als ich in den Klassenraum trat. Tatsächlich konnte ich die Liste auf dem Pult liegen sehen. Aber mehr, als den Hals recken, konnte ich nicht, ohne dass es zu auffällig war. Denn Luna saß am Tisch und lächelte uns entgegen.

Ruhig Blut, du wirst es später erfahren, mahnte ich mich selbst in Gedanken. Aber hibbelig war ich trotzdem fast den ganzen Nachmittag, auch wenn mich die Übungen ein wenig ablenkten. Tatsächlich hatte Emilia recht – die Organe zu vertauschen, war an der Puppe wirklich schwierig. Alles hatte seinen festen Platz und passte eigentlich gar nicht irgendwo anders hin.

»Die müssen echt alles zusammengequetscht haben, um die Organe zu vertauschen«, sagte sie, während sie zielgerichtet Leber, Niere, Herz und Magen verteilte.

Ich schmunzelte nur in mich rein. »Ohne deine Hilfe hätte ich das wahrscheinlich auch fertiggebracht. Nein, ich hätte wahrscheinlich ALLE Organe falsch herum reingemacht.«

»Situs inversus.«

»Was?«

Sie sah von der Organpuppe auf und schenkte mir ein kurzes Lächeln. »So nennt man das im Fachjargon, wenn alle Organe auf der gegenüberliegenden Seite liegen.«

»So etwas gibt es in echt?!«

»Allerdings.«

Ich schüttelte den Kopf. »Du weißt wirklich alles.«

»Nicht alles«, konterte sie, aber ihre Augen funkelten. »Aber ich arbeite daran.«

Nachdem wir alle genug Zeit hatten, uns mit den Organen zu beschäftigen, ging Luna noch einmal die Funktion jedes einzelnen Teils durch. »Das ist wichtig für die Klausur, die ihr nach eurem ersten Praxiseinsatz schreibt. Also lernt das gut«, sagte sie, bevor sie uns in eine kurze Pause entließ.

Meine Schultern sackten ein. Dinge auswendig lernen. Damit wären wir wieder bei meinem Erzfeind angekommen. Hoffentlich bekam ich das besser hin als in der Schule.

Nach und nach strömten nun auch die anderen zurück in die Klasse.

»Hat sie schon was gesagt?«, wollte Filina neugierig wissen.

Ich schüttelte den Kopf. Langsam stieg meine Nervosität wieder, auch wenn ich versuchte, mir einzureden, dass alles gut werden würde. Ich konnte tauschen. Oder Felix einfach beim nächsten Einsatz sehen. Oder ihn immer wieder draußen abpassen, bis wir uns endlich mal etwas länger unterhalten konnten. Alles easy.

Aber das war es natürlich nicht. Das spürte ich bis in meine Zehen, als Luna mit einem Stapel Blätter in der Hand vor ihr Pult trat.

»Ich weiß, dass ihr schon ganz begierig darauf seid, eure Einsätze zu erfahren, deshalb will ich euch nicht weiter auf die Folter spannen.« Sie hob die Zettel. »Hier drauf findet ihr eure Einsätze und die Informationen zu euren Stationen, inklusive der Namen eures Praxisanleiters und aller wichtigen Nummern, die ihr brauchen könntet. Bei Fragen könnt ihr euch natürlich auch jederzeit an mich wenden.« Sie begann, quälend langsam die Zettel zu verteilen, während sie weiterredete: »Euer erster Einsatz wird etwas über eine Woche dauern. Im Gegensatz zur normalen Pflegeausbildung werden eure Einsätze kurz gehalten und nur die Sachen beinhalten, die wir schon in der Theorie durchgekaut haben. So stellen wir sicher, dass ihr alles gut wiederholen könnt und nicht mit wochenlangem Bettenmachen und Blutdruckmessen betraut werdet, statt wirklich zu lernen.« Luna zwinkerte mir zu und legte den Papierbogen auf meinem Tisch ab, bevor sie weiterging.

Ich hielt die Luft an, während ich auf den Zettel runterblickte.

In fett gedruckten Buchstaben stand darauf: »Station 3B, Kinder- und Jugendpalliativstation«.

Kinderpalli. Nicht Erwachsenenonko. Als ich die Luft entweichen ließ, sah Emilia zu mir rüber.

»Mist«, murmelte sie. Ein Blick auf ihren Zettel sagte mir, dass sie auf der Kinderonkologie gelandet war. Auch nicht das Richtige.

»Yes!«

Der Jubel ließ uns zu Lio herumfahren, der sich gerade in seinem Stuhl zurücklehnte und die Arme in die Luft reckte. Er strahlte über das ganze Gesicht, und Luna, die schon wieder auf dem Weg nach vorn gewesen war, sah ihn über ihre Schulter hinweg überrascht an.

»Da scheint sich ja jemand über seinen Einsatz zu freuen«, sagte sie.

»Überhaupt nicht«, erwiderte Lio mit einem breiten Grinsen. »Ich würde gern tauschen.«

Sein Blick wanderte zu mir, und er wackelte mit den Augenbrauen. Sofort war das Kribbeln in meinem Bauch wieder da. Er hatte die Erwachsenenonko bekommen. Und er wollte tauschen. Ich würde auf die Station von Felix kommen!

In meinem Magen stiegen kleine Seifenbläschen auf.

Luna schien sehr verwirrt über die missverständlichen Signale, aber sie zuckte mit den Schultern. »Tauschwünsche könnt ihr am Ende der Stunde an mich richten. Ich gebe sie dann an die jeweiligen Stationen weiter. Sie wissen allerdings bereits seit gestern, dass ihr kommt, ihr solltet euch also direkt heute vorstellen und euch eure Arbeitszeiten abholen. Die Stationen haben euch für acht Tage eingeteilt, an den anderen zwei Tagen habt ihr Blockunterricht in den Vorlesungssälen. Und jetzt dürft ihr erst mal alles zu euren Stationen lesen und Fragen stellen, wenn es welche gibt.«

Auf dieses Signal hin sprang Lio auf und kam mit breitem Grinsen zu mir rübermarschiert. Wir tauschten die Papierbögen, und ich begann mit glühenden Wangen, die Informationen darauf zu lesen. Ich wusste natürlich, was mich auf der Onko erwartete, aber ich versuchte trotzdem, jede Info genaustens aufzunehmen. Ein paar der Mitschüler stellten Fragen, aber ich war zu aufgeregt, um überhaupt an welche zu denken.

Nach der Stunde gingen Lio und ich nach vorn, um unseren Tauschwunsch mit Luna zu besprechen.

Sie nickte ihn ab, ermahnte uns aber noch einmal: »Denkt daran, dass ihr trotzdem noch auf die Station kommen könnt, die ihr jetzt abgewählt habt. Die Einsätze sollen ausgeglichen zwischen Onko und Palliativstation sein.«

»Kein Problem.« Lio lehnte sich auf meine Schulter, und aus irgendeinem Grund spürte ich die Berührung ganz besonders deutlich auf meiner Haut.

Damit er mein Schaudern nicht bemerkte, schlug ich gespielt amüsiert seine Hand weg. »Wir haben kein Problem mit den Stationen, wir wollten nur … zuerst auf unsere Wunschstationen. Um zu sehen, ob es wirklich etwas für uns ist.«

»Verstehe.« Luna lächelte und machte einen Vermerk auf ihrer Liste. Damit waren wir wohl entlassen.

Auf dem Weg zurück nach hinten sagte ich leise zu Lio: »Danke. Ich schulde dir was.«

»Ach was. Alles für die Liebe. Also, die Liebe von anderen.« Er lachte und boxte mir freundschaftlich in die Seite, bevor er sich wieder auf seinen Stuhl fallen ließ.

Ich versuchte, den leichten Stich zu ignorieren, den mir diese Worte versetzten. Ich hatte doch jetzt, was ich wollte. Und ich freute mich ehrlich darüber.

Filina, die sich an unseren Tisch gestellt hatte, schüttelte den Kopf. »Nur um es mal gesagt zu haben: Hätte Lio nicht mit dir getauscht, hätte ich es getan. Aber so ist es mir auch recht.« Lächelnd hob sie den Papierbogen in ihrer Hand, auf dem auch »Erwachsenenonkologie« stand.

Leichtigkeit stieg in mir auf. »Das heißt, wir haben den Einsatz zusammen?«

Als sie nickte, machte ich einen kleinen Luftsprung. »Das ist toll! Wollen wir dann gleich nach dem Unterricht auf die Station gehen und unseren Dienstplan abholen?«

»Auf jeden Fall.«

»Perfekt.« Ich senkte den Blick wieder auf den Bogen, den Lio mit mir getauscht hatte.

Das konnte spannend werden.

Kapitel 19

ALICA

Das Herz schlug mir bis zum Hals, als die Aufzugtüren sich öffneten und den Blick freigaben auf die großen automatischen Flügeltüren mit dem Milchglas.

»Erwachsenenonkologie«, las ich mit einem leichten Zittern in der Stimme vor, und Filina nickte.

Sie hatte ein Funkeln in den Augen. Vorfreude. Aber sie strahlte auch eine gewisse Sicherheit aus, wie ich bewundernd feststellte – weil ich die wirklich überhaupt nicht verspürte.

Jetzt, wo wir mit großen Schritten auf die Station zugingen, auf der wir die nächsten zwei Wochen arbeiten würden, stieg wieder Angst in mir auf. Vorfreude, ja, aber eben auch Panik. Was, wenn sich alle meine Befürchtungen bewahrheiteten? Wenn ich in der Praxis merkte, dass ich das alles nicht konnte? Dass ich die Ausbildung abbrechen und nach Hause zurückkriechen musste, nach allem, was passiert war? Nach allem, was ich meinem Dad an den Kopf geworfen und zu meiner Schwester gesagt hatte?

»Es wird alles gut«, sagte Filina leise. Sie hatte die Hand schon an der Türklinke, schenkte mir aber noch ein aufmunterndes Lächeln. »Wir stellen uns nur kurz vor und holen unsere Dienstpläne ab.«

Da konnte eigentlich nichts schiefgehen, oder?

Ihr zuversichtlicher Blick sprach Bände, und ein paar Sekunden schaffte ich es tatsächlich, ihm zu glauben. Zu vertrauen, dass alles irgendwie gut gehen würde.

Und dann war der Moment wieder vorbei.

Filina drückte die Tür zur Station auf, und augenblicklich schlug uns ein unheimlicher Lärm entgegen. Rufe von Schwestern, Anweisungen von Ärzten, ein durchdringender Alarmton, der so schrill war, dass ich mich völlig desorientiert fühlte.

Wir blieben wie angewurzelt stehen und starrten in den Flur der Station hinein. Zweimal rannten Schwestern an uns vorbei, die uns nicht beachteten, und ich traute mich nicht, mich auch nur einen Zentimeter zu bewegen.

»Vielleicht ist das nicht der beste Moment«, hörte ich irgendwann Filina sagen. Sie klang ernst, aber längst nicht so erschüttert, wie ich mich fühlte. »Vielleicht sollten wir später wiederkommen.«

»Ja«, gab ich zurück, ein Klingeln hatte in meinen Ohren eingesetzt.

Und dann war es plötzlich vorbei.

Wie auf Kommando verstummten die Geräte und die Stimmen, und auf einen Schlag war es beinahe gespenstisch still. Filina und ich warfen uns einen kurzen, überraschten Blick zu, und im nächsten Moment ging vor uns eine der Patiententüren auf. Mir wurde klar, dass die ganzen Geräusche von da gekommen waren, als zwei Ärzte und dann mehrere Schwestern herauskamen. Als ich ihr Gesicht sah. Die Enttäuschung, den Frust, wie besiegt sie wirkten, und mir stellten sich die Nackenhaare auf.

Einer der Ärzte drehte sich noch mal um. »Gibst du den Angehörigen Bescheid, Felix?«

Und dann kam Felix aus dem Zimmer. Mein Körper fühlte sich wie elektrisiert an, aber das Gefühl flaute gleich wieder ab, als ich seine Haltung bemerkte. Seine Schultern hingen nach unten, und der Ausdruck auf seinem Gesicht ließ mir das Blut in den Adern gefrieren.

»Ich ruf sie an«, murmelte er und zog die Tür hinter sich zu.

Einen winzigen Moment begegneten sich unsere Blicke. Es war nur flüchtig, weil er sich unmittelbar abwandte und auf dem Gang verschwand, aber die Erkenntnis traf mich bis ins Mark.

In diesem Zimmer war gerade jemand gestorben.

»Kann ich euch helfen?«

Ich riss mich von der Tür los. Vor uns stand eine Frau in den Vierzigern. Sie trug ebenfalls einen Kasack und hatte die Fäuste in die Hüften gestemmt. Weil ich kein Wort über die Lippen brachte, sagte Filina: »Mein Name ist Filina, und das ist Alica. Wir haben ab Montag unseren Praxiseinsatz hier. Eigentlich wollten wir nur unsere Dienstpläne abholen und uns kurz vorstellen, aber wir können auch zu einem günstigeren Zeitpunkt wiederkommen …«

»Schon gut.« Die Frau winkte ab. »Es ist jetzt eh … vorbei.«

Vorbei. Weil der Patient tot war.

Plötzlich fühlte sich mein Hals unglaublich eng an. Ich bekam nur noch am Rande mit, dass die Frau die Stationsleitung war. Ihren Namen vergaß ich sofort wieder. Ich folgte ihnen wie auf Autopilot, und auch die Gespräche und das Lachen der beiden hörte ich wie durch einen Tunnel. Sie erzählte etwas von Station, und ich merkte auch, wie sie mir einen Dienstplan in die Hand drückte. Aber die Realität kam erst langsam zurück, als Filina und ich schon wieder auf dem Weg nach draußen waren. Als sich die Stationstür hinter uns schloss, hatte ich das Gefühl, das erste Mal wieder richtig durchatmen zu können.

»Alles in Ordnung?« Filina warf mir einen besorgten Blick zu. »Du warst so still da drin.«

»Ja.« Meine Stimme klang seltsam gedehnt. »Aber das … das war irgendwie krass, oder?«

Sie nickte. »Der arme Patient. Die armen Angehörigen.« Filina seufzte, dann schien das Thema für sie erledigt zu sein. Sie steckte das offensichtlich ganz gut weg, und ich glaubte auch zu verstehen, warum. Filina hatte Krankenhauserfahrung. Sie hatte so etwas schon mal erlebt, weil es hier wahrscheinlich zum Alltag gehörte.

Aber für mich nicht. Mir stockte immer noch der Atmen, wenn ich daran zurückdachte.

Ich bemühte mich, eine normale Miene aufzusetzen, mich mit ihr zu unterhalten, aber es kam mir so unendlich schwer vor. Ich war richtig erleichtert, als Filina im Erdgeschoss des Alex meinte: »Ich hole mir noch einen von diesen tollen Kaffees aus der Kantine. Willst du auch einen?«

»Nein«, wehrte ich schnell mit einem hoffentlich glaubhaften Lächeln ab. »Ich muss noch ein paar Dinge erledigen und würde schon ins Wohnheim zurück, wenn das okay ist.«

»Klar.« Filina blieb im Eingang des Sankt Alex stehen und bedachte mich mit einem durchdringenden Blick. »Bist du sicher, dass du okay bist?«

»Alles in Ordnung, keine Sorge«, gab ich lachend zurück. »Wir sehen uns heute Abend.« Und dann floh ich mit einem letzten Winken nach draußen.

Direkt vor dem Krankenhaus rang ich nach Luft, und meine Sicht verschwamm vor Tränen. Wie stand man so etwas durch? Wie ging man mit so etwas um? Mein Herz beruhigte sich nur langsam, dabei hatte ich den Patienten nicht einmal gekannt. Ich war froh, dass mein Atem mit jedem Schritt normaler ging, aber der Schreck saß noch tief.

Konnte ich das wirklich?

Die Zweifel waren schlagartig so präsent, dass ich das dringende Bedürfnis spürte, mit jemandem zu reden. Nicht unbedingt darüber, wie viel Angst ich hatte, zwangsläufig irgendwann einen Patienten zu verlieren, aber … Gott, ich wollte eine beruhigende Stimme hören. Aber was würden meine Klassenkameraden sagen, wenn ich mit ihnen darüber sprach, dass mich so etwas schon völlig aus dem Konzept brachte? Würden sie denken, dass ich für die Ausbildung ungeeignet war, wie meine Familie?

Ich war schon fast am Wohnheim, als ich das Handy aus der Tasche zog. Viktoria hatte mich in den letzten Tagen immer wieder angerufen, das letzte Mal gestern Abend. Sie war nicht der empathischste Mensch, aber es war besser als nichts. Also drückte ich den grünen Hörer und stemmte die schwere Eingangstür auf.

»Alica?« Vickys Stimme war beinahe etwas schrill.

»Du hast angerufen«, gab ich zurück. Als ich die Treppe hinaufstieg, legte ich eine Hand auf meine Brust. Wie um sicherzugehen, dass mein Herz wieder normal schlug – und das tat es tatsächlich.

»Das könntest du tatsächlich auch ab und zu machen, du treulose Tomate«, brummte meine Schwester, und – Gott – das half. Krankenhausdrama gegen das Drama zu Hause auszutauschen, half tatsächlich.

Meine Mundwinkel verzogen sich beinahe zu einem Lächeln. »Sorry, es war so viel los. Was gibt es denn?«

Sie seufzte ergeben, was wohl hieß, dass sie mir nicht böse war. In dieser Familie musste man nehmen, was man kriegen konnte. »Kommst du nächstes Wochenende?«

Die Frage kam so unvermittelt, dass sich mir erst einmal die Nackenhärchen aufstellten. Erst mit etwas Verspätung fiel mir wieder ein, was für ein Datum wir kommendes Wochenende hatten. »Zu deinem Geburtstag?«

»Natürlich zu meinem Geburtstag.« Sie lachte. »Familienessen, wie jedes Jahr. Ich wollte nur sichergehen, dass du es nicht vergisst.«

Wie hätte ich das vergessen können? Das war ein Ritual unserer Familie, seit ich ganz klein gewesen war. Nur meine Mom, mein Dad, Vicky und ich. Immer an unserem Geburtstag gab es ein Essen mit unseren Lieblingsspeisen, egal, was wir uns wünschten. Nur die enge Familie. Nur wir. Aber aus irgendeinem Grund war ich nicht sicher gewesen, ob ich dieses Jahr wirklich eingeladen war, und das ließ meinen Hals wieder eng werden.

»Ich will dich dabeihaben, okay?«

Ich wusste nicht, warum, aber die plötzliche Wärme in Vickys Stimme ließ mich weich werden. Sie klang ungewöhnlich ernst. »Bitte«, fügte sie an. »Du schläfst bei mir in der Wohnung, nicht zu Hause. Wenn du kommst, ist vielleicht mal einen Tag nicht so düstere Stimmung. Du musst ihnen ja nicht sagen, dass du zurückkommst. Aber ein Wochenende lang guten Willen zeigen – vielleicht ist das drin?«

Keine Ahnung, was genau sie von mir erwartete. Wirklich angenehm klang die Vorstellung nicht, vor allem, wenn man bedenkt, dass der Streit mit meinem Vater noch nicht so lange her war und meine Eltern seitdem nicht einmal angerufen hatten. Denn die Wohnung meiner Schwester war auch nur eine große Einliegerwohnung im Anwesen meiner Eltern. Mit einem eigenen Eingang, natürlich, aber trotzdem waren nur ein paar Wände zwischen mir und ihnen. Und … vielleicht hatte ich auch Angst, einzuknicken, wenn ich meine Familie sah. Wenn ich sah, was ich jetzt alles nicht mehr hatte.

»Bitte«, flehte sie noch einmal. »Für ein bisschen Familiensegen. Ich verspreche, dass ich Mom und Dad vorher ins Gewissen rede, dass sie dich in Ruhe lassen. Ein gemütliches Geburtstagsessen, nur wir vier, wie früher.«

Nach ein paar Sekunden seufzte ich tief. »Meinetwegen. Aber sobald irgendwas hochkocht, bin ich wieder weg.«

»Sicher. Du warst nie der Typ für Konflikte. Also zumindest warst du das bis vor ein paar Monaten noch nicht.« Ihr war anzuhören, dass sie grinste. Dass sie nur einen Scherz machte, wie sie es immer tat. Aber wieder zuckte ein schmerzhafter, wütender Blitz durch meinen Körper.

Ich drückte die Tür zu unserem Flur auf und biss die Zähne aufeinander. »Ich muss jetzt los, ich will noch lernen«, sagte ich deshalb in hartem Ton.

Sie sagte noch etwas, das ich nicht mehr verstand, weil ich den Hörer schon von meinem Ohr genommen hatte. Ich legte auf und hätte vor Wut und Frust am liebsten mein Handy weit von mir geworfen.

Ich wollte nicht nach Hause. Ich wollte nicht mit meiner Schwester ihren Geburtstag feiern, und ich wollte nicht mit meinen Eltern reden. Allerdings wollte ich auch nicht, dass wir für immer im Streit blieben. Ein kleiner Teil in meinem Inneren hatte die Hoffnung, dass sie meine Entscheidung irgendwann akzeptieren würden. Dass wir uns alle wieder vertragen würden, wie es sich für eine Familie gehörte. Ich vermisste sie, trotz allem. Aber sie machten mich so rasend. Vielleicht, weil ich wusste, dass ich den Schlüssel für unsere Versöhnung in der Hand hatte. Dass ich nur zu Kreuze kriechen müsste, um zurückzukönnen.

Aber verdammt, das wollte ich nicht.

»Alles okay?«

Ich riss den Kopf hoch und starrte Lio an, der in der Tür zur Küche stand. Offensichtlich war sein Besuch auf Station schneller gegangen. Meine Schultern sackten ein. »Nein«, sagte ich nur, starrte dann wieder nach vorn auf meine Tür. Aber ich hob nicht den Schlüssel, um aufzusperren. Ich starrte einfach nur auf das Holz und räusperte mich schließlich. »Was hast du mitbekommen?«

»Ich hab nicht gelauscht«, sagte Lio ruhig. »Nur deine Stimme gehört.«

Ich presste die Lippen zusammen, weil mir irgendwie unangenehm war, dass er etwas mitbekommen hatte. Das hier war mein Problem. Meine Verantwortung. Ich wollte nicht, dass irgendwer etwas davon wusste. Ich wollte nicht, dass jemand Fragen stellte zu meiner Familie – oder warum ich so aufgewühlt war.

Aber das tat er auch gar nicht. »Ich habe nicht nur gute Strategien fürs Einschlafen, sondern auch welche, um den Kopf frei zu kriegen«, sagte er sanft.

Überrascht wandte ich mich ihm wieder zu. Er lehnte an der Wand im Flur und betrachtete mich nachdenklich. »Willst du die auch wissen?«

Erinnerungen stiegen in mir auf, und sofort kribbelte die Haut an meiner Stirn, an der er mich gestreichelt hatte. Und auch noch sehr viele andere Stellen an meinem Körper.

Er stieß sich von der Wand ab und nickte in Richtung seines Zimmers. »Komm rüber, wenn du willst.« Damit verschwand er hinter seiner Tür.

Ich blieb wie erstarrt stehen. Ruhig, du verdammtes, klopfendes Herz. Er will nur nett sein. Er will dich nur ablenken. Wie auch immer das aussehen wird.

Die Neugierde gewann schließlich. Ich legte meine Schulsachen ab, zog mich um und schlurfte danach zu Lios Zimmer. Kaum hatte ich zögerlich an seine Tür geklopft, riss er sie schon von innen auf. Sein Lächeln war wissend, als wäre er sich sicher gewesen, dass ich auf sein Angebot eingehen würde.

Wieso fühlte sich mein Mund plötzlich so trocken an?

Ich räusperte mich. »Also, was ist diese Strategie, die mich ablenken soll?«, fragte ich mit pochendem Puls. Verdammt, warum war ich so aufgeregt?

Seine Mundwinkel wanderten noch ein Stück nach oben, dann trat er zur Seite, damit ich in sein Zimmer treten konnte.

Ich sah mich erst einmal neugierig um, betrachtete die dunklen Möbel, den bequem aussehenden Sessel, das ordentlich gemachte Bett, den schwarz-weißen, flauschigen Teppich unter meinen Füßen und schließlich den großen Fernseher, der gegenüber dem Bett auf einer Anrichte stand. Es war gemütlich hier. Gemütlicher, als ich es mir vorgestellt hatte. Nicht, dass ich schon sonderlich viele Zimmer von Typen von innen gesehen hatte, aber ich hatte eher mit etwas … Schlichterem gerechnet. Aber Lio hatte seine Wand mit Fotos dekoriert, er hatte mehrere Kissen auf seinem Bett und einen Vorhang vor dem Balkon, mit dem man wahrscheinlich alles gut abdunkeln konnte. Außerdem bemerkte ich eine beeindruckend große Sammlung an Feuerzeugen in allen Formen und Farben, die er in einer Glasvase sammelte.

»Rauchst du?«, wollte ich wissen.

Er lachte. »Nein, auf keinen Fall. Ich klaue sie von Leuten, die mir zu wichtig sind, um sie Zigaretten auszusetzen.«

»Das hält sie aber vermutlich nicht lange vom Rauchen ab«, sagte ich.

»Ich weiß.« Als er die Tür hinter sich schloss, wurde mir

schlagartig bewusst, dass wir allein in seinem Zimmer waren, und mein Körper kribbelte wieder bis in die Zehen runter.

Ruhig, Alica. RUHIG.

Seine Lippen verzogen sich zu einem Lächeln. »Also. Bereit für die ultimative Strategie für einen leeren Kopf?«

Warum klang seine Stimme so tief? So … verführerisch?

Ich nickte, ehe ich überhaupt darüber nachgedacht hatte.

»Wunderbar.« Er ging so dicht an mir vorbei, dass ich sein Parfüm riechen und das Funkeln der Ringe an seinen Ohren sehen konnte. Dann ließ er sich auf das Bett fallen und grinste mich an. »Dann spielen wir jetzt Tekken.«

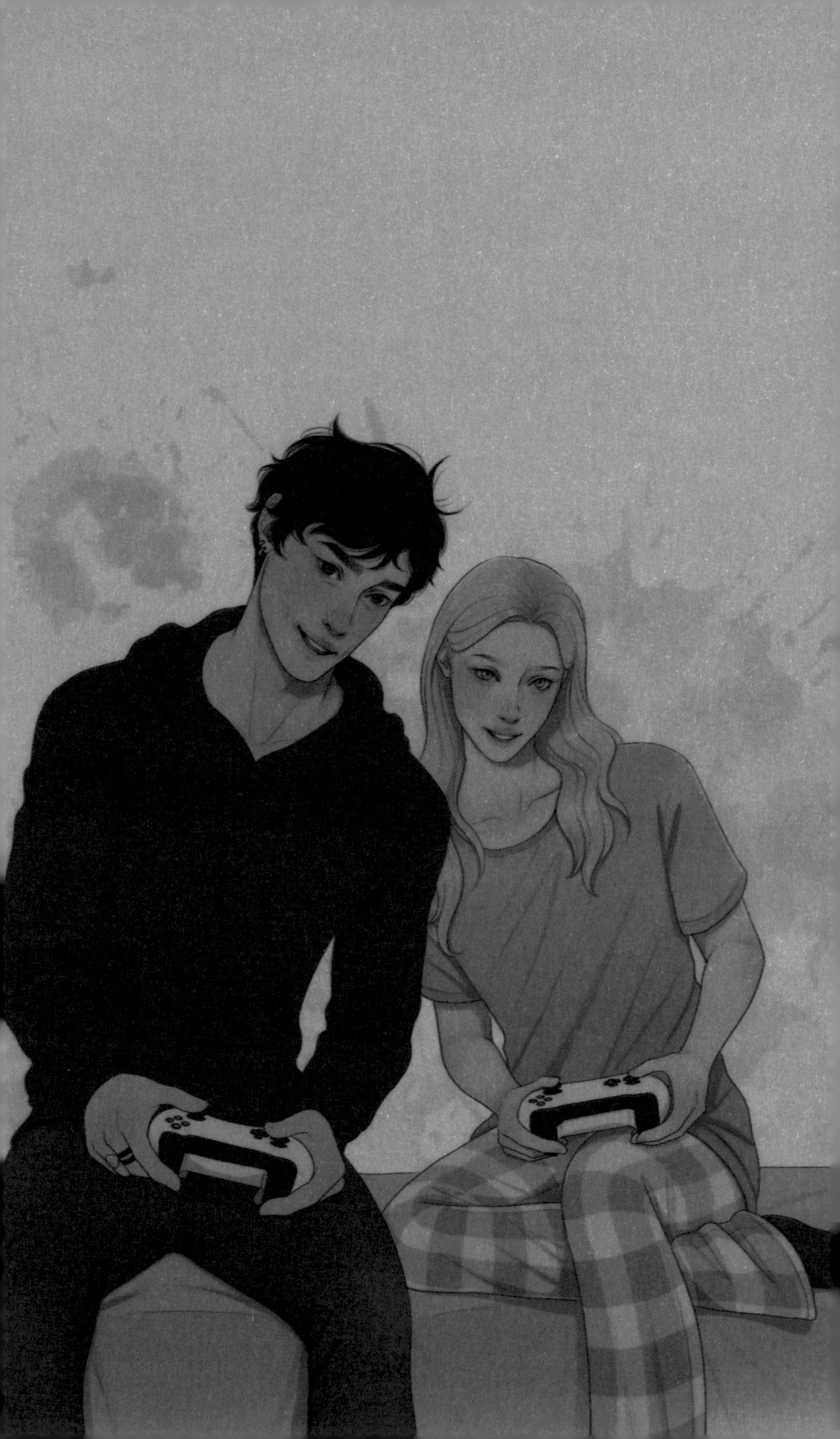

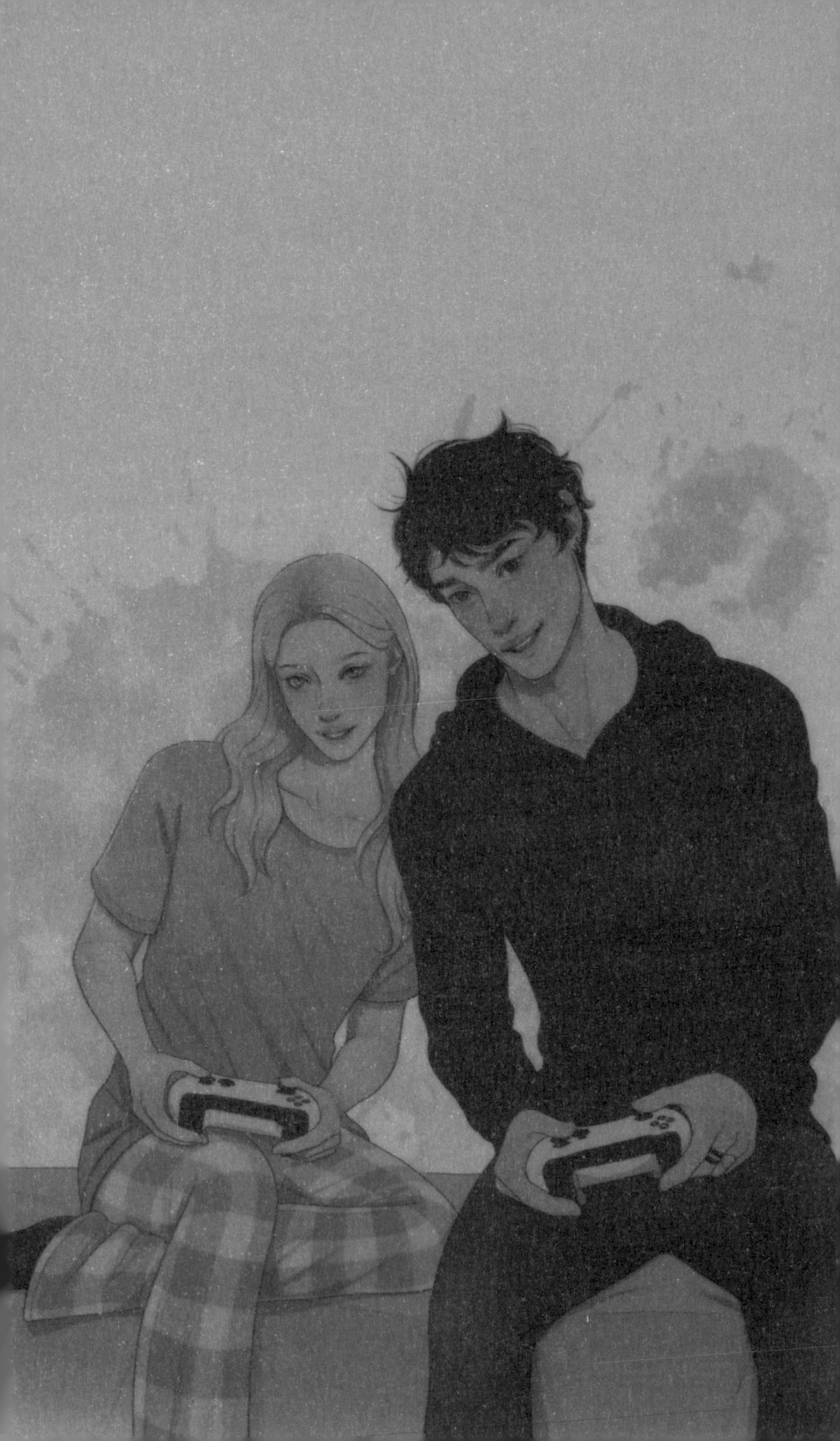

Kapitel 20

LIO

Ich wusste nicht, warum genau, aber einen Moment sah Alica gleichzeitig enttäuscht und erleichtert aus. Es war ein seltsames Zusammenspiel an Emotionen auf ihrem Gesicht, das mich um ein Haar zum Lachen gebracht hätte. Ich unterdrückte es, weil ich ihr nicht zu nahe treten wollte, und hielt ihr stattdessen einen der Controller hin. »Na los.«

»Ich … habe keine Ahnung, wie man das spielt. Ich weiß ehrlich gesagt nicht einmal, was genau das ist.«

»Macht nichts, es ist ziemlich selbsterklärend.« Ich lächelte. »Und ich helfe dir.«

Alica zögerte noch eine Sekunde, bevor sie mit den Schultern zuckte, den Controller nahm und sich neben mich auf das Bett setzte. Sie ließ ein wenig Abstand zwischen uns, und trotzdem kam es mir plötzlich sehr nah vor.

Hastig richtete ich den Blick auf den Fernseher, um das Spiel zu starten, aber aus dem Augenwinkel beobachtete ich ihre Bewegungen trotzdem. Sie schien sich nicht unwohl zu fühlen. Nur eine Spur unsicher. Um die Situation etwas aufzulockern, warf ich ihr eines der Kissen zu, damit sie es sich gemütlich machen und sich an etwas festhalten konnte. Das funktionierte eigentlich immer ganz gut.

Sie lehnte sich darauf, und als ich kurz zu ihr rübersah, grinste sie mich an.

Verdammt. Wie konnte man nur ein ausgewaschenes, großes Shirt tragen und eine Pyjamahose und trotzdem so … verdammt gut aussehen?

Ich konzentrierte mich wieder auf den Fernseher, musste

aber unwillkürlich daran denken, wie sie vorhin auf dem Gang gestanden hatte. An ihren Gesichtsausdruck. Ich war wirklich nur nach draußen gekommen, weil ich diesen harten Ton in ihrer Stimme gehört hatte und sehen wollte, ob sie Hilfe brauchte. Aber dann hatte ich sie dort stehen sehen – mit hängenden Schultern und diesem verzweifelten Blick, der mir so bekannt vorgekommen war. Voller Zweifel. Voller Angst. Es hatte mich unerwartet hart getroffen, sie so zu sehen. Und ich wollte ihr irgendwie helfen.

»Du kannst dir einen der Kämpfer aussuchen«, sagte ich schließlich. »Irgendwen. Ist erst mal unwichtig, wen, weil ich dir zuerst das Spiel erklären werde und wir einen Übungskampf machen.«

»Okay.« Alica klickte sich konzentriert durch Kämpfer, und aus irgendeinem Grund brachte mich das zum Lächeln. Sie nahm das ganz schön ernst. Das gefiel mir.

Ich wartete einen Moment, bevor ich fragte: »Willst du drüber reden?«

Keine Ahnung, warum ich das anbot. Ich war nicht so gut mit zwischenmenschlichen Problemen und damit, sie durch reden zu lösen. Ich wusste nicht, ob ich ihr helfen konnte, wenn sie mir jetzt erzählte, was sie bedrückte. Aber ich hatte seltsamerweise den starken Wunsch, es zumindest zu versuchen.

Alica zögerte einen Moment, bevor sie den Kopf schüttelte. »Nicht wirklich.« Sie sah mich bedauernd an. »Wenn das okay ist.«

»Natürlich ist es das.« Ihr Satz brachte mich jetzt doch zum Lachen. »Es ist immer okay, nur so viel zu sagen, wie man möchte. Da musst du nicht auf die Gefühle von anderen Menschen achten, deine sind genauso wichtig.«

Ihre Augen weiteten sich ein wenig, als wäre sie überrascht von meinen Worten. Wie faszinierend. Als sie sich wieder dem Fernseher zuwandte, zuckte sie mit den Schultern. »Es ist nicht so, dass ich nicht darüber reden will – ich habe nur das Gefühl, dass ich dann wieder wütend werde. Meine Familie kann echt anstrengend sein.«

»Ja, das kenne ich.« Ich biss mir auf die Unterlippe, um nicht mehr zu erzählen, als mir selbst angenehm war. Warum ich etwas sagen wollte, das tiefer ging, war mir auch nicht ganz klar. Ich war eigentlich nicht der Oversharer. »Dann reden wir nicht und kämpfen nur.«

Sie lachte. Es klang echt.

Unwillkürlich stieg in mir das Verlangen auf, sie noch einmal zum Lachen zu bringen. Sie sollte lachen und glücklich sein.

Ich riss mich zusammen. Um mich von diesem Bedürfnis abzulenken, beeilte ich mich, ihr das Kampfsystem von Tekken zu erklären. Es war ein relativ simples Spiel, bei dem man manchmal einfach nur seine Wut rauslassen konnte – etwas, das ich sehr daran schätzte. Zu meiner Überraschung hatte Alica schnell den Dreh raus. Vielleicht sogar ein bisschen zu schnell. Nach den ersten Runden, in denen ich ihr das System erklärte, machte sie mich bereits ziemlich fertig. Sie verstand verdammt gut, wie man gewinnen konnte, wie man Techniken am besten einsetzte und welcher Charakter welchem überlegen war. Wäre ich ein schlechter Verlierer gewesen, hätte ich sie wahrscheinlich nach drei Runden rausgeworfen.

Stattdessen lachte ich über mein eigenes Versagen und verlangte immer wieder nach einer neuen Runde. Es war mir gar nicht wichtig, zu gewinnen. Ich wollte einfach nur weiter ihre diebische Freude sehen, die sie nach jedem Sieg mit lautem Jubel zeigte. Es machte fast ein wenig süchtig.

»Du hast mich angelogen, oder?« Ich lehnte mich näher an sie heran. »Du hast das schon tausendmal gespielt. Und wahrscheinlich bist du in einem Profiteam oder so was.«

Sie grinste breit. »Nein, aber danke für das Kompliment. Ich habe einfach eine schnelle Auffassungsgabe. Das hat mich auch irgendwie durch die Schule getragen, obwohl ich überhaupt nicht gut darin bin, Dinge auswendig zu lernen.«

Ich nickte anerkennend. »Ich wünschte, das könnte ich über mich auch sagen. Ich musste mich ganz schön dahinterklemmen, um einigermaßen gute Noten zu kriegen.«

Aus dem Augenwinkel sah ich, wie sie mir einen kurzen Blick zuwarf, ehe sie betont unbeteiligt fragte: »Ist das der Grund, warum du das Spiel zum Kopffreipusten brauchtest?«

Ah, sie war gut. Nicht gut genug, aber sie hatte gute Strategien, die bei anderen sicher funktionierten. Ich versuchte, mein Grinsen zu verbergen, aber so ganz gelang es mir nicht. »Unter anderem«, sagte ich.

»Mh«, machte sie nur. Sie wollte ganz offensichtlich ein paar Infos aus mir rauskitzeln, und irgendwie wollte ich ihr etwas geben.

»Aber bei Streit in der Familie funktioniert es auch ganz gut«, sagte ich daher. »Oder wenn man einfach zu viele Dinge im Kopf hat, die nicht da sein sollten.«

Ihr Blick zuckte zu mir, und wir sahen uns eine Sekunde zu lang an. »Was für Dinge?«

Du, zum Beispiel, schrien meine Gedanken, und ich presste die Lippen zusammen. »Dies und das«, sagte ich. *Wie dieses Funkeln gerade in deinen Augen. Oder dieses verführerische Lächeln, wenn du denkst, du hast in einem Gespräch die Oberhand.*

Oh, oh. Ich sollte meine Gedanken wieder unter Kontrolle kriegen. Also wandte ich mich ab und startete die nächste Runde. »Und, hilft es bei dir?«, fragte ich.

»Es lenkt mich auf jeden Fall ab.« Ihre Stimme klang wieder etwas trauriger als noch einen Moment zuvor, und ich beschloss, das Thema zu wechseln.

»Das wirst du wahrscheinlich brauchen, wenn du ab nächster Woche mit Felix auf einer Station bist, was?«

Sie schnappte nach Luft.

Als ich mich etwas drehte, sah ich, dass ihre Wangen rot geworden waren. Und obwohl ich lachte, grummelte etwas in mir unzufrieden. Eigentlich wäre es mir lieber gewesen, wenn ich diese Reaktion in ihr auslöste.

»Vielleicht komme ich dann noch mal darauf zurück«, sagte sie grinsend. »Falls ich die Ablenkung brauche.«

Ich biss mir auf die Unterlippe, aber so ganz konnte ich mir die Frage nicht verkneifen. »Was hat er denn so an sich, dieser Felix?«

Sie stockte, dann schien sie zu überlegen. Es brachte mir die Oberhand in dieser Runde, aber nicht in meinem eigenen Kopf.

»Damals«, sagte sie schließlich, »als meine Schwester im Krankenhaus war, hat er sich eine halbe Stunde zu mir gesetzt und mich beruhigt. Er war wahnsinnig lieb zu mir und hat mir die Angst genommen. Irgendwie hat es mich berührt.« Ihre Augenbrauen wanderten zusammen, als würde ihr in diesem Moment etwas klar werden, aber sie wischte es mit einer Handbewegung aus der Luft. »Er ist ein echt guter Kerl. Ich habe irgendwie eine Verbindung zwischen uns gespürt, keine Ahnung.«

»Du bist also eine Romantikerin.« Ich grinste und verlagerte das Gewicht auf den anderen Arm, um besser kämpfen zu können. »Wer hätte das gedacht.«

Sie nickte. »Irgendwie schon, glaube ich. Vorher hatte ich das noch nicht. Dass mir jemand begegnet ist und ich dachte: Wow, mit ihm würde ich gern …«

»Ins Bett hüpfen?«, half ich aus.

Alica lachte und gab mir einen Schubser gegen die Schulter. »Mit ihm würde ich gern länger reden. Ihn kennenlernen«, korrigierte sie mich amüsiert. Dann zögerte sie allerdings und grinste. »Und vielleicht auch das, was du gesagt hast, ja. Keine Ahnung.«

Da war es wieder, das unzufriedene Grummeln in meinem Magen. »Na, dann hoffe ich mal, dass er das Gleiche empfindet«, gab ich trotzdem zurück. Weil es wirklich so war. Alica war ein guter Mensch, und sie verdiente es, glücklich zu sein. Was auch immer sie von Felix wollte, er konnte es ihr sowieso besser geben als ich. Also zuckte ich mit den Schultern. »Außerdem muss ich zugeben … dass er ECHT gut aussieht.«

»Tut er.«

»Nicht so gut wie ich, aber ja.«

Sie lachte wieder laut auf, bevor sie etwas leiser sagte: »Tust du, ja.«

Und schon schnurrte das Ding in meinem Magen wie ein Kätzchen.

Obwohl ich mich wahrscheinlich auf das Spiel konzentrieren sollte, sah ich sie an. »Ach ja?«

Alica nickte, ohne mich anzusehen. Da war wieder ein roter Schleier auf ihren Wangen, und es gefiel mir, dass es diesmal wegen mir war. Ich wollte es noch ein wenig ausreizen.

»Wie gut denn?«, hakte ich daher nach.

Sie schüttelte lächelnd den Kopf über mich. »Du weißt, wie gut du aussiehst.«

»Ich würde es aber gern von dir hören«, erwiderte ich.

Es war mir eigentlich nicht wichtig, dass andere mich gut aussehend fanden. Aber als sie mich mit funkelnden Augen ansah und sagte: »Verdammt gut, Lio«, machte in mir trotzdem etwas einen Purzelbaum.

Die Stimmung zwischen uns veränderte sich schlagartig, schien sich aufzuladen, und ich mochte das Prickeln in der Luft zwischen uns. Auch wenn es mich dazu bringen wollte, etwas Unüberlegtes zu tun. Dazu, den verdammten Controller vom Bett zu werfen und stattdessen ihr Gesicht zwischen meine Hände zu nehmen. Sie an mich zu ziehen und unter mich und unanständige Dinge mit ihr zu machen.

Gott, war es hier drin schon vorher so stickig gewesen? Oder war es der Blick zwischen uns, der nicht abreißen wollte und der ein heißes Glühen durch meinen Körper schickte? Ein Verlangen, dem ich wahrscheinlich nicht mehr lange würde standhalten können?

Ich riss den Kopf herum und drückte auf vier Knöpfe gleichzeitig. Alica konnte gar nicht so schnell folgen, da hatte meine Figur ihre auch schon fertiggemacht.

Alica sog empört die Luft ein. »Das hast du mit Absicht gemacht!«

»Was denn?« Ich grinste so breit, dass mir beinahe schon ein wenig das Gesicht wehtat. Aber ihre plötzliche, nicht ganz ernste Wut war so schön, dass ich gar nicht anders konnte.

Sie schlug halbherzig auf den irgendwie kleiner gewordenen Platz zwischen uns. »Du hast mich abgelenkt.«

»Wie denn?«, wollte ich unschuldig wissen.

Alica sah mich durchdringend an. Dann stützte sie sich auf ihrem Arm ab und rutschte näher an mich heran. Mir blieb beinahe das Herz stehen, als sie sich über mich beugte. Alles in mir spannte sich an. Jeder Nerv war unter Strom.

Ich hatte es Emilia versprochen.

Ich hatte es mir selbst versprochen.

Aber Gott, wenn sie auch nur einen Zentimeter näher kam, dann würde ich …

Blitzschnell griff sie nach meinem Controller, und bevor ich reagieren konnte, hatte sie ihn mir auch schon aus der Hand gerissen und war aufgesprungen. Noch während sie mit meinem Controller auf dem Bett triumphierend auf und ab hüpfte, stampfte auf dem Display ihre Figur meine in den Boden.

»Hey!«, rief ich lachend. Weil ich nicht an ihre Arme rankam, griff ich nach ihrem Fußgelenk, um sie zu Fall zu bringen.

Kichernd stürzte sie auf die Matratze, wobei sie beide Controller weiterhin so weit wie möglich von mir weghielt. Sie lachte so ausgelassen, dass alles in mir klingelte.

Am liebsten hätte ich mich auf sie gestürzt und den Controller aus ihren Händen gerungen, aber ich tat es nicht. Weil ich genau wusste, dass meine Selbstbeherrschung komplett in sich zusammenfallen würde, sobald ich über ihr war. Ich würde sie küssen. Ich würde sie nicht mehr loslassen, bis keine Kleider mehr zwischen uns waren und bis sie meinen Namen so laut stöhnte, dass es noch drei Zimmer weiter zu hören war.

»Player 2 wins«, drang es aus dem Fernseher, und ich hatte das Gefühl, dass ich gleich auf mehreren Ebenen verloren hatte.

Alicas Haare waren vollkommen durcheinander, als sie sich

auf dem Bett aufrichtete. Ihr Gesicht glühte, vor Anstrengung und vor Lachen, und irgendwie machte sie das noch eine ganze Spur schöner. »Ich kann auch unfair kämpfen«, sagte sie und hielt mir herausfordernd den Controller hin. »Aber das macht nicht so viel Spaß. Also lass uns wieder fair spielen, okay?«

»Du sahst gerade aus, als hättest du sehr viel Spaß gehabt«, entgegnete ich grinsend, als ich ihr den Controller wieder abnahm und die nächste Runde startete.

Sie zuckte mit den Schultern. »Vielleicht.«

Die nächste Runde spielten wir fair und schweigend, und ich versuchte, währenddessen meinen Kopf wieder frei zu kriegen. Normalerweise half Tekken mir dabei, meine Gedanken zu ordnen, aber offensichtlich klappte das nicht, wenn Alica dabei war. Gut zu wissen.

»Du bist nicht so wie ich, oder?«

Überrascht blickte ich zu ihr rüber. Sie sah mich nicht an, aber ein leichtes, wissendes Lächeln lag auf ihrem Gesicht. »Wie?«, hakte ich nach.

»Ein Romantiker.«

»Wie kommst du darauf?«

Nun sah sie mich doch an. »Deine Schwester hat erzählt, dass du öfter mal jemanden mit nach Hause bringst, ohne dass der- oder diejenige ein zweites Mal gesehen wird.«

Ich lachte. »Mann, Emmi redet mit dir wirklich unerwartet viel.« Kopfschüttelnd konzentrierte ich mich wieder auf den Bildschirm. »Aber ja, deine Einschätzung ist richtig. Ich bin kein Romantiker. Kein Typ für Gefühle oder Beziehungen. Keine Ahnung, warum, aber es ist einfach so.«

»Was bist du dann für ein Typ?« Ihre Stimme klang ein wenig gedrückt. Sie wollte es überspielen, aber ich hörte es trotzdem, und aus irgendeinem Grund machte mich das auch traurig.

Ich zuckte wieder mit den Schultern. »Der für Spaß. Der für Sex. Nicht der, der sich verliebt.« *Nicht der, der dir das geben kann, was du dir wünschst.* Ich drehte mich zu ihr, und sie tat es mir gleich. Mit einem Lächeln fuhr ich fort: »Und gleichzeitig bin ich der, der ein sehr guter Freund sein kann. Einer, der dich aus allem rausboxt und der immer da ist, wenn du ihn brauchst.«

Sie sah mich eine Spur traurig an, und mein Herz zog sich bei dem Anblick ein wenig zusammen. Aber dann trat wieder ein Lächeln auf ihre Lippen.

»Ich weiß«, sagte sie leise. »Das bist du wirklich.« Sie deutete auf den Fernseher. »Entscheidungsrunde? Ich muss noch ein wenig Stoff nachholen.«

»Alles klar«, gab ich grinsend zurück. Auch wenn ich eigentlich nicht wollte, dass sie ging. Auch wenn ich ihr eigentlich geben wollte, was sie brauchte. Aber ich konnte es nicht. Ich war das nicht, und ich fühlte so auch nicht.

Also war es das Beste so.

Kapitel 21

ALICA

Heute begann endlich der Praxiseinsatz auf der Erwachsenenonkologie, und obwohl ich früh ins Bett gegangen war, hatte ich kaum geschlafen. Nicht nur, weil ich ständig daran dachte, was ich auf Station alles falsch machen konnte und dass ich außerdem Felix öfter sehen würde, sondern auch, weil mich der Abend mit Lio wirklich komplett verwirrt hatte. Es hatte sich gut angefühlt, Zeit mit ihm zu verbringen. Aber es hatte sich auch gut angefühlt, ihn zu berühren. Ihm nahe zu sein. Und ich konnte nicht leugnen, dass es mir immer noch einen kleinen Stich versetzte, wenn ich an seine Worte dachte. Daran, dass er nicht der Typ für Beziehungen war. Dass er nicht der Typ war, der sich verliebte.

Es war gut, dass ich mit Filina eingeteilt war, denn sie nahm mir bereits auf dem Weg zum Sankt Alex etwas die Nervosität, indem sie mir von ihrem ersten Tag im FSJ erzählte. Wie aufgeregt sie damals gewesen war und wie schnell sich alles wieder gelegt hatte, als sie Marlon und Lio begegnet war. Wir lachten über ihre Storys aus dem Krankenhaus und über Patienten, die sie erlebt hatte, und als wir am Alex ankamen, fühlte ich mich tatsächlich um einiges leichter als noch beim Aufstehen.

Unser Praxisanleiter Ben Walther war ein etwas seltsamer Kauz, der für seine höchstens fünfunddreißig einen wirklich krummen Rücken und wirklich müde Augen hatte. Seine Stimme war auch etwas einschläfernd, als er uns über die Station führte und uns alles zeigte. Glücklicherweise glich die Neugier in meinem Inneren das ganz gut wieder aus. Wir lernten die Standorte von allen Materialien, von allen Patientenzimmern, bekamen Sicherheitseinweisungen und schließlich unseren Plan für die nächsten Tage. Ich wurde für die ersten Tage Ben zugeteilt und Filina einer netten Kollegin, die schon etwas älter war.

Während ich Ben bei seinen täglichen Aufgaben begleitete, hielt ich unauffällig nach Felix Ausschau, doch schon bald war ich so vom Stationsalltag eingenommen, dass ich nicht mehr ständig an ihn dachte. Auch das Gefühl, Ben wie ein Schoßhündchen hinterherzudackeln, legte sich schnell. Denn was er mir erklärte, war wahnsinnig interessant, und ich fand es superspannend, von den Patienten und ihren Diagnosen zu hören. Nicht nur wie bisher theoretisch, sondern auch die Menschen hinter den Medikamenten und Tumoren kennenzulernen.

Es war faszinierend, aber auch ganz schön einschüchternd.

Vor allem, weil ich Ben bereits am zweiten Tag bei der Körperpflege helfen, unter seiner Beobachtung Medikamente stellen und bei den Patienten Blutdruck messen durfte. Obwohl ich eigentlich kein schüchterner Mensch war, bekam ich vor den Patienten kaum den Mund auf. Ben hingegen schien es ganz leichtzufallen. Wie selbstverständlich redete er mit den Patienten, erklärte ihnen, was er tat, und nahm ihnen mit wenigen Worten die Angst, die viele von ihnen hatten.

Ben meinte zwar, dass das am Anfang ganz normal wäre, dass niemand von mir verlangte, schwerwiegende Gespräche zu führen. Aber allein der Gedanke, dass ich es irgendwann schaffen musste, wie er zu sprechen, verunsicherte mich. War ich dazu überhaupt in der Lage? Ich mochte die Theorie, das Ansammeln von Wissen, und es machte mir immer noch Spaß, Medikamente zu richten und Infusionen aufzuziehen. Aber der Kontakt mit den Patienten war ganz anders, als ich es mir vorgestellt hatte. Es war beängstigend, weil ich mit meinen Worten und mit dem, was ich tat, so viel anrichten konnte. Alles hatte Folgen, mitunter lebensgefährliche, und das schüchterte mich unglaublich ein. Ich kam mir mit jedem weiteren Tag etwas kleiner vor und traute mich nicht, mit irgendjemandem darüber zu sprechen. Bens Anwesenheit half zwar, aber ich dachte immer wieder darüber nach, dass ich das irgendwann allein hinkriegen musste.

Die Tatsache, dass ich bereits so kurz nach dem Beginn der Ausbildung daran zweifelte, ob es wirklich der richtige Weg für mich war, war zu niederschmetternd. Es durfte nicht so sein. Nicht nach allem, was ich dafür auf mich genommen hatte. Nicht nach allem, was es für mich bedeutet hatte, nach Berlin zu kommen.

Am Donnerstag schickte Ben mich schon vor der Übergabe nach Hause. Er sagte, ich sollte mir mal einen ruhigen Nachmittag gönnen, wahrscheinlich, weil die letzten, zweifelbesetzten Tage mir ordentliche Ringe unter den Augen beschert hatten. Ich war trotzdem froh darüber und nahm das Angebot an, mich zurückzuziehen. Irgendwo in meinem Kopf sagte eine Stimme, dass es nicht so sein sollte, dass es sich nicht so anfühlen sollte. Und dass es vielleicht auch ein schlechtes Zeichen war, dass sie mich früher nach Hause schickten. Vielleicht traute man mir nicht zu, dass ich das durchhielt.

Gedankenverloren ging ich auf den Ausgang zu und bedankte mich abwesend bei dem jungen Mann, der sie von außen geöffnet hatte. Erst als er leise lachte, riss ich den Kopf hoch. Es war Felix, der mir die Tür aufhielt. Mein Herz machte einen Sprung, und ich blieb ruckartig auf der Schwelle stehen. In den letzten Tagen hatte ich ihn nicht gesehen, wahrscheinlich, weil er freigehabt hatte. Dass er jetzt so dicht vor mir stand und auf mich herabblickte, brachte mich völlig durcheinander.

»Hey«, sagte er. »Harter Tag?«

Offenbar hatte ich wirklich einen abwesenden Eindruck gemacht.

Unwillkürlich musste ich an letzten Freitag denken – an sein frustriertes Gesicht, als er aus dem Patientenzimmer gekommen war. Jetzt wirkte er nicht mehr belastet. Er wirkte sogar ziemlich entspannt.

»Nein, eigentlich nicht«, gab ich zurück, weil es tatsächlich eher ruhig war und weil wir bei unseren Praxiseinsätzen sowieso nicht so viel tun durften. »Aber … alles noch etwas gewöhnungsbedürftig.«

Er nickte und sah zum Stationszimmer rüber. »Das glaube ich dir sofort. Aber wie sagen sie in der Ausbildung immer? Sicheres Auftreten bei völliger Ahnungslosigkeit. Das ist im Prinzip auch nur eine andere Version von *Fake it till you make it*.«

Ich spürte, wie ein Lächeln an meinen Mundwinkeln zupfte. Eigentlich wollte ich ihn nicht weiter aufhalten, aber ich wollte auch mit ihm sprechen. Deshalb schob ich schnell noch nach: »Vielleicht haben wir nächste Woche auch mal zusammen Dienst.«

Er sah mich wieder an. »Sicher haben wir das. Einer muss dich nächste Woche schließlich übernehmen, wenn Ben wieder in den normalen Alltag einsteigt.«

Ich brauchte einen Augenblick, um zu verstehen, was er meinte. Dann riss ich die Augen auf. »Du übernimmst mich?«

Felix zuckte mit den Schultern. »Ben hat gefragt, wer vom Frühdienst das machen möchte. Ich habe drüber nachgedacht. Schließlich hast du damals im Aufzug sehr … interessiert gewirkt, was die Arbeit angeht. Das hat mir irgendwie imponiert.«

Meine Haut begann zu kribbeln, und ich konnte ein Lächeln nicht unterdrücken. »Ich freue mich«, sagte ich etwas heiser.

Er nickte wieder, und um seine Augen bildeten sich Lachfältchen. »Dann sehen wir uns wohl am Montag.« Er hob zum Abschied die Hand und ließ die Tür zwischen uns ins Schloss fallen.

Mit einem breiten Grinsen auf dem Gesicht – das auch nicht mehr verschwinden wollte – machte ich mich auf den Weg nach Hause. Ich hatte plötzlich das dringende Bedürfnis, mich jemandem anzuvertrauen. Aber bei den ganzen Dingen, die mir gerade im Kopf herumschwirrten, schaffte ich es nicht, vor der ganzen Gruppe zu reden. Zum Glück war Filina nach dem Dienst in die Stadt gefahren, und Marlon und Lio hatten Spätdienst, weshalb Emilia und ich am Nachmittag die Einzigen im Wohnheim sein würden. Und Emilia – irgendwie betrachtete ich sie mittlerweile als so etwas wie meine beste Freundin.

Als ich wenig später die Tür zu unserem Flur aufdrückte, hörte ich sie auch schon in der Küche hantieren, und ich hastete zu ihr.

»Ich werde ab nächster Woche Felix zugeteilt!«

Emilia zuckte zusammen, als ich mit meinen vielleicht etwas zu lauten Worten in die Küche platzte, und funkelte mich über die Schulter böse an. Sie war gerade dabei, die Regale abzustauben, und das Radio lief so laut, dass sie mich wahrscheinlich nicht kommen gehört hatte.

Ich zog den Kopf ein und grinste entschuldigend. »Sorry. Ich war so aufgeregt, dass ich dir direkt davon erzählen wollte.«

Irgendetwas in ihrem Ausdruck wurde milder. »Schon gut.« Sie legte den Lappen in die Spüle und ließ sich seufzend auf einen der Stühle am Tisch fallen. »Du kommst mir eigentlich ganz gelegen, um mich endlich vom Putzen abzuhalten.«

»Wieso putzt du denn? Hast du schon lange Feierabend?« Ich setzte mich ihr gegenüber.

Emilia nickte. »Wir hatten heute unseren kurzen Tag für die Anleitung für die Pflege auf Station, morgen geht es dann wieder etwas länger.« Sie stützte das Kinn auf die Hand und grinste breit. »Und du machst dir ab Montag also endlich Felix klar?«

Mein Körper kribbelte, aber irgendwie war da noch eine Bitterkeit dabei, die ich mir nicht ganz erklären konnte. Bis ich wieder in Emilias Gesicht sah, ihre feinen Grübchen sah, die denen ihres Bruders so ähnlich waren. Mein Herz machte einen Hüpfer. »Äh, ja. Mal abwarten«, sagte ich. Wo war die Euphorie hin, die ich gerade noch gespürt hatte? Wo war die kribbelnde Vorfreude?

Emilia bemerkte wohl meinen Stimmungswechsel, denn ihre Augenbraue bog sich nach oben. »Was ist los?«

Sie sagte es mit einer so ruhigen Stimme, dass ich ihr alles erzählen wollte, was mir gerade im Kopf herumschwirrte. Aber ich konnte nicht. Weil es irgendwo vielleicht ein kleines bisschen auch um Lio ging. Um ihren Bruder. Und weil es eigentlich auch nichts nützen würde, wenn ich darüber sprach. Ich tat es trotzdem, wenn auch eher zurückhaltend: »Na ja … was ist, wenn er doch nicht der Richtige ist?«

Eine Sekunde sah mich Emilia durchdringend an, als würde sie versuchen, in meinen Gedanken zu lesen. Dann lachte sie plötzlich auf. »Das kann man vorher doch nie wissen. Nicht, bevor man jemanden richtig kennt. Aber du findest ihn sympathisch, du findest ihn süß, er scheint dich auch sympathisch zu finden. Was spricht also dagegen, sich darauf einzulassen und es zu versuchen?«

Ja, was eigentlich? Meine Lippen verzogen sich zu einem Lächeln, als ich mit den Schultern zuckte. »Ich weiß auch nicht, warum ich gerade jetzt anfange zu zweifeln.« Dabei wusste ich es sehr wohl. Es lag an Lio und daran, dass er mir nicht aus dem Kopf gehen wollte. Verdammter Mist.

Emilia nickte verständnisvoll. »Ich schon. Du bist eine absolute Romantikerin, und du machst dir Sorgen, dass er nicht so ist wie in deinen Vorstellungen, die du dir die letzten Monate zurechtgelegt hast. Und hey, wahrscheinlich ist er das auch nicht. Aber vielleicht ist er trotzdem ein großartiger Typ, mit dem es passt. Mach dir nicht zu viele Gedanken.«

»Du bist echt gut da drin«, gab ich schmunzelnd zurück. »Dafür, dass du behauptest, keine Sozialkompetenz zu haben.«

Sie zuckte mit den Schultern. »Doch, habe ich, aber eben nur bei bestimmten Menschen. Nach einer gewissen Zeit, und wenn ich jemanden gut kenne. Wenn ich mich wohlfühle. Ich habe mit dem Anfang Probleme, aber dann irgendwann nicht mehr so. Ich bin einfach das Gegenteil von meinem Bruder.«

Da war er wieder, dieser kleine, aber doch deutlich spürbare Stich. Ich presste die Lippen zusammen. »Weil er gleich von Anfang an gut mit Menschen klarkommt?«

»Weil er es von Anfang an kann, Menschen von sich zu überzeugen – aber es geht dann oft nicht tiefer.« Sie seufzte, und ich zog die Augenbrauen zusammen.

»Tatsächlich?«

»Ja. Er hat Freunde, er hat wahnsinnig viele Bekannte, aber ich glaube, dass er selten jemandem wirklich so sehr vertraut, dass er mit der Person über seine Probleme und Sorgen sprechen kann. Lio tut sich schwer damit, sich vor Menschen so richtig zu öffnen. Er hat … glaube ich, irgendwo tief in seinem Inneren Angst vor Bindungen.« Sie kräuselte die Lippen, als wäre ihr gerade klar geworden, dass sie vielleicht zu viel gesagt hatte.

Ihre Worte hallten in meinem Inneren wider.

»Was glaubst du, warum das so ist?«, wollte ich wissen.

»Keine Ahnung«, gab sie leise zurück. Aber sie sah mir nicht mehr in die Augen, sondern starrte auf ihre Finger hinab, als wären sie das Interessanteste auf der Welt.

Emilia log, wurde mir klar. Sie wusste etwas, oder sie ahnte es zumindest. Irgendetwas war vorgefallen, was Lio beeinflusst hatte. Was ihm solche Angst gemacht hatte, dass er sich auf keine Bindung mehr einlassen konnte. Ich musste wieder daran denken, dass er nicht über seinen Vater hatte sprechen wollen. Dass das offensichtlich ein schwieriges Thema für ihn war. Aber ich wollte Emilia auch nicht darüber ausfragen, weil ich nicht wusste, wie es ihr damit ging.

Sie seufzte. »Was ich sagen will: Sei nicht wie mein Bruder. Lass dich darauf ein und bleib offen für das, was kommt. Der Rest wird sich schon ergeben.«

Ich spürte einen Kloß in meinem Hals. Ich wusste nicht, warum, aber ich sagte leise: »Vielleicht wird es für deinen Bruder auch mal anders sein. Wenn er jemandem begegnet, mit dem es passt.«

»Vielleicht. Ich hoffe es.« Emilia lächelte traurig, und es wirkte, als würde sie nicht wirklich damit rechnen.

Und das war eigentlich alles, was ich hören musste, oder? Alles, was ich wissen musste. Lio konnte mir nicht geben, was ich mir wünschte. Und egal, was ich fühlte, es war vermessen zu denken, dass ich etwas an ihm ändern könnte. Dass zwischen uns etwas sein könnte, auch wenn ich da eine Verbindung spürte.

Felix hingegen … Er war da. Emilia hatte recht – er war süß, sympathisch, und ich konnte möglicherweise eine Verbindung zu ihm aufbauen. Das war es, was ich wollte. Das war einer der Gründe, warum ich nach Berlin gekommen war. Und ich musste mich jetzt wieder darauf konzentrieren.

Mit einem breiten Lächeln sah ich Emilia an. »Sollen wir etwas kochen, nur für uns zwei?«

Sie gab ein belustigtes Schnauben von sich. »Wenn du dich auf das Gemüseschneiden beschränkst, gern. Ich möchte nicht wieder Matschnudeln zum Abendessen.«

Ihr kleiner Stupser gegen meine Schulter zeigte mir, dass sie es als Scherz meinte. Aber es war mir trotzdem unangenehm, dass es auffiel, dass ich keine Ahnung von irgendetwas hatte. Hoffentlich hatte nur sie es bemerkt, und hoffentlich hielt sie es für einen Ausrutscher.

Ich grinste und hob abwehrend die Hände. »Ich mache alles ganz nach deiner Anleitung.«

»Gut.« Sie stand vom Tisch auf und beendete damit das Gespräch, das sich irgendwie schwer auf uns gelegt hatte. »Dann machen wir jetzt Reispfanne.«

Kapitel 22

ALICA

Ich nahm nach den Onkologie-Vorlesungen am Freitag den ersten Zug nach Hause, auch wenn ich mir immer noch nicht erfolgreich eingeredet hatte, dass es eine gute Idee war. Allerdings wollte ich Vicky auch nicht im Stich lassen. Und um ehrlich zu sein, wollte ich auch meine Eltern sehen. Um zu sehen, ob sie sich inzwischen etwas beruhigt hatten. Um zu sehen, ob wir das zwischen uns wieder hinbekamen.

Aber selbst die kurze Fahrt zwischen Berlin und München bot immerhin vier Stunden, in denen man sich in viel zu vielen Gedanken verlieren konnte. Wie würden meine Eltern mich wohl empfangen? Würde mein Vater mit mir reden? Die Vorstellung, dass er das womöglich nicht tat, brannte in meiner Brust. Ich hatte ihm seit meiner ersten Nachricht, als ich krank war, immer mal wieder eine Sprachnachricht geschickt, aber er hatte nie darauf geantwortet. Ich wusste nicht einmal, ob er sie angehört hatte. Und die Ungewissheit, ob wir einfach unseren Streit von vor meiner Abreise fortsetzen würden, machte mich wahnsinnig.

Ich begann, nervös an meinen Klamotten rumzufummeln, während es draußen vor dem Fenster langsam dunkel wurde. SABA, wiederholte ich immer wieder in meinem Kopf das Mantra, das uns in der Ausbildung von Tag eins an eingetrichtert wurde. Sicheres Auftreten bei völliger Ahnungslosigkeit. Es half zwar nicht ganz gegen die Nervosität, aber immerhin brachte es mich wieder zum Lächeln. Wer mit so einer Ausbildung klarkam, für den war ein Elternbesuch doch ein Klacks, oder?

Als ich in München ankam, wartete nicht Viktoria auf mich, sondern unser Fahrer Simon, der schon seit meiner Kindheit für meine Familie arbeitete. Er begrüßte mich mit einem breiten Grinsen, und am liebsten wäre ich ihm einfach in die Arme gesprungen.

»Schön, dass du wieder zu Hause bist, Alica.« Seine Augen, um die die Krähenfüße noch ein ganzes Stückchen tiefer geworden waren, funkelten trotz seiner sechzig Jahre jugendlich.

»Schön, zu Hause zu sein«, gab ich grinsend zurück, auch wenn mein Inneres immer noch angespannt war, und stieg in den Wagen.

Die zwanzig Minuten, die wir zum Haus meiner Familie brauchten, löcherte Simon mich mit Fragen über Berlin: Sind die Leute da wirklich so unhöflich, wie man sagt? Ist das Wohnheim schön? Wie sind die Leute in der Ausbildung? Es gefiel mir, dass er sich so dafür zu interessieren schien, wie es mir ging. Vielleicht auch, weil mir klar war, dass von meiner Familie nicht so viele Fragen kommen würden. Zumindest nicht so angenehme.

Als unser Anwesen schließlich in mein Sichtfeld kam, rutschte mein Magen augenblicklich ein paar Etagen tiefer. Ich sah an der weißen Fassade nach oben, und Gänsehaut tanzte über meinen Nacken. Wie konnte man so viele Kindheitserinnerungen an ein Haus haben – und sich doch so seltsam fühlen, wenn man wieder hierherkam?

Simon fuhr auf den weiten Hof und stellte den Wagen schräg neben der riesigen Eingangstür ab, die ich schon früher immer heimlich »Pforte« genannt hatte. Sobald ich ausgestiegen war, konnte ich gar nicht anders, als die wunderschönen Verzierungen an dem weißen Holz zu betrachten, und die goldenen Löwenköpfe, die mittlerweile nicht mehr zum Klopfen verwendet wurden. Es war hübsch, aber auch ein wenig einschüchternd. Vielleicht, weil ich wusste, das irgendwo dahinter, in den Weiten dieses riesigen Hauses, meine Eltern warteten.

Als Simon und ich auf den Nebeneingang zusteuerten, ging dieser auf, und Viktoria steckte den Kopf nach draußen. Wie immer war meine Schwester perfekt geschminkt, ihre Augenbrauen waren perfekt gezupft und ihre blonden Haare perfekt eingedreht. Sie trug eine schwarze Stoffhose und eine Designerbluse, die sich wie angegossen an ihren Körper schmiegte. Ihr breites Lächeln verblasste, als sie meinen Pulli und die Jeans, die ich mir gebraucht gekauft hatte, bemerkte, aber sie verbiss sich glücklicherweise einen Kommentar. Stattdessen wanderte ihr Blick wieder zu meinem Gesicht, und sie sagte laut: »Du bist zu spät, Alica. Das Abendessen ist in fünfzehn Minuten.«

»Entschuldige, dass ich die Bahnverspätung nicht irgendwie verhindert habe«, gab ich trocken zurück, ließ mich aber von ihr in ihre Arme ziehen. Sie lachte in meine Halsbeuge, und sie roch so großartig nach ihrem Lieblingsparfüm, dass ich mich etwas entspannte.

»Du musst dich umziehen.« Sie zog mich in die kleine Einliegerwohnung, in der sie seit zwei Jahren lebte, und bedeutete Simon, meinen Koffer in den Gang zu stellen. »Du kannst was von mir haben.«

»Warum muss ich das? Ich will mich lieber von der Fahrt erholen.«

»Das kannst du im Ankleidezimmer.« Sie schob mich gnadenlos in ihr wunderschönes Schlafzimmer mit den hohen Stuckdecken und dann eine Tür weiter in ihren ausladenden begehbaren Kleiderschrank. »Was willst du tragen? Ein Kleid? Ein Kostüm?«

»Essen wir mit Mama und Papa oder mit dem Präsidenten von Amerika?«, fragte ich genervt. So hatte ich mir meine Rückkehr nicht vorgestellt.

Viktoria drehte mich einmal im Kreis, bevor sie nach einem Kleid griff. »Du willst sie doch sicher milde stimmen, oder?«

In meinem Inneren regte sich etwas Trotz. Aber nicht genug, um die Nervosität zu überdecken, deshalb seufzte ich nur und öffnete die Jeans. »Meinetwegen.«

Während ich mich umzog, lehnte Viktoria sich an die Wand ihres Kleiderschrankes, verschränkte die Arme vor der Brust und sprach schließlich das aus, was ihr wahrscheinlich schon die ganze Zeit auf der Seele gelegen hatte: »Und, bist du froh, wieder hier zu sein?«

»Wenn du aufhörst, mich so zu gängeln, freue ich mich vielleicht etwas mehr.« Ich zog das Kleid über meinen Kopf und zuppelte es vor dem großen Spiegel zurecht. Es saß großartig, natürlich, und der Stoff fühlte sich toll an. Designersachen eben. Nicht zu vergleichen mit meiner Secondhandware – auch wenn ich das unter keinen Umständen zugegeben hätte vor ihr.

»Also, pass auf.« Viktoria lehnte sich nach vorn, um sicherzugehen, dass ich ihr zuhörte. »Mom ist heute nicht so gut drauf, weil eine der Ladys in ihrer Büchergruppe wohl etwas gegen das Unternehmen gesagt hat. Ich vermute, es war nicht einmal wirklich kritisch, aber du kennst sie ja. So was kann ihr echt den Tag versauen.«

Im Spiegel konnte ich sehen, wie sie die Augen verdrehte, und wieder spürte ich diesen Widerstand in meiner Brust, den ich nach unten kämpfen musste.

»Und Papa«, fuhr sie fort. »Na ja. Sagen wir so: Seine Stimmung ist allgemein nicht die beste seit einer Weile. Er arbeitet wahnsinnig viel, und wir sehen ihn kaum noch. Wenn er so weitermacht, kriegt er noch ein Burn-out.« Sie warf mir über den Spiegel einen eindeutigen Blick zu, der mich wahrscheinlich treffen sollte, aber er nervte mich vor allem. Plötzlich leuchteten ihre Augen auf. »Aber wenn sie sehen, dass du heute hier bist, werden sie sich sicher freuen, und dann sind sie gut gelaunt genug, um mein Geburtstagswochenende in den Anden mit meinen Freunden zu bezahlen.«

Ich hörte auf, mir die Haare glatt zu streichen, und fuhr zu ihr herum. »Halt, was? Sie wissen nicht, dass ich hier bin?«

Viktoria zuckte mit den Schultern. »Sie erfahren es ja gleich.«

»Und ich bin also nur deine Ablenkung dafür, weil du mit deinen Freunden einen draufmachen willst und Geld von ihnen willst?«

Wieder ein Schulterzucken. Keine Spur Bedauern, als sie hinzufügte: »Wir freuen uns natürlich alle, dass die verloren geglaubte Tochter der Familie wieder da ist.«

Wut stieg in mir auf. Warum war ich überhaupt überrascht? Eigentlich sollte ich es doch gewohnt sein. So war Vicky schließlich schon immer gewesen. Es war mir nur erst in den letzten Jahren so richtig aufgefallen, aber die Zeichen waren schon immer da gewesen.

Obwohl ich ihr am liebsten auf der Stelle den Kopf abgerissen hätte, atmete ich nur tief durch. Eine Eigenschaft, die ich von meinem Vater gelernt hatte: immer erst einmal atmen. Und dann noch mal atmen. Und dann erst reagieren.

»Du schuldest mir was«, presste ich zwischen meinen Zähnen durch. »Einen Gefallen, den ich jederzeit einfordern kann. Auch von Berlin aus.«

Viktoria riss die Augen auf und starrte mich ein paar Sekunden an, ehe sie wieder mit den Schultern zuckte. »Meinetwegen.« Sie zögerte, bevor sie endlich die Arme sinken ließ. »Aber bist du dir sicher, dass du dich heute nicht wieder mit Mama und Papa verträgst?«

Irritiert betrachtete ich sie durch den Spiegel, während ich weiter meine Haare richtete. »Ich hoffe es. Was hat das damit zu tun?«

»Ich dachte, dass du dann vielleicht einfach wieder einziehst.«

Frust breitete sich in mir aus. Es war offensichtlich, dass Vicky meine Ausbildung nach wie vor nicht ernst nahm und sie lediglich für eine Phase hielt. Dieses Wochenende war absolut nicht so, wie ich es mir gewünscht hätte – aber nicht anders, als ich es erwartet hatte.

Vielleicht hatte sie die Wut in meinem Gesicht in der Spiegelung gesehen, denn sie legte die Hände auf meine Schultern und bedachte mich mit einem milden Ausdruck. »Es ist echt lahm hier, seit du ausgezogen bist. Gönn mir ein bisschen Hoffnung.«

Durchatmen. Ich wischte ihre Hände von meinen Schultern und brummte. »Mir bleibt ja eh keine andere Wahl, als gute Miene zum bösen Spiel zu machen, oder? Jetzt bin ich schon hier.« Ich richtete das Kleid und meine innere Einstellung auch gleich ein bisschen und drehte mich zu ihr um. »Los geht's.«

Viktoria war wohl zufrieden mit meiner Antwort, denn sie nickte nur knapp, ehe sie vorausging.

Mit wild schlagendem Herzen folgte ich ihr durch das Schlafzimmer und in den Flur, der ihre Wohnung mit dem Haupthaus verband. Die Ängste waren wieder da, aber ich konnte auch nichts dagegen tun, dass ich ein wenig Hoffnung verspürte. Dass meine Eltern tatsächlich froh sein würden, mich zu sehen. Dass sie mich mit einem Lächeln begrüßen würden und wir ein ganz normales Essen haben konnten.

Als wir das Esszimmer betraten, verzog ich unwillkürlich das Gesicht. Ich hatte unser Esszimmer schon als Kind gehasst und jede Gelegenheit genutzt, um es zu meiden. Vielleicht lag es daran, dass wir nur eine Familie von vier Leuten waren und hier trotzdem ein Tisch und Stühle standen, an denen sicher sechzehn Leute Platz gehabt hätten. Davon abgesehen war hier … nichts. Gemälde an den Wänden, ja, ansonsten aber nur nackter Boden und ein Kronleuchter, der wirklich lächerlich riesig war und bei dem ich als Kind schon Angst gehabt hatte, dass er während des Essens einfach herabstürzte und meine ganze Familie unter sich begrub. Auch jetzt fühlte ich mich nicht gerade wohl in diesem Raum.

Meine Mutter stand mit dem Rücken zu uns am Fenster und sah hinaus. Sie trug ein teures dunkelgraues Kostüm. Ihre schwarzen Haare waren zu einem strengen Knoten gebunden, und sie hatte, wie eigentlich immer, die Arme vor der Brust verschränkt. »Wo hast du Simon denn heute schon wieder hingeschickt?«, fragte sie streng, ohne sich zu uns umzudrehen.

Ich schluckte schwer. Ihre Stimme klang angespannt, also war ihre Stimmung heute wirklich nicht gut. Mist.

Sie wartete noch ein paar Sekunden, doch da Vicky ihr keine Antwort gab, drehte sie sich schließlich doch um – und stockte mitten in der Bewegung, als sie mich ins Auge fasste. Die Falten in ihrem Gesicht glätteten sich, während sie mich überrascht anstarrte. »Alica!«

»Hey.« Ich zog die Mundwinkel nach oben, weil ich nicht wusste, wie ich sonst reagieren sollte. »Vicky hat mich zum Abendessen eingeladen.«

Kein Lächeln. Keine Freude in den Augen. Keine Umarmung. Natürlich nicht. Stattdessen zuckte der Blick meiner Mutter zur Tür hinter uns, und sie knetete ihre Hände. »Weiß euer Vater davon?«

Autsch. Ich presste die Lippen zusammen. »Nein. Obwohl ich ehrlich gesagt dachte, dass ihr beide eingeweiht seid.« Ich funkelte Vicky böse an, aber meine Schwester lachte nur unbekümmert.

»Ist doch eine schöne Überraschung«, sagte sie. »Ich gehe schnell einen Teller für Alica holen.« Damit verschwand sie einfach aus dem Esszimmer.

Dieses Biest.

Meine Mutter und ich standen uns stocksteif gegenüber. Ich wartete darauf, dass sie etwas sagte, aber sie seufzte nur tief und ließ die Schultern hängen. Dann nahm sie am Tisch Platz und deutete auf einen der anderen Stühle. Als ich mich hingesetzt hatte, seufzte sie erneut. »Wie … geht es dir?«

»Gut«, gab ich zurück. »Und dir?«

»Auch gut. Ja.«

Himmel, das war schlimmer als jedes Tinder-Gespräch, das ich je geführt hatte. Ich biss mir auf die Unterlippe, aber bevor ich irgendetwas sagen konnte, das die Stimmung auflockerte, seufzte meine Mutter wieder.

»Ihr hättet wirklich Bescheid sagen sollen«, meinte sie.

»Ich weiß.« *Ich werde Viktoria töten.*

Meine Schwester kam nur einen Moment später zurück, stellte Teller, Glas und Besteck vor mir ab und setzte sich dann mir gegenüber. Sie tat gut daran, meinem Blick auszuweichen, denn ich war sicher, dass ich mittlerweile Laserstrahlen daraus geschossen hätte.

Zum Glück kamen nun auch die Angestellten rein und brachten das Essen mit. Es gab Klöße und Gemüse und Fleisch, und mir wurde mit jedem Topf ein bisschen schlechter. Ich wurde freundlich begrüßt, und es war furchtbar, dass die Angestellten sich offensichtlich mehr über mein Kommen freuten als meine eigene Familie.

Erst, als endlich alles auf dem Tisch stand, ging die Tür wieder auf, und mein Vater trat ein. Ich war mir sicher, dass das Weiß seiner Haare noch ein ganzes Stück nach oben gewandert war und die Stoppeln auf seinem Kinn um einiges dichter geworden waren. Trotzdem trug er ein ordentlich gebügeltes Hemd und eine Anzughose, die perfekt saß. Er musterte mit düsterer Miene den Tisch. Sein Blick blieb nur eine Sekunde an mir hängen, ehe er sich auch schon wieder abwandte und sich auf seinen Platz setzte.

Diese Sekunde reichte aber, um einen Blitz durch meinen Körper zu jagen.

Mein Vater stützte das Gesicht auf die Hände, und eine Weile herrschte so eisiges Schweigen, dass ich es physisch spüren konnte. Dann fragte er mit angespannter Stimme: »Was machst du hier, Alica?«

Er sah mich nicht einmal an. Es war, als würde ich mit einem völlig fremden Menschen am Tisch sitzen, der mich ignorierte. Im Gegensatz zu meiner Mutter und Viktoria. Die ließen mich nicht aus den Augen, fast so, als wollten sie meine Antwort auf keinen Fall verpassen.

»Zu Abend essen. War zumindest mein Plan«, sagte ich ehrlich, weil mir einfach nichts Besseres einfiel. Ich konnte nur schwer damit umgehen, dass mein Vater noch immer wütend war, obwohl wir uns jetzt mehrere Wochen nicht gesehen hatten. Aber neben der Enttäuschung war auch mein Trotz zurück. Der, wegen dem ich München verlassen hatte, obwohl ich wusste, dass das die Fronten zwischen uns verhärten würde. Der, wegen dem ich eine Entscheidung nur für mich getroffen hatte.

Seine Augenbrauen zuckten. Dann griff er nach dem Essen, zog den Topf ran und lud sich etwas auf den Teller. Kein Kommentar. Nichts. Und Vicky und meine Mutter machten einfach mit. Griffen wortlos nach dem Essen und schwiegen.

Normalerweise hätte ich das vielleicht auch gemacht. Aber in meinem Inneren hatte sich ein so dicker Knoten gestaut, dass ich nicht einmal daran denken konnte, etwas zu essen. Also stieß ich ein leises Lachen aus und fragte: »Schweigen wir jetzt das restliche Abendessen? Nur damit ich weiß, worauf ich mich einstellen kann.«

»Was hast du erwartet?« Die Stimme meines Vaters war eisig. »Dass wir auf glückliche Familie machen, nachdem du deine Zukunft weggeworfen hast?«

Na, zumindest sprach er jetzt mit mir, auch wenn er mich immer noch nicht ansah. »Ich habe gar nichts weggeworfen.«

»Das denkst du, weil du jung bist und unerfahren, aber es kommt der Augenblick, in dem du das bitter bereust.« Er warf die Kartoffeln mit so viel Kraft auf seinen Teller, dass sich eine vom Tisch verabschiedete und über den Boden rollte. »Du wirst irgendwann dastehen und verfluchen, dass du nicht auf mich gehört hast. Du wirst vor dem Nichts stehen, obwohl du alles hättest haben können. Du hast eine sehr dumme Entscheidung getroffen, Alica.«

Das schon wieder. Es war genau wie an meinem letzten Abend in München, und es riss die ganzen Wunden erneut auf. Ich hatte das Gefühl, nicht mehr atmen zu können, weil sich ein Drahtzaun um meine Lunge legte. Wieso trafen mich seine Worte so? Wegen meiner Zweifel? Wegen der Angst, dass er recht haben könnte? Oder war es die Art, wie er es sagte? Ohne Mitgefühl, ohne mir die Möglichkeit zu geben, darüber zu sprechen?

»Hört auf«, sagte meine Mutter bestimmt.

Ich starrte sie wütend an. »Ich mache doch gar nichts. Wenn Papa darüber reden will, dann werde ich …«

Er stand auf. So ruckartig, dass wir alle zusammenzuckten.

»Ich habe keinen Hunger. Lasst mir später was auf mein Arbeitszimmer bringen.« Mehr sagte er nicht. Er sah mich immer noch nicht an, als er den Raum verließ.

Die Tür fiel krachend ins Schloss, aber diesmal zuckte ich nicht zusammen. Mein Inneres wurde einfach schlagartig leer.

Er hatte mich nicht angesehen. Er hatte mir nicht einmal die Möglichkeit gegeben, es ihm zu erklären. Die Brücke zwischen uns war einfach eingerissen, und ich wusste nicht, ob er das getan hatte oder ob es meine Schuld war. Ob ich diejenige war, die einen Fehler gemacht hatte. Aber das alles legte sich über die schönen Erinnerungen, die ich mit ihm geteilt hatte. Darüber, wie er mir als Kind immer vorgelesen hatte, aus Büchern, die ich nicht einmal verstanden hatte – und wie ich ihm trotzdem immer an den Lippen hing. Darüber, wie er neben mir gesessen hatte, als ich mit sechzehn das erste Mal hinter dem Steuer seines liebsten Porsche langsame Runden im Hof hinter dem Haus gedreht hatte. Über jedes gemeinsame Lachen, jeden gemeinsamen Plan für die Zukunft, den wir zusammen geschmiedet hatten.

»Ich krieg auch nichts runter«, sagte ich und stand ebenfalls auf.

»Alica.« Die Stimme meiner Mutter klang nach einer Bitte, nach einem Flehen, aber auch das ertrug ich gerade nicht.

Ich ignorierte sie und stürmte aus dem Esszimmer, bevor die Tränen kamen.

Kapitel 23

ALICA

Weder Viktoria noch meine Mutter folgten mir, und eigentlich war ich froh darüber. Ich wollte mit keiner von ihnen reden. Ich wusste, dass sie wahrscheinlich noch ein paar Minuten schweigend am Tisch sitzen und sich dann dem Essen zuwenden und so tun würden, als wäre nichts passiert. So waren sie. So war meine Familie.

Eigentlich, und das tat am meisten weh, wollte ich nur mit meinem Vater reden. Mit dem Mann, der meine gesamte Kindheit für mich da gewesen war. Mit dem ich immer hatte reden können, wenn es mir nicht gut ging. Seit der Gründung seiner Firma hatte er wahnsinnig viel gearbeitet, aber er hatte trotz allem immer eine Minute für mich gefunden, wenn es darauf ankam.

Meine Tränen wollten nicht versiegen, und ich konnte mich immer weniger gegen die Schuldgefühle wehren. Gegen den Gedanken, dass ich es gewesen war, die alles versaut hatte. Dass unsere Beziehung vielleicht nie wieder zu kitten war, wenn ich nicht zurückkam und mich seinem Willen beugte. Es zerriss mich innerlich, aber das war gerade keine Option. Ich war zu stolz. Und es war trotz allem mein Leben. Meine Zukunft.

Also verschanzte ich mich im Gästezimmer meiner Schwester, schlüpfte wieder in meine eigenen Klamotten und kroch dann unter die schwere Bettdecke. Ließ die Tränen fließen, bis ich Vicky im Nebenzimmer hörte, und drehte mich dann um, um zu schlafen.

Der erste Zug nach Berlin ging um kurz nach fünf Uhr, weshalb ich den Wecker auf vier Uhr gestellt hatte. Als er klingelte, machte ich ihn schnell aus und packte dann meine Sachen zusammen. Ich überwand mich sogar, noch einmal ins Haupthaus rüberzulaufen, um aus meinem alten Kinderzimmer ein paar Klamotten mitzunehmen. Dinge, die ich gern wieder anziehen wollte. Und Dinge, die ich verkaufen konnte. Es kam mir noch mehr wie ein Abschied vor als letztes Mal, als ich jetzt das Haus verließ und mir ein Taxi rief. Simon hätte mich sicher gefahren, auch um diese Uhrzeit, aber ich ertrug es nicht, ihn zu sehen. Ich ertrug es nicht, irgendwen von ihnen zu sehen.

Während der vier Stunden im Zug nickte ich immer wieder ein und hatte kurze, aber schreckliche Träume über meine Zukunft. Davon, dass alle Befürchtungen meines Vaters wahr werden und dass ich irgendwann vor dem Nichts stehen würde. Dass die Entscheidung, die ich getroffen hatte, die schlimmste meines Lebens war. Dass mein Vater nie wieder mit mir reden würde.

Dementsprechend fertig kam ich kurz nach elf im Wohnheim an, weil der Zug zu allem Überfluss auch noch Verspätung hatte. Eigentlich hatte ich gehofft, dass ich niemandem begegnen würde, aber als ich auf den Flur trat, hörte ich etwas in der Küche. Und ich war leider nicht schnell genug an meiner Tür, bevor Emilia den Kopf herausstreckte.

Sie zog ihre Augenbrauen zusammen, als sie mich entdeckte. »Fuck, Alica. Du siehst … nicht gut aus.«

»Danke«, sagte ich mit einem Lachen. »Dinge, die man gern hört.«

Sie musterte mich besorgt. »Alles okay?«

»Nein«, gab ich mit einem Seufzen zu, weil es eh sinnlos war, ihr etwas vorspielen zu wollen. »Es war furchtbar zu Hause. Aber ich will nicht darüber reden. Und ich will ehrlich gesagt nur schlafen.«

Sie nickte schnell. »In Ordnung. Meld dich, wenn sich das ändert, okay?«

»Mach ich«, sagte ich und atmete erleichtert auf, als ich endlich die Zimmertür hinter mir abschließen konnte. Ich ließ den Koffer und meine Jacke einfach auf den Boden fallen. Und mit ihnen fielen auch meine Schultern ab und die Maske, die ich den ganzen Weg über getragen hatte. Ich kickte mir die Schuhe von den Füßen, rollte mich in der viel zu dünnen Bettdecke ein, und so blieb ich den restlichen Tag liegen, nur unterbrochen von kurzen Essenspausen und Toilettengängen. Ich lag nur da, bemitleidete mich selbst und versank in Schuldgefühlen.

Es war schon relativ spät, als es an meiner Tür klopfte. Ich sah überrascht auf und starrte in die Dunkelheit vor meinem Fenster. Emilia vielleicht, die sich jetzt doch Sorgen um mich machte und nach mir sah? Schwerfällig kroch ich aus dem Bett und öffnete die Tür. Aber es war nicht Emilia. Es war ihr breit grinsender Zwillingsbruder. Er strich sich eine Locke hinters Ohr, wobei der silberne Ohrring klimperte.

»Hey«, sagte er. Sein Blick wanderte an mir runter, und sein Grinsen wurde noch breiter. »Kein angemessenes Outfit, *by the way.*«

Ich wusste nicht, was ich sagen sollte. Weil ich so überrumpelt war und mich gleichzeitig so freute, ihn zu sehen. »Angemessen für einen Überfall an meiner Tür?«, hakte ich nach.

»Angemessen dafür, wo wir hingehen.« Lio wirkte kurz nachdenklich. »Obwohl die da eigentlich sehr offen sind für allerlei Outfits. Ich dachte nur, dass du dich vielleicht in was anderem wohler fühlen würdest.«

»Wo … gehen wir denn hin?«, fragte ich zögernd.

»Aus«, meinte er nur. Er schielte auf sein Handy, dann funkelte er mich wieder an. »In etwa fünf Minuten, du hast also nicht sehr viel Zeit.«

»Es ist nett, dass du an mich denkst, Lio.« Ich lehnte mich seufzend an den Türrahmen. »Aber ich habe nicht wirklich Lust, auszugehen.«

Zu meiner Überraschung nickte er verständnisvoll. »Ja, das kann ich mir wirklich vorstellen. Ehrlich. Aber ich löse hiermit meinen Gefallen ein.«

»Was?« Ich starrte ihn entgeistert an. War das sein Ernst?

Lio versuchte offensichtlich, eine neutrale Miene aufzusetzen, aber es gelang ihm nicht. »Du hast mich verstanden. Du schuldest mir einen Gefallen, und ich löse ihn jetzt ein. Du gehst mit mir weg.« Er legte den Kopf schief und wollte damit wohl niedlich aussehen, aber ich starrte ihn nur weiter an.

»Das ist … nicht fair!«, platzte ich raus.

Lio zuckte unbeeindruckt mit den Schultern.

»Mir geht es nicht gut!«, versuchte ich es weiter, aber er winkte nur ab.

»Noch ein Grund mehr, mit mir tanzen zu gehen«, sagte er.

Ich schüttelte den Kopf, und er trat noch einen Schritt näher. Jetzt wurde er doch ernst. »Wir müssen nicht reden«, sagte er so leise, dass es eine Gänsehaut auf meinem Nacken auslöste. »Über das, was zu Hause passiert ist. Nur tanzen, Spaß haben. Drinks gehen auf mich.«

Emilia musste es ihm erzählt haben. Und er tat das hier, um mich aufzumuntern. Weil er sich Sorgen um mich machte.

»Bitte«, sagte er, als ich nicht antwortete.

»In Ordnung«, sagte ich, bevor ich überhaupt wusste, das ich da tat.

Lios Gesicht erhellte sich. »Perfekt.« Er schmunzelte, als er leise hinzufügte: »Ich hatte etwas Angst, dass ich dich nicht dazu überreden kann.«

»Und was hättest du dann gemacht?«

Er zuckte mit den Schultern. »Dich vielleicht über meine Schulter geworfen und entführt?«

Wieso, zur Hölle, gefiel mir der Gedanke? Ich presste die Lippen zusammen. »In fünf Minuten unten?«

Er nickte und wedelte mit dem Handy. »Das Taxi ist schon bestellt. Zieh was an, in dem du dich wohl und heiß fühlst.« Er zwinkerte mir zu, dann verschwand er endlich von meiner Türschwelle.

Kopfschüttelnd schloss ich die Tür. Was tat ich hier eigentlich?

Wollte ich wirklich ausgehen und mich ablenken lassen, was ich sicher ganz dringend brauchte – oder war es eher die Aussicht darauf, Zeit mit Lio zu verbringen?

Ich seufzte leise. Vielleicht würde es mir tatsächlich guttun, einfach den Kopf abzuschalten und nicht zu viel nachzudenken. Mein Soll daran hatte ich die letzten zwei Tage zur Genüge erfüllt. Also warf ich alle Bedenken über Bord, schlüpfte in mein Lieblingskleid, legte in Windeseile etwas Make-up auf und frischte meine Haare auf. Nicht zu viel. Ich wollte mich schließlich nur ablenken und niemanden abschleppen. Wahrscheinlich.

Ich atmete tief ein und verließ das Zimmer, bevor ich doch noch einen Rückzieher machen konnte. Auf dem Flur kam mir Emilia im Pyjama entgegen, und als sie mich sah, wurden ihre Augen groß.

Sie blieb stehen und verschränkte die Arme vor der Brust. »Was hat er getan, um dich zu überreden?«

»Mir etwas geboten, was ich gerade wohl brauche«, gab ich schulterzuckend zurück. Ich zögerte kurz, bevor ich einen Schritt auf die zumachte und sie fest in die Arme schloss. »Danke, Emmi.«

Sie lachte an meiner Schulter. »Schon gut. Sag ihm, dass er gut auf dich aufpassen soll. Wenn er ohne dich nach Hause kommt, mache ich ihm die Hölle heiß.«

Wieso fachte das meine Gedanken von eben noch mehr an? Ich presste die Lippen zusammen und nickte. »Alles klar.«

Nachdem ich mich wieder von ihr gelöst hatte, winkte ich noch mal zum Abschied und fuhr dann nach unten. Vorfreude kribbelte in meinem Inneren, und schon jetzt wusste ich, dass es die richtige Entscheidung gewesen war, Lio zu begleiten. Erst recht, als ich unten aus der Tür trat und Lio am Taxi gelehnt stehen sah. Er tippte etwas auf seinem Handy, aber als er mich hörte, hob er den Kopf.

Seine Augen weiteten sich etwas, und ein Lächeln trat auf seine Lippen. »Du siehst großartig aus.«

»Danke, du auch.« Ich nickte in Richtung des schwarzen Hemdes, das er weit genug aufgeknöpft hatte, sodass man ein größeres Tattoo auf seiner Brust sah. Heiß, dachte ich, und ich rief mich selbst zur Ordnung. »Wo geht's hin?«

Natürlich antwortete er nicht. Er wackelte nur mit den Augenbrauen und öffnete die Taxitür für mich.

Ich verdrehte die Augen und ließ mich auf den Rücksitz fallen. Schmunzelnd beobachtete ich, wie Lio um das Taxi herumhüpfte und auf der anderen Seite einstieg. Als er sich anschnallte, berührten sich unsere Arme, und das fühlte sich merkwürdig elektrisierend an. Plötzlich war da wieder das Gefühl seiner Finger auf meiner Stirn, und ein Kribbeln explodierte in meinem Magen.

»Ein Club?«, fragte ich etwas heiser.

Lio nickte. Kurz sah er selber aus, als würde er sich sammeln müssen, dann grinste er mich wieder an, als wäre nichts gewesen. Sobald der Taxifahrer losgefahren war, ließ Lio sich doch zu einer Erklärung herab: »Wir gehen ins *SchwuZ*. Einer meiner liebsten Clubs. Dort sind wir eigentlich fast immer, weil es da sehr angenehm ist. Der älteste queere Club der Welt übrigens.«

Ich riss den Kopf zu ihm herum. »Ist das okay? Dass ich da hingehe? Ich bin schließlich nicht queer …«

Er zuckte mit den Schultern, und sein Lächeln wurde milde. »Dort ist jeder willkommen, der keinen Ärger macht und lieb zu seinen Mitmenschen ist, mach dir keine Sorgen.«

»Okay.« Ich lehnte mich etwas steif zurück, und er lachte auf.

»Entspann dich, Alica. Wir haben einfach einen schönen Abend und machen uns um nichts auf der Welt Gedanken. Das ist doch das Beste daran, wenn man ausgeht, oder nicht?«

»Ist das bei dir so?«, hakte ich neugierig nach.

»Klar. Deshalb bin ich ja so entspannt.« Er grinste und stupste mich mit der Schulter an, was wieder ein Kribbeln durch meinen Körper jagte. »Bei dir nicht?«

Ich biss mir auf die Unterlippe. »Na ja. Ich war noch nicht so oft aus. Ein paarmal mit Freunden meiner Schwester, in so einem Schickimickiclub in München, aber das war nicht so meins.«

Seine Augen funkelten vergnügt. »Umso besser. Dann lass dich einfach drauf ein und schalte den Kopf aus.«

Ich erwiderte seinen Blick, und je länger er andauerte, desto mehr kribbelte jede Faser meines Körpers. Es war wahnsinnig schön. »Okay.« Kopf aus. Das würde schwer werden. Aber ich würde es versuchen.

Er lächelte, und kurz war ich mir sicher, dass er auf meine Lippen sah. Doch dann wandte er sich ab und sah aus dem Fenster.

Himmel. Was auch immer da in der Luft zwischen uns war, ich hatte das Gefühl, dass es Feuer fangen würde, wenn wir uns nur falsch bewegten. Und plötzlich war ich gar nicht mehr so sicher, ob ich mich dagegen wehren würde, wenn es so weit kam.

Es dauerte eine ganze Weile, bis wir am *SchwuZ* ankamen. Die Schlange vor dem Club war lang, und als wir ausstiegen, sah ich sofort, wie bunt gemischt das Publikum war. Ich sah Männer und Frauen. In Netzteilen, in ganz normalen Jeans, in bunten Kostümen. Ich sah Drag Queens mit hohen Perücken und sogar ein paar Masken, die nicht erkennen ließen, wer sich dahinter verbarg. Es war beeindruckend. Es war großartig!

»Hey, Lio.« Ein Typ kam auf uns zu. Er grinste breit und schlug mit Lio ein, bevor er mich neugierig ansah.

»Das ist meine Mitbewohnerin Alica«, stellte Lio mich vor, bevor er auf den Typen zeigte. »Das ist Gino, ein alter Freund aus der Schulzeit. Wir sind eigentlich fast jedes Wochenende zusammen unterwegs.«

»Streich das fast«, sagte Gino lachend und reichte mir die Hand. »Freut mich, Alica. Ich habe schon von dir gehört.« Er schmunzelte zu Lio, der nur den Kopf schüttelte.

Das war ja interessant.

»Schön, dass du mal mitkommst.« Gino zwinkerte mir zu, bevor er zu der zweiten, etwas kürzeren Schlange deutete. »Chiara und ihre Freundin sind schon drinnen. Wer weiß, ob sie überhaupt mitbekommen, dass wir da sind, die kleben ganz schön aneinander. Buchstäblich. Mit ihren Mündern.«

»Ich glaube, wir haben das Bild bekommen, Gino. Danke.« Lio lachte und legte einen Arm um meine Schulter, um mich in Richtung des Eingangs zu führen, über dem »Gästeliste« stand. Als ich Lio fragend ansah, zuckte er nur mit den Schultern. »Wir sind wirklich SEHR OFT hier.«

Ich wusste nicht genau, warum ich das beeindruckend fand, aber das tat ich.

Die Dame am Eingang musterte mich neugierig, als ich zwischen Lio und Gino auf sie zutrat. Sie lächelte sanft. »Erstes Mal hier?« Als ich nickte, meinte sie: »Es ist vielleicht selbsterklärend, aber wir tolerieren hier keinerlei Diskriminierung. Keine Strikes, du bist direkt raus. Wenn du dich nicht wohlfühlst oder siehst, dass andere sich nicht wohlfühlen, komm zu uns. Wir kümmern uns um die Menschen, die euch das Gefühl geben. Hier ist jeder willkommen, das ist ein Safe Space, und es soll einer bleiben.« Sie drückte mir einen Stempel auf den Handrücken und winkte mich dann durch.

Seltsamerweise berührten mich ihre Worte mehr, als ich zugeben wollte. Ja, das hier war wirklich komplett anders als der Club in München. Dort wurde man am Eingang von oben bis unten gescannt, ob man gut genug aussah, bevor man wortlos weitergescheucht wurde. Und es war längst nicht so persönlich wie hier.

Im Gehen griff ich nach Lios Jacke, und als er langsamer wurde, schlang ich einen Arm um seine Hüfte und sah zu ihm auf. »Danke, dass du mich mitgenommen hast.«

Einen Atemzug lang wirkte er beinahe verlegen. Dann erwiderte er die Umarmung und sagte leise: »Danke, dass du mitgekommen bist.«

Mein Magen kribbelte den ganzen Weg bis zur Garderobe und auch noch, als wir unsere Jacken abgegeben hatten und uns an der Bar anstellten. Ich war so abgelenkt von den Drag Queens dahinter – wie bekam man nur so ein aufwendiges Make-up hin? –, dass Lio einfach für mich mitbestellte und mir den Drink praktisch in die Hand drücken musste. Ich schenkte den umwerfenden Menschen hinter der Bar noch ein breites Grinsen, und sie erwiderten es mit einem Winken, während ich von Lio weitergeschoben wurde.

Wir fanden Lios Freundinnen Chiara und Lucya auf der Tanzfläche. Wie Gino schon angedeutet hatte, waren die beiden wirklich fest ineinander verschlungen, und sie wirkten etwas durcheinander, als wir sie ansprachen. Einen Moment hatte ich das Gefühl, dass Chiara mich etwas skeptisch musterte, aber dann lächelte sie breit und zog mich einfach in ihren Arm.

»Schön, dich kennenzulernen«, schrie sie mir ins Ohr, ehe sie auf das wunderhübsche Mädchen hinter sich deutete. »Das ist meine Freundin Lucya. Wir sind seit Kurzem zusammen.«

»Das hat jeder hier gesehen«, ging Lio lachend dazwischen, und sie stieß ihm gegen die Schulter, bevor sie sich wieder Lucya zuwandte und die beiden erneut in einem Kuss versanken.

Himmel, da konnte man ja neidisch werden.

Während ich von meinem Getränk trank, nahm ich den Club um mich herum in Augenschein. Noch nie hatte ich so bunt gemischte Menschen gesehen, und aus irgendeinem Grund fühlte ich mich dadurch augenblicklich wohl. Wie automatisch bewegte ich mich rhythmisch zur Musik. Als ich Lios Lächeln bemerkte, noch mehr. Wir tanzten, sangen bei bekannten Songs mit, und es fühlte sich großartig an. Tatsächlich konnte ich mit jeder Minute mehr von meinen Gedanken abschütteln. Von meinen Ängsten. Von meiner Schuld, die mich bis vorhin noch so gequält hatte.

Denn da war die ganze Zeit Lio, ganz nah bei mir, sein leichtes Lächeln, die Entspannung in jeder Faser seines Körpers, die auf mich überging. Wir tanzten schon eine ganze Weile zusammen, als ich einen weiteren Schritt auf ihn zumachte. Unsere Körper schmiegten sich aneinander, und er sah mich überrascht an. Ich wollte ihm nur nah sein, hatte aber irgendwie das Gefühl, dass ich eine Ausrede dafür brauchte. Also sagte ich grinsend neben seinem Ohr: »Emilia meinte, du sollst auf jeden Fall auf mich aufpassen.«

Ich spürte seine Hand an meiner Hüfte, spürte, wie er sie zu meinem unteren Rücken schob und eine kribbelnde Spur hinterließ. Mein Herz machte einen Sprung.

»Das werde ich«, sagte er an meinem Ohr. »Versprochen.«

Kapitel 24

LIO

Es war ein seltsamer Impuls gewesen, Alica zu bitten, mitzukommen. Als Emilia mir erzählt hatte, wie fertig sie von ihrer Familie zurückgekommen war, wäre ich am liebsten einfach zu ihr gegangen, um sie aufzumuntern. Um ihr ein Lächeln zu schenken. Aber ich hatte mich zurückgehalten, zumindest bis zum Abend.

Das hier jedoch … Das war die richtige Entscheidung gewesen. Das spürte ich, als Alicas Bewegungen neben mir immer wilder wurden und der Ausdruck auf ihrem Gesicht immer gelöster. Einmal schloss sie sogar die Augen, und der Anblick war so göttlich, dass ich am liebsten meine Hände in ihren Haaren versenkt hätte.

DIESEM Impuls zu widerstehen war schlimmer als alles andere. Aber ich gab ihm nicht nach.

Ich wusste nicht, was bei ihrer Familie passiert war, aber als Alica mir an ihrer Zimmertür gegenübergestanden hatte, hatte sie beinahe gebrochen gewirkt. Aus irgendeinem Grund hatte ich den Schmerz auf ihrem Gesicht tief in meiner Brust gespürt. Etwas, das ich sonst nur bei Emilia hatte. Und es hatte das Verlangen in mir geweckt, sie zu beschützen.

Als Alica mir vorhin ins Ohr geflüstert hatte, dass ich genau das tun sollte, war das Verlangen so stark geworden, dass ich sie am liebsten an mich gezogen und nicht mehr losgelassen hätte. Aber ich hielt mich zurück, genoss einfach den Moment.

Es war schön, dass Alica sich nach und nach immer mehr entspannte. Es war mehr als schön. Elektrisierend. Anders, irgendwie. Aber gut anders.

Ich verlor mich in diesem Anblick. Wie ich es eigentlich immer tat, wenn ich hier war. Mit meinen Freunden. Deswegen ging ich ja so gern aus und ließ mich treiben, so gut ich konnte. Schon bei meinem ersten Besuch im *SchwuZ* hatte ich dieses befreiende Gefühl gespürt, wenn man seine Probleme abwerfen und tanzen konnte, ohne an morgen zu denken. Das war zu einer Zeit gewesen, in der ich es mehr als gebraucht hatte, und jetzt war es zu einem Ventil geworden, das immer half.

Und zu sehen, dass es auch bei Alica klappte, war einfach schön.

Sie öffnete wieder die Augen und lachte mir entgegen. Ich konnte es nicht hören, aber es vibrierte tief in meiner Brust. Sie kam mir erneut so unerträglich nah und sagte leise neben meinem Ohr: »Gino hat auch seinen Spaß.«

Ich folgte ihrem Blick und sah meinen Freund am Rande der Tanzfläche ziemlich wild mit einer Drag Queen rumknutschen. Ein Kichern kroch in meiner Kehle nach oben.

»Ich bin ziemlich sicher, dass er gerade noch mit einer blonden Frau rumgemacht hat.« Etwas suchend sah Alica sich um.

Lachend zuckte ich mit den Schultern. »Ja, so ist das meistens bei uns.«

Sie sah mich wieder an. Forschend. »Bei dir auch?«

Wieso hatte ich plötzlich das Verlangen, mich zu rechtfertigen? Ich tat es nicht, sondern beugte mich stattdessen mit einem Lächeln zu ihr runter. »Es ist nur ein Kuss.« Meine Stimme fühlte sich rau an, als ich das sagte. »Und ist es nicht das beste Gefühl, wenn man kurz davor ist, eine Person zum ersten Mal zu küssen? Diese Aufregung und dieses herrliche Kribbeln? Und diese Erleichterung, diese Befriedigung, wenn man es dann endlich tut? Es ist nur ein Kuss. Aber es ist der erste Kuss, und das ist immer … etwas Besonderes.«

Wieso war meine Hand plötzlich so nah an ihrem Gesicht?

Ich ließ sie sinken und zog den Kopf zurück. »Du kennst das bestimmt. Deswegen ist das beim Ausgehen eine unserer Lieblingsbeschäftigungen. Ein paar wunderschöne erste Küsse.«

Sie ließ mich nicht aus den Augen. Ihr Blick war so durchdringend, dass ich einen Augenblick das Gefühl hatte, etwas Falsches gesagt zu haben. Aber dann hakte sie nur neugierig nach: »Ist das so?«

Ich nickte, seltsam atemlos. »Probier es doch aus. Die Leute hier sind meistens sehr offen dafür.«

Sie stockte. Dann begann sie, sich auf der Tanzfläche umzusehen. Und ich hätte die Worte am liebsten direkt wieder zurückgenommen. Weil ich nicht sehen wollte, wie sie jemanden küsste. Weil ich wollte, dass ich derjenige war, den sie küsste.

»Es ist nur ein Kuss«, sagte ich heiser, und ich wusste nicht, ob ich das zu ihr oder zu mir selbst sagte.

Ganz langsam sah sie mich wieder an. Ihre Hand wanderte an meine Brust.

Ich atmete aus, und plötzlich hatte ich das Gefühl, dass mich sämtliche Luft verlassen hatte. Ihr Blick war fragend, aber ihre grünblauen Augen funkelten herausfordernd. Und mein Herz donnerte auf einmal so heftig, als würde mir jemand eine Knarre an den Kopf halten.

»Nur ein Kuss?« Sie war mir so nah, dass kaum noch etwas zwischen uns gepasst hätte.

Und in dieser Sekunde sah ich meine mühevoll aufgebaute Zurückhaltung zusammenbrechen wie ein Kartenhaus. Ich griff nach ihrer Hüfte und zog sie enger an mich. Die andere Hand legte ich sanft, aber bestimmt in ihren Nacken und reduzierte den Abstand zwischen uns auf ein Minimum.

Eine letzte stumme Frage in ihre Augen, um sicher zu sein, dass sie es wirklich wollte. Sie waren geweitet, aber da war die gleiche Sehnsucht, das gleiche Verlangen, das gerade in meinem Kopf laut schrie.

Und dann krallte sie ihre Finger in mein Shirt, und ich legte meine Lippen auf ihre. Zärtlich erst, vorsichtig, wie um mich selbst zu überzeugen, dass es okay war. Dass es sich richtig anfühlte. Und Gott, das tat es. Wie sehr es das tat. Als ich das spürte, dieses Feuer, das sich durch meine Venen bahnte, verstärkte ich den Griff an ihrem Nacken. Als hätte sie nur darauf gewartet, ließ sie sich in meine Arme fallen.

Also küsste ich sie weiter. Forscher. Ich hielt sie eng an mir und erkundete weiter ihre Lippen, bis es nicht mehr genug war und ich sie leicht öffnete. Als meine Zunge auf ihre traf, war es wie eine erneute Explosion in meinem Inneren. Ich spürte, wie sie in meinen Armen erschauderte, wie sie sich an mich presste, als würde sie es genau wie ich nicht eng genug finden. Nicht dicht genug. Weil plötzlich nichts mehr dicht genug schien. Ich hatte das unbändige Verlangen, mit ihr zu verschmelzen, als ich mit der Zunge leicht über ihre Lippen fuhr.

Es war zu viel. Zu groß. Zu bedeutend. Es schnürte mir die Luft ab, und gleichzeitig wusste ich gar nicht, ob ich überhaupt noch atmen wollte. Ob es überhaupt noch nötig war. Meine Haut prickelte bei jeder ihrer Berührungen, aber dann kippte der Augenblick, und dieses »zu viel« in meinem Kopf wurde zu unerträglich. Noch bevor ich meine Lippen von ihr lösen konnte, tat sie es. Schreckte plötzlich zurück, als hätte ich ihr einen Stoß verpasst.

Schwer atmend stand sie vor mir, die Finger immer noch in mein Hemd gekrallt, während meine Hände in ihrem unteren Rücken lagen. Wir starrten uns an, keuchend und mit aufgerissenen Augen.

Was fühlte ich da? Es erinnerte mich an … Angst.

Ein beinahe schon irres Lachen brach aus mir heraus. »Siehst du?«, sagte mein Mund, während mein Kopf ihn anflehte, zu schweigen. »Kann ganz nett sein.«

GANZ NETT, LIO?!

Das war alles andere als GANZ NETT gewesen. Es war viel mehr, viel größer, viel luftabschnürender. Gott, ich wollte sie erneut an mich ziehen, doch stattdessen ließ ich sie los.

»Also, wenn du das weiterprobieren willst?« Ich deutete auf die Menschen in unserer Umgebung, und in meiner Brust starb irgendetwas – ganz langsam und kläglich.

Sie starrte mich immer noch an. Ihre Mundwinkel wanderten ein Stück nach oben. »Ich glaube, das ist nichts für mich«, sagte sie. »Aber … das mit dem Tanzen war ganz gut.« Wie zum Beweis hob sie die Arme und kreiste zum Rhythmus der Musik mit den Hüften.

»Ja.« Ich erwiderte ihr Lachen, erleichtert darüber, dass sie offensichtlich nicht so viel aus unserem Kuss zog wie ich. Aber als ich mich ihr wieder anschloss und wir zu tanzen begannen, rasten meine Gedanken immer noch.

Was zur Hölle war das gewesen? Dieses Gefühl, das sich so überwältigend angefühlt hatte?

Ich konnte es mir eigentlich nur so erklären, dass dieser verdammte Kuss zu lange auf sich hatte warten lassen. Normalerweise küsste ich die Leute, wenn ich Lust darauf hatte – und sie damit einverstanden waren. Bei Alica hatte ich mir zu lange eingeredet, dass es nicht gut war, und wenn man sich etwas verwehrte, wurde es eben doppelt gut.

Himmel, ich kannte das doch.

Den Kuss zuzulassen, war wahrscheinlich ein Fehler gewesen. Denn dieser Druck, diese Spannung, die sich in mir aufgebaut hatte, wollte raus. Sie wollte Alica packen und an die nächste Wand drücken. Sie wollte mit ihr verschmelzen, die ganze Nacht lang, bis sie meinen Namen schrie.

Wie zur Hölle sollte ich diese Spannung loswerden, ohne mit dieser wunderschönen Frau zu schlafen?

Denn verdammt, das wollte ich. Jetzt noch mehr als vorher. Wenn sich der Rest von ihr so gut anfühlte wie dieser kurze Kuss, dann würde der Sex mit ihr grandios sein. Aber Shit, das durfte ich nicht. Weil ich mich wieder daran erinnerte, wie sie mich angesehen hatte – auf dem Bett. So traurig. So verletzlich.

Ich wollte ihr nicht wehtun. Und auch wenn es beinahe unmöglich schien, so war das Verlangen, sie zu beschützen, größer als das nach ihr.

Also begnügte ich mich damit, neben ihr zu tanzen. Ihr dabei zuzusehen, wie sie sich auf der Tanzfläche drehte, wie sie lachte, wie sie sich wieder entspannte. Ich begnügte mich damit, in ihrer Nähe zu bleiben, auf sie aufzupassen und durch das Tanzen selbst wieder Anspannung loszuwerden.

Wir verließen den Club erst, als draußen bereits die Sonne aufging. Chiara und Lucya hatten uns irgendwann zwischendurch verlassen, aber Gino trat mit uns gemeinsam vor den Club und seufzte tief.

»Großartig«, war sein Kommentar, als er den Sonnenaufgang sah. Er drehte sich zu mir um und wackelte mit dem Handy. »Ich verschwinde jetzt in das Bett von einem gewissen Moritz, wenn ihr mich also entschuldigen würdet.«

Meine Augenbrauen wanderten nach oben. »Der Typ von letztem Wochenende?«

»Klar. Ich habe schließlich nicht die Regel, dass ich mit jeder Person nur einmal schlafe.« Gino grinste breit, bevor er nach Alicas Hand griff und ihr einen altmodischen Kuss auf die Haut drückte. »Es war eine Ehre, deine Bekanntschaft zu machen, Alica. Ich hoffe, du beehrst uns mal wieder mit deiner Anwesenheit.«

Sie kicherte. »Gern.«

»Mach's gut, Alter.« Gino schlug ein, bevor er pfeifend zur Straße lief.

Alica sah zu mir auf. »Die Regel, mit jedem nur einmal zu schlafen?«

Ich zuckte mit den Schultern und deutete in Richtung der Straßenbahn.

Sie folgte mir, ließ jedoch nicht locker. »Und hast du dich bisher daran gehalten?«

Sie tauchte neben mir auf, breit grinsend, und ich merkte, dass sie ganz schön beschwipst war. Also legte ich einen Arm um ihre Schulter, um sie bei mir zu behalten. Aber auch ganz egoistisch, weil es sich gut anfühlte, in ihrer Nähe zu sein. »Meistens«, beantwortete ich ihre Frage und versuchte, das Kribbeln zu ignorieren, als sie sich im Gehen an mich lehnte. »Aber wenn nicht, habe ich es eigentlich immer bereut.«

»Warum?«

»Weil ich Menschen damit wehgetan habe.«

»Hmm«, brummte sie nachdenklich.

Und wieder wollte mein Mund meine Aussage revidieren. Wollte sie abschwächen, einfach nur, um ihr die Hoffnung nicht zu nehmen. Um mir die Hoffnung nicht zu nehmen. Aber die bittere Wahrheit war nun einmal, dass es so war. Dass ich ihr wahrscheinlich auch wehtun würde. Ich sah es an ihren Augen. Ich wollte das nicht weiter schüren, auch wenn es sich furchtbar anfühlte, alles zu unterdrücken. Da war ich eigentlich nicht der Typ für.

Trotzdem drückte ich kurz ihre Schulter. »Na, brauchst du ein Frühstück?«

Sie sah mich überrascht an. »Frühstück?«

Ich nickte und lenkte unseren Weg noch einmal um. Statt direkt zurück zum Wohnheim fuhren wir mit der Bahn bis zum *Benedict,* das schon immer mein liebster Anlaufpunkt nach Partys gewesen war. Es war ein Restaurant, in dem es rund um die Uhr Frühstück gab, und Alicas aufgerissenen Augen nach zu urteilen, war es genau das Richtige.

Ich hielt ihr grinsend die Tür auf, wir warfen uns in eine kleine Couchecke und bestellten ein Sektfrühstück mit Pancakes, die einfach großartig schmeckten. Alica kicherte fast die ganze Zeit, und am liebsten hätte ich dieses Geräusch aufgenommen, um es immer wieder hören zu können.

Doch irgendwann waren auch die Pancakes aufgegessen, und es war längst später Vormittag, als wir schließlich wieder im Wohnheim ankamen.

Alica lehnte erneut den Kopf an meine Schulter, und in der Spiegelung des Aufzugs konnte ich ihr Lächeln sehen. »Ich bin müde«, murmelte sie.

»Hallo müde, ich bin Lio.«

»Wirklich? Dad-Jokes um diese Uhrzeit?« Sie kicherte und stützte sich an mir ab, als der Aufzug ruckelnd zum Stehen kam. Etwas schwankend ging sie zu ihrem Zimmer, aber ich musste ihr helfen, die Tür zu öffnen. Sie stolperte in Richtung ihres Bettes und ließ sich mit einem lauten Seufzen darauf fallen.

Mir entfuhr ein Lachen. »Willst du jetzt so schlafen?«

Sie brummte nur in ihr Kissen, ohne sich zu bewegen. Also trat ich ebenfalls ins Zimmer, zog ihr die Schuhe von den Füßen und rollte sie im Bett herum, bis sie mit dem Kopf auf dem Kissen lag. Sie fand das offensichtlich mehr als lustig, und ihr Lachen war ansteckend. Als ich sie endlich in der richtigen Position hatte, schlang sie plötzlich die Arme um meinen Hals.

Aus leicht glasig wirkenden Augen starrte sie mich an, während sie auf ihre Unterlippe biss. »Willst du dich nicht zu mir legen?«

»Du bist betrunkener, als ich dachte«, sagte ich leise. Dann senkte ich den Kopf und drückte ihr einen Kuss auf die Stirn. »Also muss ich leider, leider ablehnen. Schlaf gut, Alica.«

»Gute Nacht, Lio«, murmelte sie, die Augen schon halb geschlossen.

Als ich aufstand, rollte sie sich auf die Seite und schlief beinahe sofort ein.

Und ich? Ich flüchtete aus ihrem Zimmer, als wäre der Teufel hinter mir her.

Kapitel 25

ALICA

Bereit?«

Felix grinste mich an, und in seinen Augen funkelte eine seltsam diebische Freude. Eigentlich fehlte nur noch, dass er sich kichernd die Hände rieb, und ich war mir sicher, dass er sich fest vorgenommen hatte, mich heute herauszufordern.

Ich war wirklich nervös, und eigentlich fühlte ich mich nicht bereit, mein Allerbestes zu geben. Nicht weil Felix so viel von mir erwartete, sondern vor allem, weil mir das verdammte Wochenende noch in den Knochen hing. Ich dachte ständig an die kalte Miene meines Vaters. Daran, wie er einfach das Esszimmer verlassen hatte, ohne mich noch einmal anzusehen. Daran, dass ich unsere Beziehung nicht noch weiter gefährden durfte – aber was war verdammt noch mal die Alternative? Und wenn ich nicht an meine verkorkste Familie dachte, dann dachte ich an Lio. Ich dachte an unseren Kuss, und jedes Mal jagte ein Kribbeln durch meinen Körper. Es war so schön, wie es lästig war.

»Erde an Alica?« Felix legte den Kopf schief, und als ich aufsah, blickte ich in seine beeindruckenden blauen Augen. Eine seiner Brauen machte einen lustigen Hüpfer in Richtung seiner Stirn. »Brauchst du erst mal einen Kaffee, um wieder in die Spur zu kommen?«

»Nein, nein, alles gut«, wehrte ich ab und setzte ein Lächeln auf. »Ich bin voll und ganz da.«

»Gut. Kaffee gibt es nämlich nur für Leute, die auch arbeiten.« Er schnaubte, aber es klang zum Glück eher belustigt.

Ich straffte die Schultern und zwang mich dazu, ihm genauestens zuzuhören. Hier musste ich gerade sein, physisch und gedanklich. Nicht in einer kalten Villa in München. Und ganz sicher nicht auf der Tanzfläche im *SchwuZ*. Oder im *Benedict*. Oder im Aufzug. Oder …

»Du übernimmst heute einen Großteil der Aufgaben, die Ben dir letzte Woche gezeigt hat.« Felix unterbrach meine Gedanken, und ich beeilte mich, ihm zu dem Patientenzimmer zu folgen. »Du unterstützt die Patienten bei der Pflege, misst den Blutdruck und die Temperaturen. Ich schaue dir bei allem über die Schulter und sage dir, wenn etwas nicht passt. Wenn du nicht weiterweißt, fragst du mich.« Er schaute mich kurz an. »Und danach schaust du mir bei den Medikamenten und dem Aufziehen der Infusionen über die Schulter. Ich versuche, so viel wie möglich zu erklären. Aber wenn du etwas nicht verstehst, egal, wie unbedeutend es dir scheint, fragst du, okay?«

Ich nickte eifrig und spürte, wie sich ein Lächeln auf mein Gesicht stahl. Als wir uns vor dem Patientenzimmer die Hände desinfizierten, fragte ich schmunzelnd: »Du nimmst das alles sehr ernst, was?«

»Sollte ich nicht?« Er hob die Augenbrauen. »Hier geht es schließlich um deine Zukunft. Und um die deiner Patienten.«

»Du klingst wie mein Dad.« Der Satz war über meine Lippen, bevor ich richtig darüber nachgedacht hatte. Dann traf er mich selbst aber mit so einer Wucht, dass mir beinahe ein bisschen schwindlig wurde. *Dad meint es auch nur gut, oder?*

Glücklicherweise überging Felix meine Aussage einfach, indem er mit den Schultern zuckte. »Klingt nach einem schlauen Mann. Also, los.«

Ich schob den Gedanken weg und konzentrierte mich auf meinen Praxiseinsatz. Felix war tatsächlich um einiges strenger als Ben, er bemerkte jeden kleinen Ausrutscher und wies mich mit strenger Stimme darauf hin. Am Anfang war es mir unangenehm, dass er das vor den Patienten tat und das Ganze nicht so weich anging wie Ben. Aber schon beim zweiten Patienten war ich dankbar über seine Art. Denn mir passierten deutlich weniger

Fehler, weil seine Worte noch so fest in meinem Kopf steckten. Ich strengte mich so sehr an, dass ich viel genauer arbeitete, und immer wenn ich ihn fragend ansah und er anerkennend lächelte, stiegen Seifenblasen in meinem Magen auf. Vor Stolz und auch ein bisschen vor Erleichterung.

Felix machte mir den Vormittag wirklich nicht leicht. Er scheuchte mich von einem Patienten zum anderen, ohne groß viele Pausen zu machen. Ich lernte wahnsinnig viel, besonders auch in den Momenten, in denen ich ihm nur zusah. Aber gegen Mittag war ich trotzdem völlig durch und atmete auf, als er endlich die letzte Patientenkurve weglegte.

»Damit hast du dir wohl eine Pause verdient«, sagte er.

»Gott sei Dank.« Ich ließ mich auf den erstbesten Stuhl im Stationszimmer fallen und griff nach meiner Wasserflasche, die noch fast unberührt war.

Felix schmunzelte, und es sah beinahe etwas mitleidig aus. »Willkommen im Krankenhaus«, sagte er und lehnte sich in den Türrahmen. »So ist übrigens fast jeder Tag bei uns.«

Ich sah ihn prüfend an. »Ist das so?«

»Ja. Du musst also noch an deiner Kondition arbeiten.« Er grinste breit.

Stöhnend stellte ich die Flasche auf den Tisch. »Das ist mir klar. Es wäre übrigens großartig gewesen, wenn du gesagt hättest, dass ich mich gar nicht so schlecht schlage. Du weißt schon – um meine Motivation zu steigern oder so was.«

Er lachte kurz auf. »Brauchst du das denn?«

Gott, er wusste gar nicht, wie sehr. Seit dem Besuch zu Hause brauchte ich jedes Lob, das ich kriegen konnte und das mich davon überzeugte, dass ich die richtige Entscheidung getroffen hatte. Ich mochte die Arbeit mit den Patienten, auch wenn es immer noch ein wenig beängstigend war. Aber ich wurde sicherer, und es gab mir ein gutes Gefühl, dass ich ihnen helfen und beistehen konnte. Und ich mochte Berlin, mochte die Menschen hier. Aber ob das reichte? Ob das reichte, um alles zu rechtfertigen?

Felix musterte mich eine ganze Weile. Vielleicht, weil ich meinen gequälten Gesichtsausdruck nicht ganz so gut kaschierte, wie ich eigentlich wollte. Dann seufzte er. »Ich habe an meinem ersten Tag auf Station gekotzt.«

Erschrocken riss ich die Augen auf. »Was? Warum?«

»Weil mir der Druck zu groß war. Ich habe die ganze Zeit gedacht, dass ich jemanden umbringe, dabei haben sie mich in der ersten Zeit nur Bettwäsche wechseln und Bettpfannen leeren lassen. Es war lächerlich. Aber es war mir trotzdem zu viel.« Seine Mundwinkel wanderten wieder nach oben. »Also, ja, Alica. Du schlägst dich ganz gut für den Anfang.«

Ich spürte den Druck auf meiner Brust erst, als er sich durch seine Worte von mir löste. »Danke.« Meine Stimme brach ein wenig, und ich hoffte, dass er das nicht hörte. Wenn er es tat, dann ließ er sich zumindest nichts anmerken.

Er sah über den Flur und nickte. »Da kommt auch deine Kollegin. Ihr habt das große Glück, richtige Pausen machen zu können, also genießt das, okay? Nach dem Mittag reden wir über die Übergabe, die du machen wirst.«

»Was?« Mir klappte der Mund auf. Bei dem Gedanken, vor allen Leuten von Station reden zu müssen, prickelte mir eine Gänsehaut über den Nacken.

Aber Felix grinste nur und stieß sich in der Sekunde vom Türrahmen ab, in der Filina das Schwesternzimmer erreichte. Er grüßte sie kurz und verschwand schließlich über den Flur.

»Alles okay?«, wollte meine Freundin wissen und strich sich eine Strähne, die sich aus ihrem hohen Zopf befreit hatte, hinters Ohr.

Ich gab ein Seufzen von mir, das sich nach einer Sekunde in ein Lachen verwandelte. »Krasser Tag. Gehen wir zu Mittag essen?«

Sie nickte. »Wir treffen uns mit Marlon in der Cafeteria«, sagte sie, und Schulter an Schulter verließen wir die Station in Richtung Aufzug. »Wie war dein erster Tag mit deinem Felix?«, fragte sie leise und schielte kurz zurück zur Station, wie um sicherzugehen, dass er uns nicht hören konnte.

»Gut, glaube ich.« Ich zuckte mit den Schultern und drückte den Knopf fürs Erdgeschoss. »Ich glaube, ich habe mich am Anfang etwas schlecht angestellt, aber es wurde immer besser. Irgendwie kann ich mir trotzdem nicht vorstellen, dass ich das später alles allein und selbstständig machen werde.«

»Ist doch völlig klar, so ging es mir am Anfang im FSJ auch.« Filina zuckte mit den Schultern. »Das wird alles noch. Und wenn es immer besser wird, ist das doch gut. Mehr kann man nicht verlangen.« Sie neigte den Kopf, und ein leichtes Lächeln erschien auf ihren Lippen. »Und eigentlich wollte ich auch wissen, wie es ist, MIT FELIX zu arbeiten.«

Ich schwieg kurz, weil ich wirklich darüber nachdenken musste. Eigentlich war ich vor allem wegen der Arbeit heute aufgeregt gewesen und nicht wegen ihm. Es fühlte sich immer noch ein bisschen magisch an, wenn er mich anlächelte, weil ich dann wieder an diesen Moment zwischen uns denken musste. Aber irgendetwas hatte sich verändert, und ich war mir ziemlich sicher, dass das an diesem gottverdammten, wunderschönen Kuss lag, den ich am Samstag mit Lio gehabt hatte. Jede Stelle meines Körpers kribbelte vor Aufregung, wenn ich daran dachte, vor süßem, aber irgendwie auch bitterem Verlangen nach mehr. Ich hatte den Kuss unterbrochen, weil ich das gespürt hatte – dass ich einen Fehler beging. Denn Lio war von Anfang an ehrlich gewesen. Er hatte von Anfang an gesagt, dass er keine Beziehung wollte. Dass er nicht nach Liebe suchte.

Im Gegensatz zu mir.

Filina sah mich noch fragend an, als wir aus dem Aufzug traten und in Richtung Mittelgebäude liefen, wo die Cafeteria lag.

Also seufzte ich erneut. »Um ehrlich zu sein, ist es noch ein bisschen schwierig, das Bild von ihm von damals über das von heute zu legen. Er ist anders als in meiner Erinnerung. Nicht immer, und das ist auch nicht unbedingt etwas Schlechtes. Aber …

ich muss das noch zusammenbringen. Sehen, ob er der Typ ist, den ich schon seit einem Jahr im Kopf habe.«

Sie nickte verstehend. »Klar. Du kennst ihn ja eigentlich gar nicht. Du musst erst mal herausfinden, wer er wirklich ist. Aber wenn der Anfangsfunke stimmt, ist das ja schon mal was Gutes, oder?«

»Das stimmt«, gab ich zu und spürte tatsächlich etwas Erleichterung in mir aufsteigen. Wir steuerten die Treppe an, und ich hakte neugierig nach: »Wie ist das eigentlich bei dir? Gibt es jemanden, für den du dich interessierst?«

Filina stockte, dann zuckte sie mit den Schultern. Der Ausdruck auf ihrem Gesicht war milde und entspannt, als sie sich mir wieder zuwandte. »Nein. Ehrlich gesagt habe ich auch gar kein Interesse an einer romantischen Beziehung.«

»Wie Lio«, rutschte es mir heraus, aber Filina lachte.

»Ich glaube nicht, dass es bei uns gleich ist. Bei mir weiß ich nicht, ob sich das je ändern wird. Aber selbst wenn nicht, ist das völlig in Ordnung.«

Aufmerksam beobachtete ich sie, als sie die Tür der Cafeteria aufdrückte. »Klar ist es das.« Ich schnappte nach Luft. »Aber glaubst du, dass es bei Lio anders ist? Er macht nicht den Eindruck.«

Sie schien über meine Worte nachzudenken, aber dann zuckte sie wieder mit den Schultern. »Wer weiß. Ich denke schon, dass er in der Lage ist, romantische Gefühle zu entwickeln, wenn er sich darauf einlässt. Ich glaube eher, dass bei ihm das Problem ist, dass er das nicht kann. Oder nicht will. Wieso, magst du ihn?«

Ihre Frage kam aus dem Nichts, und ich zuckte zusammen.

Filina lachte. »Es ist okay. Lio ist großartig.«

Ich schüttelte lächelnd den Kopf. »Das ist er, aber da sehe ich wirklich keine Zukunft. Wir wollen komplett unterschiedliche Dinge.«

Kurz sah sie mich noch an, dann hob sie die Hand und winkte Marlon, der am Rand der Cafeteria an einem der kleineren Tische saß. Wir holten uns etwas von dem Essen, Nudeln mit Käsesoße, und setzten uns dann zu ihm.

Kaum hatte ich auf dem Stuhl neben ihm Platz genommen, stöhnte Marlon auf. Er hob sein Handy. »Hat euch Emilia heute auch schon mehrfach geschrieben?«

Filina schmunzelte, als sie ein paar Nudeln anstach. »Sieh es ihr nach, sie macht sich schließlich Sorgen um uns.«

»Das verstehe ich ja.« Er stützte den Kopf auf seine Hand. »Aber es erinnert mich an Dinge, an die ich nicht wirklich denken will.«

»Was?« Überrascht zog ich mein Handy hervor. Tatsächlich, drei Nachrichten von Emilia. Sie fragte, ob wir zusammen für die Prüfung nächste Woche lernen wollten. Sie hatte auch schon einen Lernplan für uns alle erstellt. Meine Lippen verzogen sich zu einem Lächeln. »Wahrscheinlich würde es mir guttun, mit ihr zu lernen«, gab ich zu. »Ich habe noch gar nicht angefangen, und sie kann großartig erklären.«

»Das kann sie.« Marlon stöhnte. »Aber unsere Dienste sind, auch wenn sie nur halbe Dienste sind, wirklich anstrengend. Und sie fangen sehr früh an. Aktuell sehe ich mich irgendwie nach dem Stationsalltag noch nicht lernen.«

»Unsere Dienste fangen viel später an als die normalen Krankenhausdienste«, bemerkte Filina grinsend.

Marlon winkte ab. »Du weißt schon, was ich meine.«

»Dann sollten wir vielleicht am Wochenende lernen«, schlug ich vor, auch wenn ich mich eigentlich schon darauf gefreut hatte, an diesen Tagen das Bett nicht zu verlassen.

Allerdings erhellte sich bei meinem Vorschlag Marlons Gesicht. Er setzte sich gerader hin und grinste breit. »Eine Lernparty! In Pyjamas, mit ungesunden Snacks! Das wird es um einiges leichter machen, mit Emilias Lerntempo mitzuhalten.«

Ich konnte nicht anders, als zu grinsen. Gleichzeitig merkte ich aber auch, wie sehr ich mich über den Gedanken freute, Zeit mit den anderen zu verbringen. Zeit mit Lio, ganz ungezwungen.

Auch wenn ich alles in mir noch nicht richtig zuordnen konnte, war die Vorstellung schön.

»Ich schreibe Emilia mal.« Marlon grinste, als er sein Handy wieder anhob. »Dann ist sie sicher auch etwas besser drauf, nachdem ich ihre Nachrichten so ignoriert habe.«

»Du kannst sie gleich fragen, was wir heute Abend zu essen machen«, sagte Filina. »Lio wollte heute eigentlich einkaufen gehen, aber wie es aussieht, schläft er die ganze Woche bei einem Freund.«

Überrascht hob ich den Kopf. »Echt?«

Sie nickte. »Er hat mir vorhin geschrieben und mich angefleht, dass ich das Einkaufen übernehme. Wahrscheinlich zieht er die ganze Woche mit Gino um die Häuser, weil er zum Spätdienst eingeteilt ist. Keine Ahnung, wie er das macht, aber das soll nicht unsere Sorge sein. Also frag Emilia, was sie will, Marlon.«

Ich sah wieder auf die Nudeln und spürte, wie mir ein Stein in den Magen plumpste. Nicht nur, weil ich Lio so wahrscheinlich die ganze Woche nicht sehen würde, sondern auch, weil ich daran dachte, was er im *SchwuZ* gesagt hatte: dass er gern andere Leute küsste, wenn er unterwegs war. Und aus irgendeinem Grund fühlte sich der Gedanke furchtbar an.

Aus irgendeinem Grund?

Nein, ich wusste ganz genau, warum.

Ich presste die Lippen zusammen und pikste eine der Nudeln mit etwas zu viel Kraft an.

Schlag es dir endlich aus dem Kopf, Alica.

Kapitel 26

ALICA

Felix ließ auch den Rest der Woche nicht besonders viel Gnade walten. Bis Freitag prügelte er mir fast den ganzen Stationsalltag ein, wo alle Sachen gelagert wurden, wie alle Medikamente hießen, wie alle Geräte funktionierten, und außerdem sämtliches Wissen über die Patienten, die aktuell auf der Erwachsenenonko lagen. Zwischendurch war es, als würde er irgendeine Meisterschaft im Anleiten gewinnen wollen.

Mein Kopf fühlte sich so zwar nach jedem Tag an, als hätte man ihn mit Büchern vollgestopft – nämlich, als würde er jeden Moment platzen –, aber ich wurde auch selbstsicherer. Der Gang zur Arbeit kam mir nicht mehr ganz so überwältigend vor, und ich wurde in meinen Handgriffen geübter. Ich bekam außerdem immer öfter ein stolzes Lächeln von Felix, das wieder mehr an Bedeutung gewann. Ich wollte, dass er sich über meine Fortschritte freute, und gleichzeitig fand ich es gut, dass es zwischen uns etwas lockerer wurde. Felix begrüßte mich jeden Morgen mit einem breiten Grinsen und einem »Na, Mini-Me, bereit für die Arbeit?«, und ich begann, das schätzen zu lernen. Das, und wie er immer wieder kleine Informationen über sich einstreute, mit denen ich ihn etwas besser kennenlernte.

In einer Frühstückspause erzählte er mir, dass er einen alten Hund aus dem Tierheim adoptiert hatte, der ihm zu Hause nicht von der Seite wich, auch wenn er unheimlich langsam unterwegs war. Sein Name war Bello, und Felix musste selbst über die Unoriginalität des Namens lachen. Auf Station, während wir Medikamente aufzogen, erfuhr ich, dass seine Eltern schon älter waren und er bei längeren Freiphasen zu ihnen fuhr, um sich um sie und ihren Garten zu kümmern. Felix war gewissenhaft, und er mochte es nicht, wenn Leute ihre Arbeit schleifen ließen. Er hatte eine Handvoll Freunde, die meisten arbeiteten ebenfalls im Krankenhaus, und er las gern Fantasyromane, wenn er mal Zeit dafür hatte. Das hatte er nicht oft, weil er wirklich viel arbeitete.

Und, was wahrscheinlich am charmantesten an ihm war: Wenn er von sich oder von seinen Patienten erzählte, hatte er immer ein kleines Lächeln auf den Lippen. Besonders das unterstrich das Bild, das ich mir vor einem Jahr von ihm gemacht hatte. Immer wieder dachte ich im Verlauf der Woche darüber nach, ihn einfach an unser erstes Treffen zu erinnern. Aber dann verließ mich jedes Mal wieder der Mut. Ich wollte nicht, dass er mich für eine seltsame Stalkerin hielt. Und den perfekten Zeitpunkt, es einfach nebenbei fallen zu lassen, als würde ich mich auch nicht mehr an sein Gesicht erinnern, gab es nicht.

Am Freitag hatten wir nur einen halben Tag auf Station, den Filina und ich mit Ben verbrachten, der uns sehr ausführlich die Wundversorgung und Patientenbetreuung erklärte. So spannend ich das auch fand, ich war ein wenig enttäuscht, dass ich Felix nur kurz im Vorbeilaufen sah.

Aber als ich kurz vor Mittag aus der Umkleidekabine trat, hörte ich die Stimme von Felix hinter mir: »Hey, Alica!«

Überrascht wandte ich mich um und sah, dass er über den Gang auf mich zugejoggt kam. Mein Herz machte einen winzigen Hüpfer, und ich blieb stehen, bis er zu mir aufgeschlossen hatte. »Ich wollte gerade eine Raucherpause machen und dachte, dass wir ja zusammen runtergehen können.«

»Äh, gern«, gab ich zurück. Mein Blick ging zu Filina, die hinter mir aus der Umkleide getreten war.

Sie erfasste die Lage innerhalb einer Sekunde und sagte schnell: »Ich muss Ben noch mal was fragen, vielleicht kannst du schon mal vorgehen, und wir treffen uns unten?«

»Klar.« Ich schaffte es gerade so, ein Grinsen zu unterdrücken, als ich mich Felix wieder zuwandte. »Sollen wir?«

Er nickte, und wir verließen zusammen die Station in Richtung Treppe. »Und, wie war der Tag ohne meine großartige Anleitung?«

»Was willst du hören? Dass ich es fast nicht ausgehalten habe ohne dich?«, neckte ich zurück und spürte, wie sich ein leichtes Kribbeln in meine Glieder schlich. Ganz besonders, als er mir ein halbes, freches Lächeln schenkte. Um davon abzulenken, fügte ich an: »Ich habe das Gefühl, dass die Woche mit dir mir ein wenig Angst genommen hat.«

Das brachte ihn ins Stocken. »Angst, wovor?«

»Vor … der Arbeit vielleicht?« Ich lachte, weil mir das aus Versehen über die Lippen gerutscht war. Aber zurücknehmen konnte ich es auch nicht, also gab ich zu: »Ich war sehr nervös am Anfang. Wegen allem irgendwie. Die Arbeit mit den Patienten ganz besonders. Und ehrlich gesagt kann ich mir immer noch nicht vorstellen, dass das irgendwann komplett weggeht.«

Ich presste die Lippen zusammen. Jetzt hatte ich ausgerechnet vor ihm meine innersten Ängste ausgesprochen. Das, was mich aktuell eigentlich am meisten belastete.

Felix schien eine Weile darüber nachzudenken, dann zuckte er mit den Schultern. »Das wird schon weggehen. Unsicherheit ist doch völlig normal, wenn man mit etwas neu anfängt.«

»Wahrscheinlich.« Ich lachte. Vor allem, um ihm zu zeigen, dass es mir gut ging, denn er wirkte etwas peinlich berührt. Ich wusste auch gar nicht, warum ich mit so etwas Intimem angekommen war. Vielleicht einfach, weil es mir so auf dem Herzen gelegen hatte. Dass er der falsche Ansprechpartner dafür war, war mir eigentlich klar.

Als wir das Foyer erreichten, deutete er in Richtung Hintereingang. »Ich biege mal zum Raucherbereich ab. Und du lernst ordentlich und bestehst die Prüfung nächste Woche, klar? Damit du irgendwann vielleicht mal bei uns anfangen kannst.« Er zwinkerte mir zu, und die Enttäuschung darüber, dass wir uns so schnell wieder voneinander verabschieden mussten, löste sich auf.

Ich salutierte mit einem Kichern. »Ich verspreche, zu bestehen, Chef.«

»Große Worte.« Seine Lippen verzogen sich zu einem Grinsen. »Lass mich wissen, ob das geklappt hat.«

Ich stockte. Denn gewissermaßen war das meine Chance. Und auf die hatte ich ja immerhin gewartet, oder? Ich atmete tief durch, bevor ich ihn anlächelte. »Was, dafür soll ich jetzt nächste Woche extra auf Station kommen? Weißt du, was das für ein Weg ist?«

»Von der Schule bis hierher?« Sein Ausdruck war eine Mischung aus Belustigung und Irritation. »Vielleicht fünfhundert Meter, wenn es hochkommt?«

»Und das nach einer Prüfung. Ein beinahe unüberwindbares Hindernis.« Ich tat so, als würde ich erst jetzt auf die Idee kommen, und schob hinterher: »Oder du gibst mir einfach deine Nummer, dann kann ich dir schreiben, ob ich bestanden habe. Und Filina. Wenn es dich interessiert.«

Keine Ahnung, ob es so beiläufig klang, wie ich wollte, aber ich sah auf jeden Fall, wie sich Felix' Augen etwas weiteten. Nur eine Millisekunde lang, dann zuckte er wieder mit den Schultern. »Wenn du keinen Blödsinn damit anstellst.«

»Wie, sie an die Wand einer Damentoilette zu schreiben, zum Beispiel?« Ich prustete. »Ich mache keinen Blödsinn damit. Aber wenn dir das zu unsicher ist, musst du wohl bis zu unserem nächsten Einsatz warten, bis du das mit der Prüfung erfährst.«

Wieder zögerte er kurz, dann winkte er ab. »Schon gut, du kannst meine Nummer haben. Du wirkst wie eine vernünftige Person.« Offensichtlich ein leichtes Sticheln. Aber ich freute mich viel zu sehr, dass ich tatsächlich an seine Nummer gekommen war. Er war noch dabei, sie in mein Handy zu tippen, als die Aufzugtüren auseinandergingen und Filina heraustrat. Sie lächelte vielsagend, als Felix mir das Handy wiedergab. »Dann bis nächste Woche«, meinte er und hob zum Abschied die Hand. »Viel Glück bei der Prüfung euch beiden.«

»Danke.« Sie sah ihm noch kurz hinterher, aber kaum war er außer Sichtweite, grinste sie mich an. »Habe ich das gerade richtig gesehen, dass ihr Nummern ausgetauscht habt?«

»Er hat mir seine gegeben. Damit ich ihm sagen kann, ob wir die Prüfung bestanden haben. Aber das ist doch ein Anfang, oder?« Ich hakte mich bei ihr unter, und als wir das Krankenhaus verließen, nickte sie heftig.

»Mehr als ein Anfang. Jetzt musst du ihn nur noch nach einem Date fragen. Aber ein Schritt nach dem anderen, was?«

»Ich brauche definitiv mehr Zeit dafür«, gab ich lachend zurück. In meinem Magen lag immer noch ein kleiner Stein, auf dem der Name Lio stand, aber ich versuchte, ihn zu ignorieren. Das mit Felix machte Fortschritte, und das mit Lio würde niemals welche machen. Das hier war der bestmögliche Ausgang.

Als wir das Wohnheim erreichten, hatten Marlon und Emilia schon angefangen, alles für unser Lernwochenende vorzubereiten. Ersterer erzählte die ganze Zeit von seinem wunderbaren Einsatz, während Filina und ich nun ebenfalls alle gemütlichen Sitzmöglichkeiten aus unserem Zimmer ins Wohnzimmer trugen und die Snacks auf der Couch verteilten. Emilia hatte sich sogar die Mühe gemacht, für uns alle einen Lernplan zu erstellen, mit farblich markierten Seiten. Sie reichte jedem von uns einen kleinen Hefter, damit wir sie uns schon mal ansehen konnten – der Hefter für Lio landete auf dem Couchtisch, unberührt von den anderen. Bei dem Anblick spürte ich Traurigkeit in mir aufsteigen. Ich wollte nicht fragen, ob er noch kommen würde, schließlich hatte ich ihn die ganze Woche nicht ein einziges Mal zu Gesicht bekommen. Und obwohl ich wusste, dass es wahrscheinlich besser so war, fand ich es schade. Irgendwie vermisste ich ihn.

Das Lernen mit den anderen lenkte mich allerdings schnell ab. Vor allem, weil Emilias Lernplan wirklich straff war und sie beinahe jede Minute des Wochenendes für eine bestimmte Sache verplant hatte. An diesem Abend wiederholten wir sämtliche Inhalte der ersten zwei Wochen unserer Ausbildung – jede Anatomiestunde, jede Stationsregel, jede praktische Übung gingen wir theoretisch noch mal durch. Irgendwann wurde das Chips-Essen zu meiner Coping-Strategie. Ich steckte mir immer mehr auf einmal in den Mund und versuchte, so leise zu kauen wie möglich, um nichts von Emilias Ausführungen zu verpassen. Das war gar nicht so einfach, und als mein Kopf kurz davor war, zu platzen, schlug Filina eine Pause vor. Sie schien selbst schon völlig durch den Wind zu sein und flüchtete mit der Ausrede, Luft zu brauchen, nach draußen. Auch Marlon verabschiedete sich für eine Weile, sodass ich mit Emilia allein zurückblieb. Als ich mich tiefer in den Sitzsack zurücklehnte und versuchte, mein Shirt von den Chipskrümeln zu befreien, ließ sie sich seufzend auf ein Kissen am Boden sinken.

Ich sah sie fragend an. »Alles in Ordnung? Du musst dir keine Sorgen machen, wir schaffen das auch mit ein, zwei Pausen mehr, als du eingeplant hast. Und dass du durchfällst, glaube ich sowieso nicht.« Mit einem Lächeln reichte ich ihr einen der am Boden verstreuten Schokoriegel, den sie mit einem erneuten Seufzen an sich nahm. »Das ist es nicht.« Sie entfernte das knisternde Papier, zögerte und sah mich dann mit einem gequälten Ausdruck an. »Ist das hier zu viel?«

»Was meinst du?«

Emilia deutete auf ihren Hefter. »Diese ganze Lernparty. Habe ich es übertrieben? Ich will euch nicht nerven oder so, ich will einfach nur, dass wir alle bestehen.« Sie biss in den Schokoriegel und zuckte mit den Schultern. »Aber ich übertreibe es gern mit meinem Eifer.«

Ich stutzte. »Wer sagt das?«

»Dass ich übertreibe?« Sie hob die Augenbrauen.

»Du übertreibst gar nichts«, sagte ich. »Ich finde es bewundernswert, wie sehr du dich um uns kümmerst. Und dass du so viel Ernsthaftigkeit in diese Dinge steckst. Wenn überhaupt, sollten wir uns alle ein Stück von dir abschneiden.« Ich blätterte durch ihre liebevoll vorbereiteten Lernblätter und konnte ein Lächeln nicht mehr unterdrücken. »Das hier ist eine ganz besondere Sprache der Liebe, Emilia.«

Sie sah mich mit großen Augen an. Dann erst sanken ihre Schultern ab. »Du findest es nicht zu viel? MICH nicht zu viel?«

»Eigentlich kann ich gar nicht genug von Emilia haben.« Ich grinste frech.

Emilia starrte mich eine Sekunde an, dann prustete sie los. »Du bist ein lieber Mensch, Alica.«

Ich wollte etwas dazu sagen, aber plötzlich hatte ich einen Kloß im Hals, der mich am Weiterreden hinderte. Ein Kloß der Rührung. Ich war schon für viel gelobt worden – von meiner Familie hauptsächlich für meine Leistungen. Aber nicht dafür, dass ich ein lieber Mensch war. Keine Ahnung, warum mich das so traf, dass ich mit den Tränen kämpfen musste.

Emilia hob glücklicherweise in dieser Sekunde den Kopf und sah an mir vorbei zur Tür. »Und was ist mit dir?«, fragte sie streng. »Kommst du jetzt zum Lernen dazu, oder bleibst du den restlichen Abend da auf der Schwelle stehen?«

»Ich wollte diesen rührenden Moment nicht unterbrechen.«

Eine Gänsehaut zog sich ganz langsam und sanft über meinen ganzen Körper, als ich die Stimme in meinem Rücken hörte. Als ich mich zu Lio umdrehte, in seine dunklen Augen sah, und wie er da an den Türrahmen gelehnt stand – da war sofort alles wieder da. Das Kribbeln auf meiner Haut, von seiner Nähe. Das Kribbeln auf meinen Lippen, von seinem Kuss. Es schlug in meinem Kopf ein wie eine Bombe, die ich nicht kommen gesehen hatte. Schnell und tödlich. Ich konnte mich gar nicht gegen alle Gefühle wehren, die auf mich einstürzten.

Lio erwiderte meinen Blick, doch in der Dunkelheit seiner Augen konnte ich nichts lesen – und dann wandte er sich ab, als Emilia sagte: »Du unterbrichst gar nichts. Also, kommst du dazu?«

Ich dachte, ich hätte Zeit, meine Gedanken zu sortieren, aber da sah er schon wieder zu mir. Betrachtete mich prüfend und schickte Schmetterlinge in jede Bahn meines Körpers.

Shit, Shit, Shit, Shit.

»Klar. Ein bisschen lernen schadet mir sicher auch nicht.«

»Wir lernen das ganze Wochenende.«

»O Gott.« Lio lachte, und ich biss mir auf die Unterlippe, um irgendwie die Gefühle nach unten zu kämpfen.

Das half genau so lange, bis er sich vom Türrahmen abstieß und sich einfach neben mich auf den für zwei Personen viel zu kleinen Sitzsack fallen ließ. Er trug nur ein dunkles T-Shirt, weswegen sich unsere Arme berührten. Als er den Kopf in den Nacken legte, kitzelten mich seine Haare am Hals. Es war zu eng. Es war nicht eng genug.

»Was lernen wir denn?« Ich konnte das Grinsen in seiner Stimme hören, traute mich aber aufgrund der Nähe nicht, ihn anzusehen. Mein Herz drehte eh schon durch.

Emilia schnaubte missbilligend, bevor sie ihm den Lernplan zuwarf.

Er fing ihn geschickt aus der Luft und blätterte kurz durch. »Das ist eine Menge.«

»Wir schreiben nächste Woche Donnerstag auch eine Prüfung.«

»Das wusste ich natürlich«, antwortete Lio in einem Tonfall, der deutlich machte, dass er daran überhaupt nicht mehr gedacht hatte.

Seine Schwester stöhnte. »Du wirst dieses Wochenende keinen Schritt mehr vor die Tür setzen, sondern bis Sonntagabend mit uns lernen, verstanden?«

»Alles klar, Chef.« Er salutierte neben mir, wie ich es vorhin bei Felix getan hatte, und durch seine unwirsche Bewegung rutschte ich unwillkürlich noch näher an ihn heran.

Jetzt konnte ich doch nicht mehr anders, als aufzusehen. Lio erwiderte den Blick sofort. Wir lagen so nah, dass sich beinahe unsere Nasenspitzen berührten. Er grinste, aber etwas von der Leichtigkeit fehlte in seinem Gesicht.

Wo warst du die ganze Woche?, wollte ich fragen, aber ich tat es nicht. Und Lio stupste mich nur mit dem Arm an und ließ seine Hand dann an meiner liegen.

»Ich bleibe ja«, sagte er und starrte wieder auf den Lernplan von Emilia. Seine Augenbrauen kräuselten sich. »Auch wenn ich keine Ahnung habe, ob das Wochenende reicht, um das alles in meinen Kopf zu kriegen.«

»Muss es wohl«, gab Emilia mit einem Brummen zurück, aber sie wirkte beinahe schon etwas erleichtert. Vielleicht hatte sie ihren Bruder auch vermisst.

»Na dann.« Lio seufzte und rutschte tiefer in den Sitzsack. »Dann habt ihr mich am Wochenende wohl an der Backe.«

»Furchtbar«, kommentierte ich schmunzelnd, was mir noch einen Blick einbrachte, den ich überall in meinem Körper spüren konnte.

Und trotz der Verzweiflung, die sich in mir ausbreitete, als ich mir meiner Gefühle bewusst wurde, war es das Einzige, was gerade zählte.

Kapitel 27

ALICA

Das ist nicht Doktor Schober.« Marlon beugte sich so weit über den Tisch im Vorlesungssaal, dass er beinahe vornübergefallen wäre. Seine Augen waren geweitet, und es fehlte eigentlich nur noch, dass er anfing, zu sabbern.

Und da war er nicht der Einzige, denn auch Mona, Dennis und Vanessa deuteten tuschelnd nach vorn, während die anderen noch last minute versuchten, den Stoff zu lernen.

Mit einem Schmunzeln wandte ich mich ebenfalls nach vorn, wo gerade ein junger Arzt eingetreten war. Er hatte ein ernstes Gesicht, straffe Schultern und eine etwas steife Körperhaltung. Und er war … sehr, sehr schön. Die blauen Augen konnte ich selbst von hier hinten erkennen, genau wie seine feinen Gesichtszüge und die Wölbungen seiner Muskeln unter dem Hemd. Gerade ordnete er mit viel Präzision die Zettel, auf denen unsere Prüfungsfragen standen.

Lio lachte links neben mir, und obwohl Emilia zwischen uns saß, breitete sich eine Gänsehaut auf meinen Armen aus. Wir hatten das ganze Wochenende alle zusammen gelernt, sehr viel ungesundes Zeug gegessen und glücklicherweise mehr gelacht, als frustriert zu sein. Es war schön gewesen. Aber auch jetzt, als er sich nach vorn beugte, um Marlon und mich amüsiert anzufunkeln, kam diese verdammte Frage zurück, die ich das ganze Wochenende nicht hatte ignorieren können. Die verdammte Frage, die mit jeder gemeinsam verbrachten Stunde lauter geworden war.

Was wäre, wenn …?

»Das ist Doktor Jasper Bennik, er ist Onkologe im Alex«, sagte er so leise, dass nur wir ihn hören konnten. »Das Wunderkind des Krankenhauses. Er hat mit sechzehn sein Abitur gemacht und sein Medizinstudium auch mehrfach verkürzt. Wahrscheinlich wird er nächstes Jahr der jüngste Oberarzt in d…«

»Könntet ihr aufhören?« Emilia ließ ihr Heft sinken, in dem sie gerade noch gelesen hatte, und funkelte ihren Bruder an. »Unsere Prüfung beginnt in fünf Minuten, ihr solltet lieber alle noch mal eure Aufzeichnungen durchgehen.«

Filina, die rechts neben Marlon saß, stützte das Gesicht in die Hand. »Wieso? Wir haben das ganze Wochenende und auch unter der Woche jeden Abend gelernt. Jede freie Minute. Wenn es jetzt nicht in unseren Köpfen ist, dann helfen die letzten fünf Minuten auch nichts mehr.«

»Ja. Entspann dich, Emmi.« Lio klopfte ihr sanft auf die Schulter. »Selbst wenn wir alle durchfallen, wirst du bestehen.«

»Ich will aber nicht, dass ihr alle durchfallt«, kam die geknurrte Antwort.

Meine Mundwinkel wanderten nach oben, weil ich das natürlich wusste. Sie hatte sich nicht umsonst so viel Mühe gegeben, uns alles ganz genau zu erklären und uns mitzuziehen. Allein hätte Emilia das wahrscheinlich innerhalb ein paar Stunden verinnerlicht gehabt – aber sie hatte sich dazu entschlossen, uns zu helfen.

Ich griff nach ihrer Hand. »Wir werden nicht durchfallen. Nicht nach deinen Lektionen.«

Sie wehrte sich offensichtlich dagegen, aber ganz konnte sie das leichte Lächeln nicht unterdrücken. Trotzdem wischte sie etwas unwirsch meine Hand weg. »Lest es trotzdem noch mal. Los.«

»Aye, aye«, gab ich zurück. Als ich nach meinem Heft griff, grinste Lio mich von der anderen Seite breit an und hob ebenfalls seine Aufzeichnungen. Es war so ein unschuldiges, unbekümmertes Grinsen, dass mein Herz ins Stolpern geriet … und dann schmerzhaft weiterschlug.

Was wäre, wenn …?

Fünf Minuten später erklang der Gong, im Vorlesungssaal wurde es beinahe gespenstisch still, und das sexy Wunderkind des Krankenhauses, wie Lio ihn genannt hatte, sagte mit strenger Stimme: »Ihre Prüfungszeit beginnt, sobald alle ein Blatt auf ihrem Tisch liegen haben. Das ist eine Klausur und keine Gruppenarbeit, also Ruhe und arbeiten. Sie haben anderthalb Stunden Zeit.«

»Sexy und streng.« Marlon kicherte leise. »Gefällt mir irgendwie.«

»Ich mag ihn auch«, flüsterte Emilia mit zusammengezogenen Augenbrauen. Offensichtlich meinte sie das ganz anders als Marlon.

Die Nervosität kam zurück, als Dr. Bennik an unserer Reihe ankam und die Prüfung vor mir ablegte. Seine strahlend blauen Augen wirkten beinahe etwas stumpf, offensichtlich hatte er überhaupt keine Lust darauf, unsere Prüfung zu beaufsichtigen. Ich starrte auf die umgedrehten Blätter, und mein Herz klopfte wild in meiner Brust. Dank Emilia hatte ich so viel gelernt wie noch nie in meinem Leben. Nicht einmal vor dem Abitur hatte ich mir ein ganzes Wochenende Paragrafen reingezogen.

Und tatsächlich machte sich das mehr als bezahlt. Als Dr. Bennik wieder vorn war und wir die Blätter umdrehen durften, wurde ich von Erleichterung geflutet. Ich überflog die Aufgaben und stellte fest, dass ich tatsächlich auf alle eine Antwort hatte. Beinahe im Rausch ließ ich den Kugelschreiber über die Seiten flitzen, und in mir baute sich ein gewaltiger Stolz auf.

Ich kriege das hin. Ich kriege das alles hier hin. Plötzlich waren die Zweifel ganz hinten in meinem Kopf, weil ich diese eine Sache hier gerade wirklich im Griff hatte.

Die anderthalb Stunden vergingen wie im Flug, und ich war gerade fertig mit der letzten Aufgabe, als Dr. Bennik sich räusperte und meinte, dass wir bitte die Zettel abgeben sollten. In meiner Brust kribbelte es, als ich die Prüfung aus den Händen gab, aber diesmal war ich mir beinahe sicher, dass es gut ausgehen würde. Das Lernwochenende hatte wahrscheinlich meine Haut gerettet. Vorerst.

»Also alle Zweifel beiseite«, sagte auch Marlon, als wir wieder auf unseren Plätzen saßen, und lehnte sich so weit nach vorn, dass er Emilia ansehen konnte. Seine Augen funkelten beinahe. »Du bist der Hammer, deine Lernmethoden sind der Hammer, und ich werde nie wieder etwas Schlechtes über dich sagen.«

»Das hoffe ich doch.« Emilia wirkte sichtlich zufrieden.

Ich stupste meine Schulter gegen ihre. »Das Gleiche.«

»Seh ich auch so«, sagte Filina grinsend.

»Ich auch.« Lio schien beinahe überrascht, dass die Sache so gut ausgegangen war. »Das sollten wir feiern. Essen gehen. Und Emmis Portion geht auf uns alle.«

Wir nickten beinahe gleichzeitig, und jetzt lachte Emilia ebenfalls. »Ihr müsst mich nicht zum Essen einladen. Dass ihr alle gut abschneidet, ist mein größter Lohn!«

»Emmi!«, rief ich aus und warf die Arme um ihren Hals, um sie an mich zu ziehen. Weil die anderen sich anschließen wollten, endeten wir in einem seltsamen, lachenden Knäuel. Als ich mich wieder daraus befreite, sah ich noch, wie Dr. Bennik uns abschätzig musterte, bevor er den Raum verließ. Egal. Ich war gerade viel zu glücklich, um mich von so etwas aus der Bahn werfen zu lassen.

Wir einigten uns darauf, von der Schule aus ins *Hana* zu gehen und Emilia zum Mittagessen einzuladen. Als wir in der gleichen Sitzecke Platz nahmen wie letztes Mal, fühlte ich mich plötzlich an diesen Tag zurückversetzt. An diesen Tag, an dem Lio mir vor dem Klo versprochen hatte, mir ab jetzt nicht mehr aus dem Weg zu gehen. Ich sah über den Tisch zu ihm. Er unterhielt sich gerade lachend mit Filina darüber, wie einfach die Prüfung gewesen war, und ich dachte wieder daran, was er gesagt hatte. Dass er mir aus dem Weg gegangen war, aber mir nicht sagen wollte, warum. Außer wenn ich ihm sagte, warum ich nicht Wäsche waschen konnte.

Damals hatte ich abgelehnt. Würde ich das heute immer noch machen?

Ich presste die Lippen zusammen, und als Lio den Kopf hob und mich ansah, brach ich den Blickkontakt wieder ab und starrte auf meine große Cranberryschorle runter. Ich wollte nicht darüber nachdenken. Mich nicht weiter in Gedanken verstricken, die mir nichts brachten.

Aber ich tat es trotzdem. Diesmal konnte ich sie nicht abschütteln. Vielleicht, weil Lio mir gegenübersaß und sich unsere Blicke automatisch ständig kreuzten. Offenbar merkte er, dass irgendetwas nicht stimmte, denn er sah mich fragend an. Daran änderte mein Lächeln wohl auch nichts. Ich konnte nichts überspielen. Weil seit Tagen in meinem Kopf nur diese eine verdammte Frage war.

Als wir wieder im Wohnheim waren, zog ich mich zurück, um Abstand zu gewinnen. Aber es brachte nichts, ich musste mich wohl oder übel damit auseinandersetzen. Und nicht nur mit der Sache mit Lio. Hinzu kam noch, dass mein Handy seit meinem Besuch in München absolut still blieb. Keine Kontaktversuche von meiner Schwester. Keine von meiner Mutter. Und, was mich am allermeisten traf, auch nicht von meinem Vater. Auf dem Bett liegend öffnete ich seinen Kontakt und begann zu tippen. *Ich vermisse dich,* schrieb ich. Immer und immer und immer wieder, bis mir Tränen in den Augen standen. Dann löschte ich alles, legte mein Handy weg und versuchte, mich auf ein Buch zu konzentrieren. Vergeblich. Mein Kopf war zu voll mit allem.

Also stand ich auf und wanderte in die Küche, um Cornflakes zu essen. Ich hatte eigentlich gar keinen Hunger, ich hoffte einfach, irgendwen zu treffen, mit dem ich reden konnte. Filina war zwar im Wohnzimmer, aber sie saß im Schneidersitz auf dem dicken Teppich und hatte die Augen geschlossen. Offenbar meditierte sie, und dabei wollte ich sie nicht stören. Durch das Fenster am Gang konnte ich sehen, dass Marlon und Emilia unten vor dem Wohnheim waren. Emmi saß auf dem Bordstein in der Sonne und las ein Buch, und Marlon machte vor ihr ein paar Tricks auf dem Skateboard, fuhr immer wieder die Auffahrt hoch und wieder runter. Eine Sekunde überlegte ich, zu ihnen zu gehen, aber dann verwarf ich die Idee wieder. Es würde mir auch keine Ruhe geben, mit ihnen zu sprechen.

Eigentlich gab es nur eine Person, die das konnte.

Und obwohl mir mehr als bewusst war, dass es nichts bringen würde, versuchte ich noch bis abends, diesen Gedanken zu verdrängen. Bis es sich schließlich anfühlte, als würde meine Brust von innen platzen, wenn ich es nicht von der Seele bekam. Erst da schmiss ich endlich alle Bedenken über Bord.

Mein Herz spielte völlig verrückt, als ich zu Lios Zimmer ging. Es fühlte sich an, als wäre ich zehn Kilometer unterwegs, und gleichzeitig, als wäre ich mit einem Fingerschnippen dort. Sekundenlang starrte ich die geschlossene Tür an, sprach mir innerlich Mut zu und schaffte es doch nicht, zu klopfen. Ich wusste eigentlich nicht einmal, was ich genau sagen wollte. Als ich kurz davor war, wieder den Schwanz einzuziehen, ging die Tür vor mir plötzlich auf.

»Alica?« Lio fror in seiner Bewegung ein. Er trug eine Jacke und Schuhe, also war er offensichtlich gerade auf dem Sprung nach draußen. Verdammter Mist.

»Hey«, kam es mir über die Lippen, und dann war nur noch Luft in meinem Kopf.

Seine Schultern sanken etwas ein. »Alles in Ordnung?«

»Ja. Ich habe gerade nur ein bisschen viel im Kopf und habe gehofft, wir könnten etwas zocken.« Ich grinste so breit, wie ich es hinbekam. »Aber ist auch nicht so wichtig. Du wolltest gerade weg.«

Lio sah mich eine gefühlte Ewigkeit an, bevor er zögerlich nickte. »Ich wollte mich mit Freunden treffen.«

»Na, dann nächstes Mal.« Mir taten schon die Wangen weh vom Grinsen. Aber als ich mich abwendete, hielt er mich am Arm fest.

»Warte.«

Ich sah überrascht zu ihm zurück und bemerkte, wie etwas in seinem Gesicht kämpfte. Das Lächeln gewann. »Ist nicht so wichtig«, sagte er nur und ließ die Jacke von seinen Schultern gleiten. »Wieder Tekken?«

»Ich will dich nicht von deinem Treffen abhalten!«, widersprach ich schnell. »Es ist okay, wirklich. Es geht mir gut.«

Lio brummte etwas, dann machte er auf dem Absatz kehrt und legte die Jacke wieder ab. »Tekken oder Mario Kart?«, fragte er noch mal.

Etwas in meinem Inneren wurde weich wie Butter. *Was wäre, wenn …?, s*chrie es, und ich beschloss, es endlich herauszufinden.

Er saß bereits ganz entspannt auf seinem Bett und hatte den Controller in der Hand. Sein Blick war auf das Handy geheftet, auf dem er gerade schnell etwas tippte, bevor er sich dem Fernseher zuwandte. »Du hast die Wahl. Obwohl du mich letztes Mal bei Tekken so abgezogen hast, dass ich vielleicht mal was fürs Ego brauche.«

Ich blieb neben seinem Bett stehen, bis er zu mir aufsah. In seinen Augen lag neben dem üblichen Schalk noch etwas anderes. Ich wusste nicht genau, was es war, aber es … erinnerte mich beinahe an Angst.

»Ich kann nicht Wäsche waschen, weil das immer jemand für mich gemacht hat«, platzte ich heraus. Seine Augen weiteten sich, doch ich sprach einfach weiter: »Meine Familie hat Geld. Richtig viel Geld. ›Wir haben eine Villa in München‹-Geld. Ich hasse es, darüber zu reden, weil die Menschen in meinem Leben mich entweder deshalb ausgenutzt haben oder dachten, dass ich völlig versnobt bin. Vielleicht hatten sie sogar recht damit. Ich meine … wer kann in meinem Alter denn keine Wäsche waschen? Nicht mal Nudeln kochen? Ich dachte, Handwäsche bedeutet wirklich HANDWÄSCHE.« Ich lachte, einfach weil es in diesem Augenblick aus mir herausbrach.

Lio brauchte einen Moment, dann wanderten seine Mundwinkel wieder nach oben. »Du würdest dich wundern, wie vielen es auch so geht«, sagte er. »Du bist also richtig reich? So richtig?«

Ich gab einen gequälten Laut von mir. »Wenn du über eine Geldhochzeit nachdenkst, muss ich dich leider enttäuschen. Mein Geldhahn ist mehr als nur zugedreht. Darüber will ich gerade aber wirklich nicht reden.«

»Eine Geldhochzeit.« Lio lachte laut auf, und ich wusste, warum. Er schlief ja nicht einmal mit derselben Person zweimal. Der Gedanke war lächerlich. Und ich musste ihn trotzdem seltsam energisch von mir wegschieben. Lio ließ den Controller sinken und funkelte mich an. »Wieso erzählst du mir das jetzt?«

Ich schluckte, und ein Kribbeln wanderte über meinen Nacken. »Weil … weil du gesagt hast, dass du mir erzählst, warum du mir aus dem Weg gegangen bist, wenn ich dir dafür das erzähle. Ich hatte letzte und diese Woche das Gefühl, dass es wieder so ist. Deshalb … will ich es jetzt doch wissen.«

Schlagartig verschwand jegliches Amüsement aus seinem Gesicht. Er richtete sich auf und öffnete leicht den Mund, ohne etwas zu sagen. Es dauerte ein paar Sekunden, dann leckte er sich über die Lippen und fragte leise: »Das habe ich gesagt?«

»Ja.« Ich trat näher an das Bett ran. »Und da kommst du jetzt nicht mehr raus. Geheimnis gegen Geheimnis.«

Lio starrte mich ewig an. Holte tief Luft. »Alica …«

»Bitte«, schob ich hinterher. Ich musste es wissen. Jetzt. Ich musste.

Er lachte leise. Es war offensichtlich, dass er es nicht sagen wollte, und trotzdem schaute er nicht eine Sekunde weg. »Ich habe meiner Schwester ein Versprechen gegeben.«

»Was für eins?«, wollte ich überrascht wissen. Was hatte Emilia damit zu tun?

Lio zögerte noch kurz, bevor er endlich sagte: »Ich habe ihr versprochen, nicht mit dir zu schlafen.«

Ruckartig schoss Hitze durch meinen gesamten Körper. Meine

Atmung geriet ins Stocken, und meine Muskeln spannten sich an. »Was?«

»Du erinnerst dich vielleicht dran, was ich dir erzählt habe? Dass ich Menschen oft damit wehtue, wenn ich das tue? Ich denke, sie wollte nicht, dass ich dir wehtue. Und das will ich auch nicht. Deswegen war das von Anfang an eigentlich kein Thema für mich.« Er lachte heiser, und das Geräusch schickte das Kribbeln tiefer. »Aber scheiße, Alica, ich habe nach dieser ganzen Sache mit dem unbedeutenden Wörtchen ›wunderschön‹ gemerkt, dass da irgendetwas ist. Deshalb ist es mir mit jedem Tag, den wir zusammen verbracht haben, schwerer gefallen, mich an das Versprechen zu halten. Dieser Tag, an dem wir zusammen gezockt haben. Jede verdammte Berührung. Jeder Blick. Und dieser …« Er stockte, und mein Herz tat es ihm gleich. »Dieser KUSS. Ich musste dir aus dem Weg gehen, weil ich sonst für nichts mehr garantieren konnte.«

Ich bekam keine Luft. Es war, als würde Lava über meine Haut laufen. Vom Kopf bis zu den Zehen hinunter. »Und diese Woche nach dem Kuss …?«

»War es so schlimm, dass ich bei Gino unterkommen musste, weil alles zu nah war. Selbst zwei Zimmer weiter zu sitzen, war zu nah.« Lio legte den Controller beiseite, und in seinen Augen leuchtete das pure Verlangen auf. »Ich kann dir nicht geben, was du willst, Alica. Du weißt das. Aber bei Gott … Es gibt niemanden, den ich mehr will als dich.« Seine Worte schickten Stromstöße durch meinen Körper. Und dann lachte er wieder heiser und fragte: »Reicht dir das als Antwort?«

Einen Atemzug lang konnte ich gar nicht reagieren. Doch schließlich machte mein Körper, ohne Zutun meines Gehirns, einen großen Schritt nach vorn. Lios Augen weiteten sich noch mehr. Aber wie auch bei mir schien sein Körper ein Eigenleben zu entwickeln. Denn sobald ich in Reichweite war, griff er nach meiner Hüfte. Seine Berührung löste das letzte Zögern, und ich ließ mich auf seinen Schoß gleiten. Meine Lippen waren nur noch Millimeter von seinen entfernt.

»Ich … will dich auch«, flüsterte ich.

Sein Gesicht war beinahe verzweifelt. »Ich kann dir nicht …«

»Ich weiß. Du kannst mir kein Morgen versprechen. Dann nehme ich eben nur heute Nacht.« Es tat etwas weh, das zu sagen. Denn natürlich wollte ich mehr als das. Natürlich wollte ich ihn ganz, wollte … Liebe. Aber gerade fühlte ich mich so zu ihm hingezogen, wünschte mir so sehr seine Nähe, dass das alles nebensächlich wurde. Jetzt zählte nur dieser Moment, auch wenn das später Herzschmerz bedeutete. Ich wusste, dass Emmi mich mit ihrem Versprechen davor bewahren wollte, und ich liebte sie dafür – aber diese Entscheidung, für diese Nacht, traf ich. Für mich.

»Bist du sicher?«, flüsterte Lio. Er dachte wohl auch an das Danach, deshalb lächelte ich ihn direkt an.

»Sehr sicher.«

Er atmete so tief durch, als hätte er seit Minuten die Luft angehalten. Und dann küsste er mich endlich. So fest und leidenschaftlich, dass ich sicher war, dass er sich im Club noch verdammt zurückgehalten hatte. Und als seine Finger die Haut unter meinem Shirt berührten, hatte ich das Gefühl, in Flammen aufzugehen. So etwas hatte ich noch nie gefühlt. Ich schlang die Arme um seinen Hals, presste ihn an mich, Haut an Haut, und ließ mich endlich fallen.

Kapitel 28

LIO

Ich hatte noch keine Vorstellung davon, wie sehr ich Alica eigentlich wollte, bis ich endlich wieder ihre Lippen an meinen spürte und die ganze verdammte Zurückhaltung über Bord werfen konnte. Dieser Kuss hier schmeckte noch einmal so viel besser, weil ich mir nicht mehr einredete, dass ich das nicht durfte. Ich hatte ihre Erlaubnis, und obwohl irgendwo in meinem Hinterkopf eine Stimme flüsterte, dass es damit nicht getan war, ignorierte ich sie.

Stattdessen ließ ich meine Hände über ihre wunderbare, weiche Haut wandern. Ganz sanft an ihren Rippen hinauf, während ich über ihre Lippen leckte. Sie presste sich gegen mich, und ich spürte ihre weichen Wölbungen. Ihre Haut an meiner, und Gott, es war das großartigste Gefühl. Sie endlich haben zu können. Sie endlich so berühren zu können, wie ich es wollte.

Meine Finger streiften ihren BH, sie öffnete die Lippen, und ihre Zunge traf auf meine. Verdammt, wir hatten noch nicht einmal wirklich begonnen, und ich spürte schon, wie ich unter ihr hart wurde. Sie tat das wohl auch, denn nach kurzem Zögern schob sie sich noch etwas nach vorn. Rieb sich vorsichtig über mich und raubte mir damit die Luft zum Atmen.

Himmel. Damit durchbrach sie wirklich meine letzten Barrieren. Meine Hand glitt augenblicklich unter den Stoff ihres BHs, und ich umfasste sanft ihre weiche Brust. Als ich mit dem Daumen über ihre Brustwarze strich, gab sie ein kleines Geräusch von sich, das süßer war als alles andere. Ich ließ den Finger noch eine Weile kreisen, bis ihr Atem immer schwerer wurde, ihre Bewegungen immer fordernder. Hatte sie genauso auf diesen Moment gewartet wie ich? Es fühlte sich so an. Ich konnte nicht mehr warten. Ich wollte nicht mehr warten.

Fest legte ich meine freie Hand in ihren Rücken und drehte sie dann bestimmt herum, sodass sie rücklings auf mein Bett fiel. Unsere Lippen lösten sich kurz voneinander, und sie sah mich mit großen Augen an. Abwartend, nervös fast, aber mit dem gleichen Verlangen, das auch mich gerade fast um den Verstand brachte.

Ich wollte diese Frau so sehr, dass ich nicht einmal mehr klar denken konnte. Was war das nur? War es, weil ich so lange darauf gewartet hatte?

Sie legte die Hände auf meine Brust, und ich verwarf den Gedanken in der Sekunde, in der sie damit unter mein T-Shirt wanderte. Ich ließ zu, dass sie es mir beinahe quälend langsam über den Kopf zog. Dann beugte ich mich nach vorn, küsste sie kurz und sanft und schob dann alles andere als langsam ihr Shirt hoch. Meine Lippen suchten den Weg von ihrem Bauch nach oben, und sie keuchte auf, als ich den Stoff, der ihre Brüste bedeckte, beiseitestrich. Sie keuchte erneut auf, als ich ihre Brustwarzen mit meinen Lippen umschloss, daran saugte und meine Zunge darum spielen ließ.

»Lio.« Sie keuchte es. Es war wie eine Bitte. Ein Befehl, fast schon.

Aber das reichte mir noch lange nicht. Auch wenn mein Penis schon so sehr von innen gegen meine Hose drängte, in ihre Richtung drängte, atmete ich tief durch. *Erst ist sie dran. Wenn ich ihr nur eine einzige Nacht geben kann, dann soll sie sie zumindest nie wieder vergessen.*

Quälend langsam wandte ich mich ihrer anderen Brust zu, wiederholte das Spiel, während sie die Hände in meine Haare krallte. Immer lauter atmete, bis ihr schließlich ein heiseres »O Gott« über die Lippen kam. Dann erst ließ ich meine Lippen wieder weiterwandern, ließ sie den Weg nach unten finden. Ich spürte, wie sich ihr Rücken durchdrückte, mir entgegen, als könnte sie es gar nicht mehr abwarten. Und ich wollte sie auch wirklich nicht länger auf die Folter spannen. Also öffnete ich den Knopf ihrer Jeans und zog sie mit dem Höschen darunter nach unten.

Alica keuchte auf, und diesmal schien es eher vor Überraschung zu sein.

Ich sah zu ihr hoch. Ihre Brust hob und senkte sich schnell, als ich den Finger über ihren Hügel wandern ließ. »Schalte den Kopf aus, Alica«, sagte ich heiser. »Denk nicht nach. Genieß es einfach.« Und dann fügte ich noch hinzu, leise und voller Inbrunst: »Du bist wunderschön. Angezogen ja schon, aber nackt … Himmel.«

Ihre Augen glänzten verdächtig, bevor sie den Kopf in den Nacken legte und ihr Körper sich unter mir wieder entspannte. Ich hatte also recht gehabt. Sie hatte sich Sorgen gemacht, dass ich sie nicht schön fand. Wie konnte man nur so verdammt falschliegen? Alica war wahrscheinlich das Schönste, was ich je gesehen hatte.

Ich senkte den Kopf wieder und küsste das Innere ihres Oberschenkels. Sie erzitterte unter den sanften Berührungen, als ich mit den Lippen ihre empfindliche Haut erkundete. Erst links, dann rechts, bevor ich meinen Weg in die Mitte suchte. Ich strich mit dem Finger über ihre wunderschöne Vulva, spürte mit Vergnügen ihr Zittern und wie feucht sie meine Berührungen mittlerweile gemacht hatten. Meine Zunge ging den gleichen Weg, suchte diese wichtigste Stelle unter der zarten Haut. Diesen kleinen Knoten, bei dessen Berührung Alica zusammenzuckte, als hätte sie ein elektrischer Schlag erwischt.

O ja. Ich lächelte, als ich die Zunge sanft kreisen ließ.

Und endlich stöhnte Alica auf. Ihre Hand wühlte sich immer unkontrollierter durch meine Locken, meine Finger gruben sich in die Haut ihres Oberschenkels und die ihrer Hüfte. Sie bewegte sich gegen mich, als würde sie mich still anflehen, mir noch mehr von ihr zu nehmen. Aber ich behielt die Geschwindigkeit bei, leckte sie zärtlich und genüsslich, bis sich die Anspannung in ihren Muskeln immer mehr aufbaute. Und aufbaute. Und aufbaute. Bis sie so tief stöhnte, dass ich mir sicher war, dass sie überhaupt keine Kontrolle mehr über diesen Laut hatte. Sie presste sich eine Hand auf den Mund, als ich sie genug gereizt hatte und ihr Orgasmus kam. Selbst durch ihre Finger war das Keuchen, das Grollen, noch überdeutlich zu hören. Wenn ich nicht schon vorher so hart gewesen wär – das wäre der Moment gewesen, in dem ich nichts mehr dagegen hätte tun können.

Mit sanftem Körperkontakt schob ich mich wieder nach oben, bis mein Gesicht direkt über ihrem war. Ihre Wangen waren rot, und ihre Augen glänzten, als sie um Fassung rang.

»Warum hast du eine Hand auf deinen Mund gepresst?«, fragte ich mit einem Lächeln.

Sie funkelte mich an. »Denkst du, die Wände in diesem Wohnheim sind dicker als Papier?« Ihre Stimme war brüchig, aber ihr Blick war so wundervoll zornig, dass sich wieder alles in mir zusammenzog. »Die anderen werden uns hören.«

»Alica. Das ist mir völlig egal.« Ich griff nach ihrer Hand, verschlang meine Finger mit ihren und presste sie neben sie auf die Matratze. Dann beugte ich mich noch weiter nach vorn, sodass sich unsere Nasenspitzen fast berührten. »Ich habe so lange darauf gewartet, dich endlich zu kriegen, dass ich jetzt darauf nicht verzichten werde.« Meine Lippen streiften ihre, nur ganz kurz, während ich mit der Hand nach der Kommode neben meinem Bett tastete. »Ich will, dass du meinen Namen schreist, Alica.«

Sie machte ein beinahe wimmerndes Geräusch. »Du bist grausam.«

»Nur ein bisschen.« Ich lehnte meine Stirn gegen ihre, und die Berührung war so sanft und warm und vertraut, dass es mir schwerfiel, mich wieder von ihr zu lösen.

Jetzt lächelte Alica. »Dann … bring mich dazu.«

Himmel. Ein Schauer lief durch meinen gesamten Körper. Ich packte das Kondom fester, als es hätte sein müssen, und mir kam ein heiseres Lachen über die Lippen. »Verdammt. Das werde ich«, knurrte ich und konnte mich gar nicht schnell genug von meiner Hose befreien.

Ihre Lippen verzogen sich vor Angst und gleichzeitig Vorfreude. Sie griff mit der Hand, die ich nicht festhielt, nach dem Kondom. »Darf ich?«

Ich sog die Luft ein, als sie die Folie vorsichtig am äußeren Rand mit ihren Zähnen öffnete. Ihre Hand zitterte leicht, und ich ließ die andere frei, damit sie mehr Bewegungsfreiheit hatte. Kaum berührten ihre Finger meinen Penis, zuckte ich zusammen. Gott, was war denn mit mir los? Normalerweise war ich immer derjenige, der die ganze Zeit die Kontrolle hatte. Aber jetzt hatte ich, schon als sie mir langsam und sogar eine Spur unsicher das Kondom überstreifte, das Gefühl, gleich zu kommen. Nur von dieser kurzen, beinahe schon unschuldigen Berührung.

Sie zog die Hände wieder zurück und legte sie neben sich auf der Matratze ab. Um zu verhindern, dass sie erneut versuchte, das Geräusch ihres Orgasmus zu verbergen, verschränkte ich meine mit ihren und gab ich ihr noch einen zärtlichen Kuss. Einen, der ihr vermitteln sollte, dass sie in meinen Händen sicher war. Dass ich mich um sie kümmerte. Dass sie komplett die Kontrolle abgeben konnte und nichts passieren würde, was sie nicht wollte.

Und dann drang ich ganz langsam in sie ein. Sah zu, wie ihre Augen sich weiteten und ihr Mund sich leicht öffnete. Fuck. Ihr Gesicht war so schön. Sie fühlte sich so warm an. So eng. Und ich hatte das Gefühl, mich nicht mehr sonderlich lang zusammenreißen zu können. Deshalb machte ich eine kurze Pause, als ich ganz in sie eingedrungen war. Ich atmete schnell, das Verlangen pumpte so wild durch meinen Körper, dass ich kurz davor war, ebenfalls zu erzittern.

»Alles okay?«, flüsterte ich dicht an ihren Lippen.

Sie brauchte eine Sekunde, bevor sie nickte und tief durchatmete. »Du … fühlst dich gut an«, antwortete sie dann leise.

Ich lächelte. Ich konnte gar nicht anders. »Du fühlst dich großartig an, Alica.«

Und dann ließ ich mich langsam zurückgleiten, um noch eine Spur fester in sie zu stoßen. Wieder weiteten sich ihre Augen, ehe sie sie schloss, den Kopf noch etwas weiter zurückbog und stöhnte. Und ich stieß erneut zu. Und erneut. Fasste ihre Hände fester und ließ mich dann wieder in sie gleiten.

Es war berauschend. Nicht nur, in ihr zu sein – sondern auch, was währenddessen mit ihrem Gesicht passierte. Wie sie bei jedem Stoß den Mund leicht öffnete und die Augen schloss, als würde sie es mit jeder Faser ihres Körpers genießen.

Ich konnte nicht mehr an mich halten, und meine Bewegungen wurden schneller. Mein Atem beschleunigte sich. Ich versuchte noch, es hinauszuzögern, weil ich ihren Ausdruck so sehr genoss. Aber meine Beherrschung hatte sich schon längst aufgelöst. Deshalb war ich beinahe erleichtert, als ihr Körper sich anspannte, sie den Druck meiner Finger stärker erwiderte und den Kopf in das Kissen presste.

Sie kam erneut. Und diesmal hielt ich ihre Hände so fest, dass sie nicht anders konnte, als das laute Stöhnen zuzulassen. Sie stöhnte, verkrampfte sich, und dann, endlich, rief sie meinen Namen. *Lio.*

Mein Name hatte sich noch nie so schön angehört. Und ich war mir sicher, dass ich noch nie so ein schönes Orgasmusgesicht bei einem Menschen gesehen hatte.

Das war es auch, was mich über die Schwelle trieb. Ich stieß ein letztes Mal tief in ihre warme Mitte, bevor ich ebenfalls mit einem lauten Aufkeuchen kam. Mein Penis pumpte, alles an mir zitterte, als der Höhepunkt mich schüttelte. Beinahe, nur beinahe, hätte ich auch ihren Namen gerufen. Stattdessen presste ich die Lippen zusammen und ließ meine Stirn gegen ihre Brust sinken. Atmete tief und stockend, während die Wellen der Lust in unserem Körper langsam absackten.

»Shit«, keuchte Alica atemlos. »Das hat wahrscheinlich das ganze Wohnheim gehört.«

Ich hob den Kopf und küsste sie. Meine Härte pumpte noch

immer in ihr, und am liebsten hätte ich sie direkt noch einmal genommen. Mein Körper bebte vor Erschöpfung, aber ich wollte sie noch einmal. Und noch einmal. Ich wollte die ganze verdammte Nacht in ihr verbringen, wollte die ganze verdammte Nacht meinen Namen aus ihrem Mund hören.

Stattdessen rollte ich mich zur Seite, glitt aus ihrer wunderbaren Wärme heraus, sodass wir beide rücklings und Schulter an Schulter nebeneinanderlagen. Beide laut keuchend. Beide völlig hingerissen von dieser großartigen Sache, die gerade zwischen uns passiert war. Mein Herz schlug noch immer, als wäre ich einen Sprint gelaufen, und meine Gedanken konnten sich nur schwer beruhigen. Ihre Hand lag so dicht an meiner Schulter, dass ich die Berührung überdeutlich spürte. Sie schickte seltsame Wellen durch meinen Körper.

»Und?«, fragte ich, noch immer außer Atem. »Willst du jetzt noch was zocken, oder ist der Kopf wieder frei?«

Sie lachte ungläubig. »Du hast ihn mir frei gemacht, danke.«

Ich gab ein Kichern von mir. Und ich wusste nicht, warum, aber plötzlich legte sich eine seltsame Schwere über mich. Nicht nur Erschöpfung, sondern etwas anderes. Ein seltsames, dunkles Gefühl, das sich wie Blei auf meiner Brust anfühlte.

»Wenn du willst, dass ich dich wieder vernichtend bei Tekken schlage«, murmelte Alica neben mir. Sie klang so schläfrig, wie ich mich plötzlich fühlte. »Dann brauche ich davor … eine Pause, wenn das okay ist.«

»Klar.« Ich schloss die Augen und spürte noch, wie sie einen Finger mit einem von meinen verschränkte. Wie ein kleines, sanftes Versprechen.

Kapitel 29

ALICA

Ich erwachte mitten in der Nacht. Zuerst war ich völlig orientierungslos, obwohl das Licht der Straßenlaternen durch die Gardinen fiel und das Zimmer vor mir genügend beleuchtete. Vielleicht war es eine kleine Barriere in meinem Inneren, die mich daran hindern wollte, zu erkennen, was passiert war.

Aber als meine Augen sich an die Umgebung gewöhnt hatten, blieb mir nichts anderes mehr übrig. Ich drehte den Kopf und sah in Lios Gesicht. Er hatte die Augen geschlossen und war völlig entspannt. Es war offensichtlich, dass er sehr tief schlief.

Wieder spürte ich einen gewaltigen Druck auf meiner Brust, der mich beinahe entzweizuteilen schien.

Ich war zu Lio gegangen, um irgendeine Frage in mir zu beantworten. Um etwas zu klären, bei dem ich nicht einmal genau gewusst hatte, was es war. Vielleicht war mir bis zu einem gewissen Grad bewusst gewesen, dass es etwas zwischen uns ändern würde. Dass etwas passieren würde. Ich war dieses Risiko mehr oder weniger bewusst eingegangen.

Aber das … Ich atmete tief durch, mein Atem ging immer noch etwas rasselnd. Und wenn ich an diesen wundervollen, großartigen Sex mit ihm dachte, verengte sich meine Lunge noch etwas mehr. Ich hatte mit Lio geschlafen. Und wie er mich berührt, geküsst, gestreichelt, geleckt hatte … Es hatte sich nicht wie von dieser Welt angefühlt. Nicht nur, weil er aufgrund seiner Erfahrung genau wusste, was er tat.

Nein. Ich hatte mich trotz allem in Lio verliebt.

Und jetzt, als ich ihn im Dunkeln anstarrte, spürte ich einen so heftigen Kloß in meinem Hals, dass ich schon die Tränen kommen sah. Denn noch vor dem Kuss hatte er mir gesagt, dass er mir nicht das geben konnte, was ich wollte. Er hatte gewusst, dass ich etwas für ihn empfand. Und ich hatte behauptet, dass es mir nichts ausmachte, wenn er mir kein Morgen versprechen konnte … Weil ich nur diese Nacht mit ihm wollte.

Das war eine der größten Lügen meines Lebens gewesen. Ich wollte ihn noch viel mehr als zuvor. Nicht nur noch einmal mit ihm schlafen, sondern jeden Morgen so an seiner Seite aufwachen. Ich wollte ihn, ganz. Aber ich würde ihn nicht bekommen. Was auch immer das für eine Frage da in meinem Inneren gewesen war, sie war beantwortet. Und es brach mir das Herz.

So lautlos wie möglich glitt ich unter der Decke hervor, von der ich mich gar nicht erinnerte, sie über mich gezogen zu haben. Als ich vor dem Bett stand, drehte ich mich noch einmal um. Aber Lio schien einen gesegneten Schlaf zu haben, denn er rührte sich nicht. Also suchte ich meine Sachen zusammen, schlüpfte hinein und verschwand aus seinem Zimmer.

Meine Knie waren noch ganz weich, und ich musste auf dem Weg zu meinem Zimmer mehrmals tief durchatmen, um die Tränen zurückzuhalten.

Das war doch bescheuert. Ich hatte gewusst, worauf ich mich einließ. Es hatte mir die Erkenntnis gegeben, nach der ich gesucht hatte. Und trotzdem wusste ich, dass ich auf etwas anderes gehofft hatte.

Weil an schlafen definitiv nicht mehr zu denken war, ging ich duschen. Versuchte, die Erinnerung an unsere gemeinsame Nacht von mir zu waschen, auch wenn ich das eigentlich gar nicht wollte. Und es wahrscheinlich auch gar nicht möglich war. Diese verdammte Nacht würde ich wahrscheinlich nie wieder vergessen.

Als ich nach Ewigkeiten aus dem Bad trat, steckte Filina den Kopf aus dem Wohnzimmer. »Du bist ja früh wach.«

»Ah. Ja. Ich konnte nicht mehr schlafen.« Ich knotete mein Handtuch um die Haare und versuchte mich an einem Lächeln.

Himmel, ich hatte ganz vergessen, wie laut ich Lios Namen gerufen hatte, als ich gekommen war. Sie musste es wissen. Alle mussten es wissen, weil sie es gehört haben mussten.

Filina nickte langsam. »Ich weiß schon, warum.« Ihr Blick wanderte zu Lios Tür, und mir lief ein eiskalter Schauer über den Rücken. Doch dann zuckte sie mit den Schultern. »Gewöhn dich lieber dran. Lio bringt immer mal wieder jemanden mit ins Wohnheim. Normalerweise sind die nicht so laut wie die von letzter Nacht, aber na ja. Es kommt vor.« Sie grinste breit. Doch als sie mich wieder ansah, verblasste es sofort. Vielleicht, weil ich wie ein getretener Hund schaute. Genau so fühlte ich mich nämlich gerade.

»Ach, Süße.« Sie verzog mitleidig das Gesicht, dann seufzte sie. Ich wusste nicht genau, was sie vermutete, aber es war mir eigentlich auch egal. »Ich habe Chai gemacht. Willst du auch einen?«

»Gern«, sagte ich mit erstickter Stimme und schlurfte mit hängenden Schultern zum Wohnzimmer. Kaum hatte ich mich auf das Sofa fallen lassen, reichte sie mir eine dampfende Tasse und baute mich dann mit kleinen Sofakissen zu. Es war, als würde mich jemand in eine tiefe Umarmung nehmen, und aus irgendeinem Grund löste das etwas in meiner Brust.

»Möchtest du darüber reden?« Filina setzte sich im Schneidersitz vor mich auf den Boden. Als ich den Kopf schüttelte, nickte sie verständnisvoll und legte eine Hand auf meinem Knie ab. Es fühlte sich gut an.

Eine ganze Weile saßen wir einfach nur da, ihre Hand auf meinem Knie, während wir beide zum Fenster sahen, hinter dem langsam die Sonne aufging. Irgendwann, als ich das Gefühl hatte, mich wieder unter Kontrolle zu haben, wendete ich mich ihr wieder zu.

»Danke«, sagte ich.

Sie lächelte nur. »Frühstück zum Chai?«

»Gern. Cornflakes mit Hafermilch, bitte.«

»Natürlich.« Sie grinste. »Das ist ja quasi eine Charaktereigenschaft von dir.« Elegant wie eine Katze erhob sie sich aus ihrem Schneidersitz und ging in die Küche.

Ich kuschelte mich in die Kissen und konzentrierte mich eine Weile lang nur aufs Atmen, bis es sich endlich wieder normal und weniger schmerzhaft anfühlte.

Irgendwann war auf dem Gang eine Tür zu hören und dann Emilias Stimme, als sie etwas zerknittert fragte: »Frühstückt ihr schon?«

»Wir konnten nicht mehr schlafen«, gab Filina zurück.

»Ja, kein Wunder, oder?«

Ich presste die Lippen zusammen und hoffte, dass ich nicht rot wurde. Emmi kam nur mit einem Kaffee ins Wohnzimmer und ließ sich neben mich auf die Couch fallen. Sie wirkte zu entspannt, als dass sie wissen könnte, dass ich die Frau in Lios Bett gewesen war. Erleichterung breitete sich in mir aus.

»Alles in Ordnung?« Ihr Blick war durchdringend, und ich schaffte es, zu lachen.

»Ja, ich hatte nur einen echt miesen Albtraum.«

»Was für einen denn?«

»Wir hatten Prüfung, und ich hatte nicht gelernt, und meine ganzen Unterlagen waren durcheinander, sodass ich nicht einmal mehr kurz reinschauen konnte. Es war furchtbar.«

Emilia riss die Augen auf. »Horror«, kommentierte sie nur, und diesmal war mein Lachen echt.

»Solche Träume hatte ich nach dem Abitur ganz oft.« Filina reichte mir die Cornflakes-Schüssel und setzte sich dann mit ihrem Müsli wieder auf den Teppich. »Das ist wohl ein sehr bekanntes Phänomen.«

»Was ist ein bekanntes Phänomen?«, fragte Marlon, der auf der Türschwelle erschienen war. Seine Haare waren völlig durcheinander, und er hatte ebenfalls schon eine Tasse Kaffee in der Hand. Offensichtlich hatte Filina eine Kanne gekocht, von der sich alle schnell bedienten.

»Von Prüfungen zu träumen«, erklärte Filina und machte

Platz, damit Marlon an ihr vorbei zu dem durchgesessenen Sessel gelangen konnte.

Er ließ sich darauf fallen und verzog das Gesicht. »Horror.«

»Sag ich ja«, stimmte Emilia zu. »Auch wenn ich solche Probleme in der Schule eigentlich nie hatte.«

Filina schmunzelte. »Das wäre für alle auch sehr überraschend gekommen.«

Eingemummelt in meine Kissen und mit einer Schüssel Cornflakes auf dem Schoß, hörte ich den dreien bei ihrem Gespräch zu. Langsam fing ich an, mich wieder wie ein Mensch zu fühlen. Mein Herzschlag normalisierte sich, und die düsteren Gedanken verschwanden. Ich fühlte mich sogar einigermaßen gewappnet, als ich die letzte Tür auf dem Gang hörte.

Lio lehnte sich in den Rahmen, und ich konnte es ganz gut verstecken, dass mein Herz einen gewaltigen Satz machte.

»Guten Morgen«, sagte er fröhlich, alle starrten ihn an, manche mehr, manche weniger düster. »Was denn?«, fragte er grinsend.

Emilia schüttelte kurz den Kopf. »Du weißt, warum wir so gucken, oder, Bruderherz?«

Unschuldig zuckte Lio mit den Schultern.

Marlon lachte auf der anderen Seite des Zimmers, während ich versuchte, eine Veränderung in Lios Miene zu erkennen. Eine, die mir zeigte, dass sich die Nacht für ihn vielleicht genauso angefühlt hatte wie für mich. Dass er, genau wie ich, gedacht hatte, dass der Sex dieses Etwas zwischen uns lösen würde – und er stattdessen alles nur komplizierter gemacht hatte.

Aber in seinem Gesicht war nur der Schalk. Nur eine Gelöstheit, die mir zeigte, dass es genau das war: Sex, der die Spannung zwischen uns gelöst hatte. Er wirkte kein Stück belastet.

»Ist deine nächtliche Begleitung schon weg, oder will sie Frühstück?«, hakte Marlon feixend nach.

Lio legte theatralisch eine Hand auf seine Brust. »Sie ist leider abgehauen, bevor ich aufgewacht bin.«

»Tja, dann war es für sie vielleicht doch nicht so gut, wie es klang«, sagte Emilia.

Ich versuchte, so unauffällig wie möglich tief durchzuatmen. Denn doch, es war so gut. Vielleicht sogar noch mehr als das. Es war großartig gewesen. Weltverändernd. Leider.

Ganz kurz streifte Lios Blick meinen. Kurz genug, um keinen Verdacht auf sich zu ziehen, aber lang genug, dass ich wusste, dass er mehr bedeutete. Er schmunzelte. Und ich tat es ihm gleich, obwohl ich die Leichtigkeit in seinem Gesicht nicht fühlte.

»Gibt's noch Kaffee?«, fragte er fröhlich und verschwand auch schon aus der Tür, um sich welchen zu holen.

»Für ihn war es wohl gut«, meinte Marlon. »Schön für ihn.«

»Ja, schön für ihn.« Emilia stöhnte. »Können wir jetzt aufhören, über den Sex meines Bruders zu reden?«

Die anderen lachten, und ich setzte meinen Chai an, um mich an irgendetwas festhalten zu können.

Denn jetzt hatte ich die Gewissheit.

Und sie brach mir noch einmal das Herz.

Kapitel 30

ALICA

Die nächsten Tage war ich fast froh, dass ich in einer reichen Familie aufgewachsen war, die hohen Wert auf gesellschaftliche Akzeptanz legte. Denn so hatte ich schon früh gelernt, gute Miene zum bösen Spiel zu machen. Zwischen meinen Freunden sitzen zu können und zu lachen und mit ihnen zu reden, als wäre alles in Ordnung, obwohl es das wirklich nicht war. Mit Lio zu sprechen, als würde es mir nichts ausmachen, dass wir nur eine Nacht miteinander verbracht hatten, obwohl ich so viel mehr als das wollte. Tausend Nächte mehr, wenn das überhaupt ausreichte.

Lio schien sich überhaupt nicht mit irgendwelchen Gedanken in dieser Richtung zu beschäftigen, denn er wirkte gelöst wie nie. Er hatte kein Problem damit, bei unseren Filmeabenden dicht neben mir zu sitzen und sich zu mir rüberzulehnen, um nach dem Popcorn zu greifen. Er hatte kein Problem damit, sich in den Vorlesungen lachend neben mich zu setzen und kumpelhaft den Arm um mich zu legen, als wären wir ganz normale Freunde. Er hatte kein Problem damit, dass sich unsere Hände streiften, wenn er mir in den Praxisstunden etwas reichte, wenn er mir half, einen Verband bei Bob der Puppe anzulegen, oder mir in den Mittagspausen eine Cola brachte. Es war, wie er gesagt hatte: Die Spannung zwischen uns hatte sich aufgebaut und war nach dem Sex verpufft. Er hatte mich vorgewarnt. Und er konnte nichts dafür, dass jede seiner Berührungen sich für mich jetzt wie ein Stromschlag anfühlte. Einer, der gleichzeitig wohlig und warm und schrecklich schmerzhaft war.

Ich konnte nur die Zähne zusammenbeißen, bis ich abends im

Wohnheim in mein Bett fiel. Manchmal verlor ich dann den Kampf gegen die Tränen und tat mir für eine Weile schrecklich leid. Bis mir wieder einfiel, dass er von Anfang an mit offenen Karten gespielt hatte und ich auch ein wenig selbst schuld an meiner Lage war. Ich hatte den körperlichen Kontakt gesucht, den Sex mit ihm, obwohl ich eigentlich schon gespürt hatte, dass es möglicherweise emotional nicht gut für mich laufen würde.

Als Weihnachten vor der Tür stand, tat sich für mich noch ein größeres Problem auf, das sich an einem der letzten Unterrichtstage bemerkbar machte. Ich war gerade dabei, mir die Zähne zu putzen, als mein Display aufleuchtete. Allein schon Viktorias Name bescherte mir eine leichte Gänsehaut, weil er mich automatisch an meinen letzten, grausamen Besuch zu Hause erinnerte. Ich spülte ganz besonders lange meinen Mund aus, bevor ich das Handy aufnahm und ihre Nachricht las. Es waren nur wenige, aber sehr bedeutungsschwere Worte.

Wann kommst du nach Hause?

Natürlich ging sie davon aus, dass ich über Weihnachten nach Hause kam. Wer würde das auch nicht? Alle fuhren über die Weihnachtsferien zu ihren Familien. Da die anderen hier in Berlin wohnten, würden sie nach der letzten Unterrichtsstunde bereits mit gepackten Koffern abhauen.

Und ich?

Eigentlich war ich davon ausgegangen, dass ich nach München fuhr. Hatte mir schon ausgemalt, wie eisig Weihnachten wohl zusammen mit der sozialen Kälte zu Hause werden würde. Aber in dem Moment, in dem ich Viktorias Nachricht las, war ich mir plötzlich nicht mehr sicher. Mein emotionaler Zustand war gerade … nicht sehr stabil, wenn man es nett ausdrücken wollte. Nicht nur hatte ich Angst, dass meine Familie mich mit einer blöden Bemerkung zum Heulen bringen würde, weil mein Nervenkostüm so aufgerieben war – ich hatte auch Angst, dass eine erneute kalte Schulter meines Vaters dazu führen würde, dass ich doch noch endgültig ins Schwanken geriet. Berlin den Rücken kehrte und zurück in mein warmes Nest kehrte. Und ein Teil in mir wollte auch dieses bequeme Leben zurück, natürlich. Aber vor allem wünschte ich mich seit dieser Nacht mit Lio irgendwohin, weit weg, wo ich ihn nicht mehr sehen musste – auch wenn ich ihn eigentlich sehen WOLLTE.

Eine geschlagene Ewigkeit stand ich vor meinem Waschbecken, starrte auf die Nachricht von Viktoria und tippte erst nach einigem Überlegen eine Antwort.

Denkst du wirklich, dass das eine gute Idee ist?

Ich wusste nicht, welche Reaktion ich von Viktoria erwartete. Vielleicht, dass sie ausrastete und mich anmeckerte, dass ich mich nicht so haben sollte. Vielleicht, dass sie mir zustimmte, dass ich lieber fernbleiben sollte. Egal, was sie schrieb, vielleicht würde es mir bei der Entscheidung helfen. Deshalb starrte ich weiterhin auf mein Display und wartete darauf, was sie tippte. Viktoria kam online. Schien die Nachricht zu lesen. Tippte. Hörte wieder auf. Tippte erneut. Und ging dann offline.

Ja, offenbar war meine Schwester genauso ratlos wie ich.

»Bist du fertig, Alica?« Emilias Stimme vor meinem Zimmer war laut, und als wäre das nötig gewesen, klopfte sie danach noch zweimal an. »Wir wollen los, weil Marlon der Meinung ist, dass er ohne einen Kaffee von der Bäckerei gegenüber sterben muss.«

Dumpfes Lachen vom Gang.

Ich legte mir eine Hand auf die Brust. Es war eine automatische Bewegung, und erst da spürte ich, wie sehr mein Herz klopfte. War es heute vorbei mit der Scharade? Würde ich heute, nach dieser Nachricht von Vicky, einfach zusammenbrechen? Meine Knie fühlten sich schon weich an. Und meine Stimme ebenfalls, als ich nach draußen rief: »Geht schon mal vor, ich brauche noch ein bisschen.«

Gemurmel. Dann ein lautes »Okay, willst du auch Kaffee?« von Marlon.

Ich schmunzelte und fühlte gleichzeitig Tränen in meine Augen schießen. »Nein danke. Wir sehen uns gleich im Unterricht.«

»Okay, bis gleich!«

Die Schritte entfernten sich, und ich atmete tief durch. Tief und lang, bis ich die Tränen weggeblinzelt hatte.

Das war doch lächerlich. Ich musste mich zusammenreißen. Was machte es schon, wenn Lio mich nicht zurückmochte? Liebeskummer verging. Und meine Familie? Die würden sich wieder einkriegen. Irgendwann, vielleicht in ferner Zukunft, aber ich konnte mir bei besten Willen nicht vorstellen, dass sie mich für immer aus ihrem Leben schnitten. Ich war gerade sehr dünnhäutig, aber ein gebrochenes Herz und ein Weihnachten ohne Familie würden mich nicht unterkriegen. Ganz sicher nicht.

Ich atmete erneut durch, richtete mir die Haare und das Makeup. Dann fühlte ich mich bereit, heute wieder die Maske anzulegen. Nur noch ein paar Tage, dann würde ich hier für mich sein und Zeit haben, mich wieder einzukriegen. Wieder zu mir zu finden. Aber als ich die Tür meines Zimmers öffnete, war das Erste, was ich sah, Emilia. Sie stand mit dem Rücken an die Zwischentür zu den Aufzügen gelehnt und sah mir mit ernstem Gesicht entgegen. Ich wusste nicht, was es war, aber irgendetwas an ihrem Gesicht brachte mich für einen Moment ins Straucheln.

»Du bist noch da?«, fragte ich atemlos.

Sie zuckte mit den Schultern. »Ich wollte nicht, dass du allein gehen musst, und ich hatte meinen Kaffee schon längst.« Sie musterte mich noch kurz, dann seufzte sie und fragte: »Alles in Ordnung bei dir?«

Ich zog langsam die Tür hinter mir zu, ehe ich mit den Schultern zuckte. »Viktoria hat mich gefragt, wann ich nach Hause komme. Wegen Weihnachten.«

»Deine Schwester?«

Ich nickte, und während Emilia die Tür zu den Aufzügen aufdrückte, sagte sie: »Und du willst eigentlich nicht nach Hause, weil letztes Mal so schrecklich war?«

»So in etwa.« Wir hatten zwar nicht über die Details geredet, aber Emilia wusste natürlich, dass ich früher zurückgekommen war, weil meine Familie sich wie die letzten Menschen aufgeführt hatten. Im Gegensatz zu den anderen hatte ich ihr auch erzählt, dass wir einen Streit hatten und sie mir nicht unbedingt das Gefühl gegeben hatten, dass ich willkommen war. Ich seufzte und murmelte: »Ich überlege, gar nicht nach Hause zu fahren.«

»Verständlich.« Emilia nickte zur Treppe hin. »Wie entscheidest du das, und hast du eine Alternative?«

Ich folgte ihr. »Eine Alternative?«

»Wo du Weihnachten sonst verbringst.« Sie zögerte. »Du kannst Weihnachten auch mit uns feiern, wenn du möchtest. Meine Mutter kocht großartig, und sie freut sich über jeden zusätzlichen Gast am Tisch. Wirklich.«

Rührung stieg in mir auf, und ich hatte das erste Mal an diesem Morgen Lust, wirklich zu lächeln. »Das ist lieb von dir, aber das ist nicht nötig. Ich habe noch jede Menge Verwandte, mit denen ich Weihnachten verbringen könnte.« Das stimmte nicht. Abgesehen von meiner Kernfamilie hatte ich kaum Kontakt zu Verwandten. Aber ich wollte nicht, dass Emilia sich Sorgen um mich machte, und Weihnachten mit ihrem Bruder klang nicht wirklich nach dem, was ich gerade brauchte. Ein wenig Zeit allein würde mir sicher guttun.

»Okay«, sagte Emilia nur. Wir verließen nebeneinander das Wohnheim, und ich war froh, dass sie auf mich gewartet hatte, weil es sich gut anfühlte, sie an meiner Seite zu haben. Ihre Freundschaft war definitiv ein dickes Plus auf der Seite für Berlin.

»Warst du deshalb die letzten Tage so schlecht drauf?«

Ihre Frage traf mich vollkommen aus dem Nichts. Überrascht fuhr ich zu ihr herum. »Was meinst du?«

Sie zuckte mit den Schultern, ohne mich anzusehen. »Na ja. Du hast etwas … ferngesteuert gewirkt. Nicht ganz du selbst. Und unterschwellig traurig, um ehrlich zu sein.« Wahrscheinlich hatte sie meinen erschrockenen Ausdruck bemerkt, denn sie lächelte und fügte an: »Wenn es dich beruhigt: Ich glaube nicht, dass die anderen irgendetwas gemerkt haben. Ich weiß einfach mittlerweile ganz gut, wie Menschen aussehen, die mit aller Kraft versuchen, sich zusammenzuhalten.« Emilia erklärte nicht, was sie mit ihrem letzten Satz meinte. Oder wen. Sie wirkte auch nicht, als würde sie darüber reden wollen, denn sie fügte gleich hinzu: »Ich hoffe, du weißt, dass du mit mir darüber reden kannst, wenn du das brauchst. Jederzeit.«

Ich presste die Lippen zusammen. Nickte etwas mechanisch. Und ließ dann die Luft in einem lauten Seufzen entweichen. Meine Augenwinkel kribbelten schon wieder, aber ich hatte trotzdem das Gefühl, dass sie mir einen kleinen Teil des Gewichts von der Brust gehoben hatte.

»Danke«, sagte ich ehrlich. »Ich habe momentan ein paar Dinge auf dem Teller. Das mit meiner Familie ist eines davon. Aber ich glaube, dass sich das lösen wird. Also kein Grund, Trübsal zu blasen, eigentlich.«

Ihre Augenbrauen wanderten zusammen. »Wenn du traurig bist, dann hat das schon seinen Sinn und Zweck. Du musst nicht so tun, als würde es dir gut gehen, wenn es nicht so ist. Manchmal ist es einfacher, wenn du alles mal rauslässt.« Sie tippte auf ihre Schulter, wie um mir zu sagen, dass ich mich jederzeit anlehnen konnte.

Ich lachte, damit ich nicht heulte. »Danke«, sagte ich erneut. »Ich komme vielleicht darauf zurück.«

Emilia nickte zufrieden.

Wir waren schon fast beim Alex, als das Handy in meiner Jackentasche vibrierte. Ein wenig atemlos zog ich es heraus. Ich hatte Angst vor der Antwort von Viktoria. Aber ich sah direkt, dass sie nicht von ihr war, und war erleichtert.

»Von deiner Familie?«, wollte Emilia neugierig wissen.

Ich schüttelte den Kopf und zeigte ihr das Handy. »Von Felix.«

»Oooh.« Ihre Augen wurden groß. »Was schreibt er denn?«

»Er fragt, wie meine Prüfung ausgegangen ist. Ich hatte ja eigentlich gesagt, dass ich ihm schreibe, wenn ich das Ergebnis habe.« Mit einem Lächeln wandte ich mich seiner Nachricht zu. Ich freute mich ehrlich, dass er an mich gedacht hatte. Die Freude lag nur unter einer kleinen Schicht Traurigkeit.

»Süß«, sagte Emilia und grinste. »Falls von deiner Familie niemand Zeit hat, kannst du ja Weihnachten vielleicht mit ihm feiern.«

Ich lachte aus vollem Hals. »Ja, vielleicht schlage ich ihm das einfach vor. Er hat sicher nichts Besseres zu tun an Weihnachten.«

»In manchen Ländern der Erde, in Japan zum Beispiel, ist Weihnachten ein Fest für Dates.« Sie wackelte mit den Augenbrauen und winkte dann ab. »Aber vielleicht schreibst du ihm erst mal etwas Unverfängliches.«

Schmunzelnd tippte ich, dass die Prüfung gut gelaufen war. Wir alle hatten eine gute Zwei geschafft – außer natürlich Emilia, die mit einer Eins und voller Punktzahl bestanden hatte. Aber das war auch wenig überraschend gewesen.

Felix antwortete mir fast sofort.

Na, wer hätte das gedacht ;)

Was soll das denn heißen? Hast du nach meiner Zeit auf Station etwa noch an meiner Kompetenz gezweifelt?

Wie könnte ich?

Ich prustete, und noch ein Stück des Gewichtes hob sich von meiner Brust. Die anderen warteten vor der Schule, und Marlon rief uns entgegen: »Hey, was grinst Alica denn so?«

Emilia warf mir einen Blick zu, bevor sie ihm antwortete: »Nachricht von Felix.«

Die anderen drängten sich um mich, um die Nachrichten zu analysieren, und als ich den Kopf hob, zeigte mir Lio einen Daumen hoch. Er strahlte so, dass es nur ein kleiner Stich in meinem Herzen war.

Irgendwann bald, sagte ich mir innerlich, *wird es mich nicht mehr so verletzen.*

Und dann erwiderte ich sein Lächeln und redete mir das den Rest des Tages immer wieder ein.

Kapitel 31

ALICA

Die Weihnachtsferien kamen schneller, als mir lieb war. Als die anderen einer nach dem anderen das Wohnheim verließen, fühlte ich das erste Mal seit langer Zeit eine ziehende Leere in meiner Brust. Bisher hatte ich sie gut mit Freundschaftszeit füllen können, aber jetzt, wo das Wohnheim so still vor mir lag, war es schwer, es nicht zu nah an mich ranzulassen.

Weil ich den anderen gesagt hatte, dass ich noch ein paar Tage blieb, bevor ich zu meiner Familie fuhr, hatte Emilia mir den Schlüssel zu ihrem Zimmer überlassen. Sie hatte ein großes Regal voller Bücher, die ich mir ausleihen durfte – also versuchte ich, das Loch in meinem Herzen mit lesen zu stopfen. Eine Weile klappte es ganz gut damit, dass ich mir einredete, dass das hier wie Urlaub war. Ich las den ganzen Tag, aß nichts anderes als ungesunden Kram wie Cornflakes und Pizza und lief von morgens bis abends in meinen Pyjamas herum.

Dann kam aber der Vierundzwanzigste, Heiligabend, und bereits morgens beim Aufwachen spürte ich, dass das ein härterer Tag werden würde, als ich gehofft hatte. Meine Schwester hatte mir tatsächlich nicht mehr auf meine Nachricht geantwortet, aber das war eigentlich auch Antwort genug. Meine Mutter hatte nicht versucht, anzurufen, und mein Vater auch nicht. Beides hätte mich auch sehr überrascht – aber an diesem Morgen merkte ich, dass mich das wirklich alles andere als kaltließ. Meine geliebten Cornflakes schmeckten nicht mehr so gut wie sonst, die Bücher lenkten mich nicht mehr ab, und mein Pyjama kratzte plötzlich. Außerdem hatte ich das Gefühl, zu riechen. Sehr unangenehm zu riechen. Also entschied ich, heute ein kleines Selfcare-

Weihnachten für mich zu machen, ging duschen und machte mich für mich selbst hübsch. Danach suchte ich mir auf irgendeiner Seite ein kompliziertes Gericht heraus, das ich mir mit den Sachen im Wohnheim kochen konnte. Eines mit einer sehr detaillierten Anweisung natürlich.

Am Anfang war ich auch noch wirklich motiviert, weil ich die ganzen leckeren Sachen im Kühlschrank nutzen konnte, die die anderen freigegeben hatten, damit über die Feiertage nichts verschimmelte. Aber dann merkte ich, dass auch sehr detaillierte Anweisungen nicht wirklich etwas brachten, wenn man absolut KEINE Ahnung vom Kochen hatte. Ein paar der Anweisungen verstand ich überhaupt nicht, musste sie googeln und verstand danach sogar noch weniger. Also entschied ich, zu improvisieren, und das endete … wie hätte es auch anders sein können … in einer absoluten Vollkatastrophe. Einer verbrannten Vollkatastrophe, die nach Hintergasse roch und noch schlimmer schmeckte. Ich stand in meinem hübschesten Kleid in der Küche, vor einem kokelnden schwarzen Etwas, und verlor nun doch die Kontrolle über meine Emotionen.

Ich begann, aus tiefster Seele zu heulen. So laut und rotzend, wie ich es bei einem vollen Wohnheim nicht einmal hinter verschlossener Tür getan hätte. Aber da niemand hier war, konnte ich das erste Mal seit langer Zeit so richtig loslassen, und Gott, tat das gut. Ich weinte um meine Familie, weinte um mein verlorenes Weihnachten, um Lio und um das schöne Essen, das ich mir vorgestellt hatte und das jetzt so kläglich aussah. Es war so erleichternd, endlich nichts mehr aufrechterhalten zu müssen, nicht einmal vor mir selbst, dass das Weinen irgendwann in ein fast schon hysterisches Lachen überging. Ich lachte über mich selbst und aus Erleichterung.

Als ich mich einigermaßen beruhigt hatte, wischte ich mir die Reste meines Make-ups aus dem Gesicht und fragte schmunzelnd das verkohlte Etwas vor mir: »Und was mache ich jetzt mit dir?«

»Bitte alles, nur nicht essen.«

Ich zuckte fürchterlich zusammen, als die Stimme neben mir erklang. NEIN. BITTE NICHT. Beinahe in Zeitlupe drehte ich den Kopf zur Tür, auf dessen Schwelle Lio stand. Die Hände in den Hosentaschen, die Schulter an den Rahmen gelehnt und mit einem leichten Lächeln auf den Lippen. Er trug einen übergroßen schwarzen Pulli und ein paar hübsche Ohrringe, die eindeutig ein Weihnachtsthema hatten.

Sekundenlang starrte ich ihn einfach nur an, bevor mir endlich über die Lippen kam: »Wie lange stehst du da schon?«

»Ich schwöre, dass ich gerade erst gekommen bin.«

»Wie viel hast du gesehen und gehört?«

»Als ich auf den Flur gekommen bin eine Mischung aus Weinen und Lachen, wenn ich mich nicht verhört habe.« Er nickte in Richtung der Küchentheke. »Und die besorgniserregende Frage an dein … Essen?! Bei der ich dachte, dass ich lieber eingreifen sollte.« Das Amüsement verschwand aus seinem Gesicht, als er wieder mich ansah. »Wie geht es dir?«

»Jetzt? Gut.« Ich lachte, während ich mir eine Hand an die Brust legte. »Was du gerade gehört hast, war ein dringend nötiger Zusammenbruch. Keine Fragen dazu. Es ist jetzt wieder besser.«

Das Lächeln auf seinem Gesicht kehrte ganz langsam zurück. »Solange es dir gut geht … keine weiteren Fragen.«

Ich erwiderte sein Lächeln, und es tat nur ein kleines bisschen weh. »Was machst du hier?«, wollte ich wissen.

Lio zuckte mit den Schultern. »Was wohl? Ich hole dich ab.«

»Was?« Vollkommen baff starrte ich ihn an. »Hat Emilia es dir gesagt?«

Jetzt wanderten seine Augenbrauen nach oben. »Meine Schwester weiß, dass du hier bist?«

»Nicht … direkt, aber ich dachte …« Ich schüttelte den Kopf. »Woher wusstest du es dann?«

»Ich wusste es nicht. Aber ich habe es mir irgendwie gedacht. Der Streit mit deiner Familie letztes Mal. Und deine Ausrede, dass du später fährst.« Er lehnte sich wieder an den Türrahmen und verschränkte die Arme vor der Brust. »Also dachte ich, ich schau mal, ob meine Vermutung richtig ist. Und hole dich gegebenenfalls ab.«

»Wohin?«

»Na, zu uns nach Hause. Meine Mutter hat wie immer viel zu viel gekocht, und es ist absolut keine Option, dass du an Weihnachten hier allein bist.« Seine Mundwinkel wanderten nach oben, und ich hob abwehrend die Hände.

»Das kann ich nicht annehmen.«

»Doch, kannst du, Alica. Ich habe meiner Ma schon gesagt, dass ich wahrscheinlich jemanden mit nach Hause bringe. Sicher denkt sie, dass ich Gino meine, und ist erleichtert, dass es jemand anders ist. Die beiden verstehen sich nicht so gut, seit Gino mal in unseren Hausflur gekotzt hat.« Er lachte leise, stockte aber, als er mein Zögern sah. »Hör zu«, sagte er etwas ernster. »Ich fände es schön, wenn du Weihnachten mit uns verbringst. Und wenn du Nein sagst, ist das natürlich in Ordnung. Aber dann muss ich Weihnachten auch hier verbringen, weil ich dich sicher nicht DAMIT allein lasse.« Er deutete wieder auf meinen kläglichen Kochversuch, und jetzt musste ich doch lachen.

Keine gute Idee. Aber jetzt dachte ich nicht einmal eine Sekunde darüber nach, Nein zu sagen. Ich wollte nicht mehr allein sein mit meinen Gedanken. Und ich wollte das mit Lio unbedingt wieder hinkriegen. Um zu zeigen, dass er meinem Wort vertrauen konnte, dass ich nur diese eine Nacht zwischen uns wollte.

Also lächelte ich breit. »Wenn das wirklich okay ist?«

»Ist es.« Sofort strahlte Lios ganzes Gesicht. »Dann komm, das Uber steht schon unten.« Er vollführte eine halbe Drehung, bevor er noch hinzufügte: »Nimm dir Wechselklamotten mit, damit du eine Nacht bei uns schlafen kannst. Meine Mutter schenkt zu Weihnachten immer ihren selbst gemachten Pflaumenschnaps aus, und nach dem kommst du wahrscheinlich nicht mehr gut nach Hause.«

Noch eine schlechte Idee. Aber jetzt hatte ich schon mit den schlechten Entscheidungen angefangen, also konnte ich die guten Vorsätze für den Rest des Jahres auch komplett über Bord werfen.

»Gib mir zwei Minuten«, sagte ich und drängte mich an ihm vorbei zu meinem Zimmer. Es war seltsam, wie leicht ich mich plötzlich fühlte, während ich meine Tasche packte und dann nach unten ging, wo Lio bereits am Auto wartete.

Als wir auf der Rückbank des Uber Platz genommen hatten, sagte ich leise: »Danke für die Rettung meines Weihnachtens.«

Lio erwiderte mein Lächeln. »Danke mir erst, wenn du das Fragenbombardement meiner Mutter überlebt hast.«

»Das kriege ich hin«, meinte ich zuversichtlich. Wieder berührten sich unsere Hände, als wir uns anschnallten, und dieses Mal bildete ich mir ein, dass es tatsächlich kaum noch wehtat. Verdrängung war doch eine wirklich feine Sache.

Es stellte sich heraus, dass Lio absolut nicht untertrieben hatte. Seine Mutter begrüßte uns bereits an der Wohnungstür und stellte sich überschwänglich als Diana vor. Sie war eine relativ kleine Frau, die eins zu eins wie eine weibliche Version von Lio aussah: dunkle Locken, ein freundliches Gesicht und große braune Augen, die mich warm musterten. Sie half mir aus der Jacke und löcherte mich sogleich mit Fragen. Wo kam ich her? Wieso war ich nach Berlin gezogen? Wie gefiel mir die Ausbildung? Ich kam kaum dazu, eine Frage zu beantworten, als sie schon die nächste stellte.

Lio zuckte nur grinsend mit den Schultern, als ich kurz Hilfe suchend zu ihm sah. *Ich hab dich vorgewarnt.*

Ich quittierte es mit einem Lächeln.

Die Wohnung der Familie war klein und wirklich gemütlich, und das Essen auf dem Holzküchentisch wirklich viel zu reichhaltig für drei Personen. Emilia saß bereits am Fensterplatz, gekleidet in einen schicken Weihnachtspulli, und schenkte mir ein wissendes Lächeln, als ich eintrat. »Was für eine Überraschung. Schon wieder zurück von den Verwandten?«

Ich zuckte entschuldigend mit den Schultern und schob mich neben sie auf die altmodische Sitzbank. Sie kniff mir sanft in den Arm und zog dann die Schüssel mit den Klößen zwischen uns. Dazu gab es grüne Bohnen, Rehbraten und Auflauf. Es schmeckte alles so gut, dass ich beinahe traurig war, als ich langsam satt wurde.

Emilias und Lios Mutter Diana lachte die ganze Zeit und begann, Kindergeschichten von den beiden zu erzählen, als sie den Nachtisch – rote Grütze – auf den Tisch stellte. Zwischen Sahne und Beeren erfuhr ich, wie Lio das erste Mal vom Klettergerüst gefallen war, und lachte darüber, dass Emilia schon in der ersten Klasse die Grammatik ihrer Lehrer korrigiert hatte. Die beiden wirkten zwischendurch etwas peinlich berührt, was die Geschichten ihrer Mutter anging, aber das schien dieser gar nichts auszumachen. Sie plauderte munter weiter und hielt damit die fröhliche Stimmung am Tisch aufrecht.

Es war ein wunderbares Gefühl, wie schnell die drei mich einfach in ihre Familie aufnahmen, als wäre es nichts. Auch wenn mich das leider wieder daran erinnerte, dass es bei meiner eigenen Familie nicht so einfach war.

Nach dem Abendessen verschwand Emilia für eine Weile in ihrem Zimmer. Als sie wiederkam, versteckte sie etwas hinter ihrem Rücken und meinte: »Zeit für die Bescherung, oder? Fangen wir doch mit Alica an.«

Erschrocken sah ich auf. »Was? Ich habe aber nichts für euch!«

»Ist ja auch alles sehr improvisiert. Aber das hier wollte ich dir schon länger schenken.« Mit einem Grinsen überreichte sie mir ein offensichtlich sehr schnell in Geschenkpapier eingeschlagenes kleines Geschenk. »Entschuldige, wie es aussieht. Aber ich dachte, ich habe noch ein bisschen Zeit, um es dir zu geben.«

Ich presste die Lippen zusammen, nahm es entgegen und sagte etwas heiser: »Danke, Emilia.«

Sie winkte ab und holte die Geschenke unter dem kleinen

Plastikbaum, den die Familie aufgebaut hatte, hervor. Erst als auch die anderen anfingen, ihre Geschenke auszupacken, riss ich endlich das Papier auseinander. Was zutage kam, war eine große Tasse, die der von Lio im Wohnheim sehr ähnelte. Nur war es kein brauner Bär, sondern bei näherer Betrachtung eine graue Maus mit spitzer Nase und süßen, runden Ohren. Ich lachte, als ich die Form erkannte. »Danke, Emilia. Ich weiß gar nicht, wie oft ich das in den letzten Tagen zu euch gesagt habe, aber: DANKE.«

Emilia, die gerade den Klappentext ihres neuen Buches gelesen hatte, strahlte mich an. »Du brauchtest auch endlich eine eigene Tasse.«

»Stimmt.« Ich wischte mir über die Augen, um bloß nicht zu weinen, und zog sie dann in eine feste Umarmung.

Lio, der auf der anderen Seite des Tisches saß und schon seinen neuen Weihnachtspulli anhatte, der irgendwie selbst gestrickt aussah, lächelte warm. »Dann kann ich meine jetzt wieder selbst benutzen«, neckte er augenzwinkernd.

»Oh, Kinder, ihr macht mich ganz emotional.« Diana lachte laut und stand dann vom Tisch auf. »Da wird es wohl langsam Zeit für meinen Pflaumenschnaps.«

Zustimmend klopften Emilia und Lio auf die Tischkante, und ich tat es ihnen gleich. Ihre Mutter holte eine Glasflasche aus dem Kühlschrank und stellte vier kleine Schnapsgläser vor uns auf den Tisch. Wir prosteten uns zu, und obwohl ich nicht oft Alkohol trank, genoss ich das brennende Gefühl des Getränks in meinem Hals. Es war, als würde es die schlechten Gedanken ausbrennen und Platz für neue machen. Wärme, zum Beispiel, für diese kleine, wundervolle Familie.

Wir saßen noch eine ganze Weile zusammen in der Küche, und das Gemütlichkeitsgefühl wurde immer stärker, je mehr Zeit ich mit ihnen allen verbrachte. Diana sprach fast ununterbrochen davon, wie stolz sie auf ihre Kinder war, und gab Geschichten zum Besten. Lio unterbrach sie irgendwann und schlug vor, ein

Spiel zu spielen. Nach der ersten Runde Uno verabschiedete Emilia sich ins Bett, der Rest von uns spielte noch ein paar Runden weiter. Diana schenkte uns immer wieder Schnaps nach und schwärmte von ihren liebsten Ecken in Berlin, die ich mir unbedingt ansehen musste.

»Damit du München nicht so sehr vermisst«, erklärte sie dazu. »Lio, du zeigst ihr das alles, oder?«

»Klar«, gab der zurück. »Wir wollen schließlich nicht, dass Alica sich irgendwann wieder nach München verabschiedet.«

Das gab mir noch eine Welle von Zufriedenheit und irgendetwas anderem, über das ich lieber nicht zu genau nachdachte. Lieber nahm ich noch einen Schluck Schnaps und teilte erneut die Karten aus.

Als Lios Ma sich schließlich auch ins Bett verabschiedete, war es bereits kurz nach Mitternacht. Ich hatte gar nicht gemerkt, wie die Zeit vergangen war, und war vollkommen gefangen in meiner warmen Blase aus Glück und Schnaps. Daran änderte sich auch nichts, als Lio und ich allein zurückblieben, dicht nebeneinander auf der Holzbank.

»Besseres Weihnachten als allein im Wohnheim?«, sagte Lio schmunzelnd.

Ich kicherte. »Und besseres Essen als dort ebenfalls.« Mit einem tiefen Seufzen ließ ich den Kopf gegen seine Schulter sinken.

Er zuckte kurz zusammen, zumindest bildete ich mir das ein, aber dann legte er den Arm um mich.

»Weißt du«, murmelte ich. »Ich glaube, das war sogar das schönste Weihnachten überhaupt. Meine Familie war nie der Typ für wahnsinnig kuschelige, gemütliche Feiertage. Sie haben immer die halbe Familie eingeladen, und alle mussten sich rausputzen und aufrecht am Esstisch sitzen.«

»Ernsthaft? Klingt anstrengend.«

»War es auch.« Meine Mundwinkel wanderten wieder nach oben. »Aber am Kindertag hat mein Dad sich immer nur Zeit für uns genommen. Jedes Jahr. Wir haben Ausflüge gemacht, alles, was wir wollten, und den ganzen Tag nur Süßigkeiten gegessen. Und als wir älter waren, haben wir um den Kindertag immer ein richtiges Wochenende mit ihm bekommen. Dann ist er mit uns weggefahren.« Ich seufzte, und die Wärme des Moments brachte mich dazu, zu sagen: »Ich vermisse meinen Vater.«

Lios Griff um meine Schulter wurde etwas fester. »Denkst du, ihr kriegt das wieder hin?«

»Wir haben uns ziemlich gestritten, als ich gegangen bin«, flüsterte ich. »Weil er nicht wollte, dass ich nach Berlin gehe. Er will, dass ich studiere, und denkt, dass ich mit einer Krankenpflegeausbildung nicht wirklich was aus meinem Leben mache.« Ich zögerte, horchte in mich hinein und sagte dann überzeugt: »Aber ja. Ganz sicher. Das wird wieder.«

»Gut. Denn ich bin wirklich froh, dass du nicht auf deinen Vater gehört hast und nach Berlin gekommen bist.« Lio wuschelte mir durch die Haare.

Ich musste lachen, weil es ein sanftes Kribbeln über meine Haut zog.

Als wir uns voneinander lösten, meinte er: »Du kannst in meinem Bett schlafen, in unserem Kinderzimmer.«

Meine Augen weiteten sich, und ein Kichern stieg in meinem Hals auf. »Passen wir denn beide zusammen in dein Kinderbett?«

Lio stockte. »Ich … schlafe auf der Couch im Wohnzimmer.«

Sein ernstes Gesicht brachte mich zum Lachen. Vielleicht war es der Pflaumenschnaps. »Entspann dich, das war nur ein Scherz.« Ich stand von der Bank auf und boxte ihn vor die Schulter. »Ich kenne doch die Regel.«

Leider, oh, leider. Wie groß war meine Lust, noch einmal mit ihm zu schlafen. Jetzt, hier, in seinem Elternhaus. Himmel, den Gedanken vertrieb ich lieber schnell wieder.

Lio sah mir noch hinterher, als ich die Küche verließ. »Frech«, kommentierte er, und ich musste lachen. »Das Zimmer gegenüber, übrigens.«

»Danke«, flüster-rief ich zurück. Was für ein wunderschöner Abend das gewesen war. Und was für ein wundervoller Typ Lio war, dass er mich einfach aus dem Wohnheim abgeholt hatte. Was für ein guter Freund.

Das war das bisschen Herzschmerz auf jeden Fall wert.

Kapitel 32

LIO

Als der kalte Wasserstrahl auf meine Brust prallte, zuckte ich zusammen. Es war ein kleiner Schock, weil das Wasser wirklich eisig war. Und trotzdem … trotzdem war es nicht einmal annähernd kalt genug. Also drehte ich die Temperatur noch weiter zurück und hielt das Gesicht in den Duschstrahl. Innerhalb weniger Sekunden begann ich zu zittern, weil mein Körper so stark abkühlte.

Aber wieso fühlte sich mein Innerstes dann immer noch so heiß an?

Wieso bekam ich Alica trotzdem nicht aus meinen Gedanken?

Ich stützte mich mit der Hand an den dunklen Fliesen ab und seufzte in die Stille des Bades hinein. Das konnte doch nicht sein. Die letzten Wochen waren schon die Hölle gewesen. Die ganze Zeit, seit ich allein in meinem Bett aufgewacht war, nach dieser großartigen Nacht mit ihr. Dabei hatte ich es genau so gewollt: guten Sex mit ihr haben und die Geschichte abhaken, wie ich es schon Hunderte Male zuvor getan hatte. Es hätte eigentlich perfekt sein sollen, dass sie beim Aufwachen nicht mehr da gewesen war. Aber es hatte sich, verdammt noch mal, nicht so angefühlt.

Stattdessen war ich enttäuscht gewesen. Und das hatte mir aus irgendeinem Grund wahnsinnige Angst gemacht.

Die kalte Dusche brachte nichts. Meine Gedanken wanderten wieder zu Alica, die gerade in meinem Kinderbett lag und schlief. Ich dachte daran, wie gern ich mich zu ihr legen würde, und hielt das Gesicht erneut unter das kalte Wasser. Dann drehte ich den Hahn zu. Die Wärme des Badezimmers umfing mich, als ich aus der Dusche trat und mir ein großes Handtuch um die Hüfte schlang. Im Spiegel blickten mir meine Augen viel zu wach entgegen. Es war mitten in der Nacht, und an Schlaf war nicht einmal annähernd zu denken. Mein Innerstes war viel zu aufgekratzt, und meine Haut prickelte.

In den letzten Wochen hatte ich die ganze Zeit versucht, wieder Normalität zwischen Alica und mir einkehren zu lassen. Sie wirkte nicht, als würde sie noch viel an die Nacht zwischen uns denken. Und ich wollte sie unbedingt in dem Glauben lassen, dass es mir genauso ging. Wollte mich vielleicht auch selbst unbedingt von diesem Gedanken überzeugen.

Und doch hatte ich die ganze Zeit immer wieder unbewusst ihre Nähe gesucht. Hatte wie zufällig ihre Hand gestreift, hatte mich in ihre Nähe gesetzt und ihren Blick gesucht. Immer wenn mich dann ein Blitz durchzuckt hatte, wenn wir uns berührten, war ich mir so unendlich lächerlich und armselig vorgekommen. Ich war niemand, der seine wahren Gefühle verbarg. Es war ein langer Prozess gewesen, um dorthin zu kommen. Aber jetzt log ich mir selbst in die Tasche, weil ich mit der Realität nicht klarkam.

Vielleicht, weil ich sie selbst nicht verstand.

Mit noch nassen Haaren verließ ich das Bad und blieb wie automatisch an der Tür zu meinem Kinderzimmer stehen. Das, in dem ich so viele Jahre mit Emmi zusammen gewohnt hatte, heimlich unter der Decke gelesen hatte, Geheimnisse mit ihr ausgetauscht hatte, gelacht und geweint hatte. Jetzt lag jemand anderes in dem Bett auf der linken Seite, gegenüber meiner Schwester, die wahrscheinlich schon seit Stunden tief schlief.

Ob Alica noch wach war?

Ruckartig riss ich den Kopf herum und marschierte ins Wohnzimmer. Ich musste mich physisch dazu zwingen, mich auf die Couch zu legen. Mein Blick wanderte an die Decke, und ich starrte sekundenlang nur in der Dunkelheit die Raufasertapete an. Versuchte, meine Gedanken nicht wieder rasen zu lassen, obwohl es unmöglich war, sie aufzuhalten.

Wieso war das Verlangen, noch einmal mit Alica zu schlafen, so übermächtig?

Ich atmete tief durch und versuchte, wirklich eine Antwort darauf zu finden. Normalerweise war nach dem Sex, nach dieser großartigen ersten Begegnung, mein Interesse beinahe sofort wieder verschwunden. Ich fand die Menschen, mit denen ich schlief, immer noch toll. Immer noch interessant. Immer noch schön. Aber das Verlangen, mit ihnen zu schlafen, war danach einfach weg. Die sexuelle Anziehung legte sich wie ein Fieber, gegen das ich Medikamente genommen hatte. Am Anfang hatte ich das frustrierend gefunden, weil ich tatsächlich auch auf der Suche nach Liebe gewesen war. Irgendwann hatte ich aber akzeptiert, dass ich einfach so war, und mit offenen Karten gespielt.

Nur einmal hatte ich mit einer Person zweimal geschlafen. Ein einziges Mal, weil Chiara so verzweifelt versucht hatte, mir wieder nahezukommen. Und ich war neugierig gewesen – wie es sich anfühlte, ein zweites Mal mit jemandem zu schlafen, und ob es vielleicht doch möglich war, mich zu verlieben. Ob es vielleicht nur ein zweites Mal brauchte, um Gefühle in mir zu wecken.

Aber am nächsten Morgen hatte ich mich nicht gut gefühlt. Chiara in meinem Arm zu spüren, war mir seltsam und ungut vorgekommen. Unnatürlich. Ich war wütend auf mich selbst gewesen, dass ich das zugelassen hatte, und ich hatte immer noch das Gefühl, dass das alles einen Knick in unsere Freundschaft gemacht hatte. Auch heute noch. Weil sie sich dadurch Hoffnungen gemacht hatte. Natürlich hatte sie das, und es war meine Schuld gewesen. Es war mir schwergefallen, mir selbst zu vergeben, auch wenn sie es irgendwann geschafft hatte.

Mein Arm fühlte sich kühl an, als ich ihn über mein Gesicht legte und tief durchatmete. Die Sache mit Chiara hatte mir eine Lehre erteilt. Aber das mit Alica war irgendwie … anders. Weil das Verlangen, noch einmal mit ihr zu schlafen, nicht von Neugier kam. Nicht aus Mitleid oder weil ich das Gefühl hatte, es für sie tun zu müssen.

Nein. Ich wollte es für mich. Ich wollte ihre Haut an meiner spüren, ich wollte ihr Keuchen hören, ihr wunderschönes Orgasmusgesicht noch einmal sehen. Und das alles war so neu für mich, dass es mein Herz zum Rasen brachte. Es machte mir Angst, weil ich es nicht zuordnen konnte. Es machte mir Angst, weil ich nicht wusste, ob ich es weiterhin zurückhalten konnte. Wenn ich dem Verlangen nachgab, was würde das mit unserer Freundschaft machen? Denn Himmel, sie war mir wichtig. Alica war mir wirklich wichtig. Ich mochte es, sie lachen zu sehen. Und ich mochte es, mit ihr zu reden. Mit ihr Zeit zu verbringen.

Wieso konnte ich das alles nur nicht zusammenbringen?

War es vielleicht doch möglich, dass ich mich …?

Eine Tür im Gang öffnete sich, und ich versteifte mich auf der Couch. Denn ich kannte dieses leichte Knarren, das Knacken der Dielen im Flur. So hatte es sich immer angehört, wenn ich in der Nacht aufs Klo geschlichen war. Oder aus der Wohnung, um mit Gino auf meine ersten Partys zu gehen. Es war die Tür meines Kinderzimmers.

Langsam ließ ich den Arm von meinem Gesicht auf meine Brust gleiten und starrte in die Dunkelheit. Ma hatte die Rollläden runtergezogen, aber etwas Licht kam noch von draußen rein. Ich konnte die Umgebung um mich herum sehen und die Schritte näher kommen hören. Mein Puls beschleunigte sich, mehr noch als zuvor. Und es war, als würde mein ganzer Körper in sich zusammenfallen, als Emmi in der Tür erschien und mich verwirrt ansah. Sie war offensichtlich sehr verschlafen, ihre braunen Locken standen in lustigen Winkeln von ihrem Kopf ab.

Ich atmete so erleichtert auf, dass sie die Augenbrauen zusammenzog.

»Alles okay?«, murmelte sie etwas heiser.

»Alles gut.« Ich gab ein leises Lachen von mir, das eher verzweifelt klang. Weil mir in diesem Moment klar wurde, dass ich Angst gehabt hatte, dass es Alica war – und es mir gleichzeitig mehr als alles andere gewünscht hatte.

Emmi brummte und fuhr sich durch die Haare. »Hast du mitten in der Nacht geduscht?«

»Hab ich dich geweckt?« Ich setzte mich auf der Couch auf und zog die Wolldecke zu meiner Brust hoch.

Meine Schwester zögerte, dann schüttelte sie den Kopf. »Nee. Ich musste pinkeln.« Damit drehte sie auf dem Absatz um und verschwand in Richtung Bad.

Ich ließ die Schultern hängen und stützte das Gesicht in meine Hände. Endlich kühlte mein Körper etwas ab. Endlich wurde ich wieder ein bisschen klarer im Kopf. Ich konzentrierte mich auf meine Atmung, bis ich die Klospülung und das Tapsen der nackten Füße meiner Schwester hörte. Als ich den Kopf hob, stand sie wieder in der Tür. Sah etwas weniger verschlafen zu mir, zuckte mit den Schultern und setzte sich dann auf die Sofakante.

»Geht's dir gut?«, wollte sie wissen.

Ich lachte. »Wieso fragst du?«

»Weil du mitten in der Nacht duschst und aussiehst, als würde dich irgendwas quälen.«

Verdammt, sie war viel zu gut in so etwas. Viel zu gut darin geworden, in mir zu lesen. Trotzdem winkte ich ab. »Du siehst Gespenster. Ich kann nur nicht schlafen.«

Emmi sah mich skeptisch an, dann wurde ihr Gesichtsausdruck etwas weicher. »War ein schönes Weihnachtsfest, oder?«

»Ja, superschön.« Ich lehnte mich seitlich an die Couchlehne. »Auch wenn es diesmal nicht nur wir drei waren.«

»Ma fand es wirklich großartig, jemanden zu haben, der ihre ganzen Geschichten über uns noch nicht kannte.« Sie verdrehte die Augen, und ich kicherte leise in mich hinein. Kurz musterte sie mich fragend, dann legte sie eine Hand auf mein Knie. »Es war toll, dass du Alica abgeholt hast. Ehrlich gesagt habe ich darüber nachgedacht, es selbst zu tun, wusste aber nicht, ob ich damit nicht eine Grenze überschreite. Gut, dass du solche Bedenken nicht hattest.«

»Hey.« Ich warf eines der Kissen nach ihr, aber sie wich problemlos aus und grinste mich an.

Mir entfuhr ein Schnauben. »Wenn du wusstest, dass sie noch im Wohnheim ist, wieso hast du mir dann nicht früher was gesagt?«

»Sie hat es nur angedeutet. Aber selbst wenn ich es nicht sicher wusste, hatte ich das Gefühl, dass ich das niemandem sagen sollte. Dass ihr das vielleicht nicht recht wäre.« Sie schob sich eine Haarsträhne hinters Ohr und zuckte mit den Schultern. »Ich wollte nicht … dass sie enttäuscht von mir ist.«

Wärme flutete meine Brust. »Sieh an, du hast tatsächlich eine Freundin gefunden«, neckte ich sie, und Emilia verzog das Gesicht. »Ich hatte auch vorher Freunde, du Depp.«

»Trotzdem ist es was Besonderes.«

Sie wiegte den Kopf, dann blickte sie über ihre Schulter. »Und wer hätte gedacht, dass wir eine Freundin finden, deren Familienverhältnisse noch komplizierter sind als unsere?«

Ich dachte an das, was Alica mir erzählt hatte. Was sie angedeutet hatte. Und ich dachte an unseren Vater, was dazu führte, dass ein scharfer Schmerz durch meine Brust fuhr. Ich presste die Lippen zusammen, aber Emmi schien es glücklicherweise nicht zu merken.

Sie reckte sich und stand dann von der Couch auf. »Ich geh wieder ins Bett. Und du solltest auch langsam schlafen, damit du nicht wieder brutale Kopfschmerzen von Mamas verdammtem Pflaumenschnaps bekommst.«

»Die sind es immer wert«, gab ich grinsend zurück und ließ mich wieder auf das Kissen fallen.

Emilia schnaubte nur, ehe sie sich umdrehte und in Richtung unseres Zimmers verschwand. »Gute Nacht«, hörte ich ihre Stimme noch vom Flur.

»Gute Nacht«, gab ich zurück, und dann fiel die Tür hinter ihr zu, und ich war wieder allein mit den ganzen widersprüchlichen Gefühlen in meinem Inneren.

Nach ein paar Sekunden in dunkler Stille beschloss ich, dass es mir nichts brachte, mir weiter das Gehirn zu zermartern. Ich war schon immer ein Typ gewesen, der die Dinge auf sich zukommen ließ. Und vielleicht würde ich irgendwann in nächster Zeit die Antwort auf alles finden, was gerade in mir abging. Oder die Erleichterung, dass das mit Alica doch nur eine Phase war.

Kapitel 33

ALICA

Willst du echt schon wieder gehen?« Emilia stand neben mir im Flur und sah dabei zu, wie ich mir die Schuhe zuband. Sie hatte die Haare zu einem hohen, lockeren Zopf gebunden und die Arme vor der Brust verschränkt. »Du kannst gern noch ein paar Tage bleiben. Im Wohnheim wärst du ja völlig allein, und hier bist du sehr willkommen.«

Beim Aufstehen schenkte ich ihr ein dankbares Lächeln. »Das ist wirklich lieb von dir, Emilia. Von euch allen. Aber ich habe eh nicht mehr als für einen Tag gepackt, und ich glaube, dass es mir auch ganz guttun wird, ein wenig für mich zu sein.« Ich zog sie in eine enge Umarmung, die sie lachend erwiderte. »Es bleibt bei Silvester im Wohnheim, oder? Da sehen wir uns ja dann schon wieder«, murmelte ich an ihrer Schulter. Als sie nickte, löste ich mich aus der Umarmung. »Gut. Bis dahin komme ich sicher klar.«

Ich ging an ihr vorbei, um noch einmal einen Blick ins Wohnzimmer zu werfen. Diana und Lio saßen auf der Couch und sahen beide auf, als ich in der Tür stehen blieb.

»Danke für die Gastfreundschaft«, sagte ich an die Mutter der Zwillinge gerichtet. »Und für das gute Essen und den hervorragenden Pflaumenschnaps.«

Ihr Gesicht leuchtete auf. »Warte.« Sie sprang sehr agil für ihr Alter auf und hastete in die Küche.

Während sie dort beschäftigt war, sah ich Lio an, dessen Mundwinkel nach oben wanderten. »Danke für das schöne Weihnachten.«

»Das kann ich nur zurückgeben«, sagte er sanft. Mir war schon beim Frühstück aufgefallen, dass er sehr müde aussah, und ich spürte etwas Sorge in meiner Brust. Aber sein Lächeln wirkte ehrlich. Vielleicht war es nur noch das Foodkoma von gestern. »Es war schön, dass du hier warst.«

»Es war schön, eingeladen zu sein«, gab ich zurück und wandte mich ab, bevor mein Herzschmerz wieder zu viel Raum einfordern konnte.

Diana kam in dieser Sekunde aus der Küche gehüpft und drückte mir einen Beutel voller Tupperdosen in die Hand. »Hier, ich habe dir etwas vom Abendessen eingepackt, damit du nicht die ganze Zeit von Cornflakes leben musst.« Sie zwinkerte, und ich brummte Emilia grimmig an.

Diese zuckte nur mit den Schultern. »Ist doch wahr.«

»Danke, Diana.« Ich lächelte. »Aber das ist so viel, das kann ich eigentlich nicht annehmen.«

»Ach, wir haben noch genug«, winkte sie ab. »Du bist jederzeit ein gern gesehener Gast, Alica.«

»Danke«, sagte ich zum gefühlt tausendsten Mal. »Bis zum nächsten Mal.«

Auf meinem Weg nach draußen drückte ich Emilia noch einmal fest an mich, dann schlüpfte ich winkend durch die Tür und machte mich auf den Weg zur Bahn. Es war kalt draußen, aber die Sonne schien, und ich fühlte mich das erste Mal seit langer Zeit wirklich leicht. Dieses Weihnachtsfest war definitiv genau das, was ich gebraucht hatte.

Als ich mich auf einen freien Platz in der Tram fallen ließ, zückte ich mein Handy und tippte eine Nachricht an Viktoria. Ich wollte zumindest, dass sie es wussten. Dass ich an sie dachte.

Frohe Weihnachten euch, auch wenn wir sie dieses Jahr nicht zusammen verbringen können.

Als ich eine halbe Stunde später das Wohnheim betrat, kam es mir gar nicht mehr so dunkel und leer vor wie noch am Morgen davor. Im Gegenteil, tatsächlich konnte ich die Stille jetzt wieder mehr genießen. Ich verstaute das Essen von Diana im Kühlschrank, räumte die Küche auf und entsorgte meinen kläglichen Kochversuch von gestern und suchte mir dann ein neues Buch aus Emilias Vorrat aus. Mit einem Kaffee in meiner neuen Tasse machte ich es mir im Wohnzimmer gemütlich und las den restlichen Tag.

Am Abend hatte ich tatsächlich eine Nachricht von Viktoria, und als ich ihre »Dir auch schöne Weihnachten«-Wünsche las, merkte ich, dass in der Nachrichten-App noch eine zweite Mitteilung blinkte. Als ich Felix' Namen sah, wanderten meine Mundwinkel nach oben, und ich öffnete die Nachricht.

Habt ihr die Vorlesungen eigentlich immer noch bei diesem seltsamen Doktor Schober?

Ja, haben wir. Ich finde ihn eigentlich ganz okay.

Es dauerte nicht lange, bis Felix wieder antwortete:

Abgesehen davon, dass er von der Onkologie redet, als wäre sie seine Frau, ist er ganz nett, ja ;)

Mir entfuhr ein Lachen.

Das ist wahr. Für die Prüfung hatten wir allerdings eine andere Aufsicht. Einen Dr. Bennik. Kennst du den?

Allerdings. Er arbeitet größtenteils auf der Kinderonkologie und ist … na ja, sehr ernsthaft bei der Arbeit, wenn man es nett ausdrücken möchte.

Und wenn man es nicht nett ausdrücken möchte?

Dann hat er wahrscheinlich einen ziemlichen Stock im Arsch. Ich habe ihn ehrlich gesagt noch nie lächeln sehen.

Vielleicht gibt es einfach in seinem Leben nicht so viel zu lachen? Ist doch eigentlich traurig, oder nicht?

Vielleicht ist er selbst schuld daran, weil er das Krankenhaus nie verlässt?

Ernsthaft, Alica, werde nicht so nach der Ausbildung. Es gibt so viele Kollegen, die nichts anderes mehr machen und kein Privatleben haben.

So wie du?

Autsch. Ich habe zumindest meinen Hund ;)

Und wen habt ihr noch so als Lehrer?

Ich tippte meine Antwort, und tatsächlich hatte Felix zu beinahe jedem der Lehrer eine lustige Geschichte zu erzählen.

So hielt das Gespräch den restlichen Abend an, während ich Reste von Weihnachten aß, während ich meine Zähne putzte und auch, als ich schon im Bett lag. Wir schrieben auch am nächsten Tag fast die ganze Zeit, redeten über die Ausbildung und die Arbeit auf Station. Am Tag darauf sprachen wir über seinen Hund Bello. Und am Tag darauf über seine Zeit im Wohnheim, und wie wild und lustig es damals gewesen war.

Mehr als nur einmal überlegte ich, ihn auf unser früheres Treffen anzusprechen. Aber irgendwie ergab sich keine Gelegenheit, und ich beschloss, einfach glücklich darüber zu sein, dass wir ins Gespräch kamen und es diesmal anzuhalten schien. Dass das mit Lio nichts werden würde, musste ich endlich akzeptieren. Und mit Felix hatte ich mich immer gut gefühlt, wegen ihm war ich sogar ans Sankt Alex gekommen, also verdiente er eine Chance. Und ich verdiente eine Chance auf Liebe.

Pünktlich an Silvester trudelten die anderen wieder im Wohnheim ein. Filina war die Erste, die mit ihrem Rollkoffer im Flur auftauchte und ganz leuchtende Augen bekam. Wir umarmten uns so stürmisch, als hätten wir uns monatelang nicht gesehen, und ich merkte, wie sehr ich sie und die anderen vermisst hatte. Kurz nach ihr kam auch Marlon zurück, der sofort von den neuen Filmen berichtete, die er über Weihnachten mit seinen Schwestern gesehen hatte und die wir auch unbedingt sehen mussten. Die Letzte, die zu uns stieß, als wir zusammen im Wohnzimmer saßen, war Emilia.

Sie ließ sich seufzend neben mich fallen und hielt sich den Bauch. »Ich glaube, wenn ich noch einen Tag länger zu Hause geblieben wäre, wäre ich geplatzt. Meine Mutter hat noch einmal für uns gekocht und wieder so viel wie zu Weihnachten.«

Grinsend legte ich einen Arm um sie. »Du warst sehr tapfer.«

»Und wo ist Lio?«, stellte Marlon die Frage, die auch mir im Kopf herumschwirrte, seit sie über die Schwelle getreten war.

Emilia verzog das Gesicht. »Er wollte noch ein paar Tage bleiben. Wahrscheinlich kommt er erst nächste Woche zu den Vorlesungen zurück. Ich glaube, er macht sich Sorgen, dass Ma sich einsam fühlt.«

Eine Mischung aus Rührung und Enttäuschung machte sich in mir breit. Dabei hatte ich mir eigentlich vorgenommen, ihn zu vergessen. Und um mich darauf zu konzentrieren, sagte ich: »Ich schreibe seit ein paar Tagen mit Felix.«

»Echt?« Emilia fuhr zu mir herum und wackelte mit den Augenbrauen. »Worüber?«

»Über alles Mögliche.« Als ich das sagte, wanderte mir wieder ein Grinsen ins Gesicht. Nicht nur, weil die anderen mich mit großen Augen abwartend anstarrten. »Über die Arbeit, über Privates, alles Mögliche eben.«

»Hast du schon angesprochen, dass ihr euch schon getroffen habt?«, wollte Filina wissen. Sie stellte die dampfende Tasse auf ihren angewinkelten Beinen ab.

Ich schüttelte den Kopf. »Noch nicht. Aber irgendwann bald, wenn sich die Gelegenheit ergibt.«

»Und wann trefft ihr euch?«, hakte Emilia nach. Mit meinem Schulterzucken war sie wohl nicht zufrieden, denn sie seufzte. »Frag ihn doch.«

»Sag ihm, er soll zu unserer Silvesterparty kommen«, schlug Marlon vor.

Direkt starrten ihn alle an.

»Welche Party?« Filina schmunzelte. »Ich dachte, dass wir nur alte Filme gucken, Snacks essen und um Mitternacht mit Sekt anstoßen. Ehrlich gesagt fühle ich mich nicht in der Lage, etwas anderes zu machen, ich bin noch völlig fertig von den Weihnachtsfeiertagen mit meiner Familie.«

»Dito«, stimmte Emilia zu.

Marlon stöhnte übertrieben. »Ihr Langweiler. Aber dann sag ihm eben das. Vielleicht hat er trotzdem Lust, dazuzukommen.«

Ich biss mir auf die Unterlippe. Was hatte ich eigentlich zu verlieren? Wenn es einen guten Zeitpunkt gab, um über meine Lio-Verknalltheit hinwegzukommen, dann wohl jetzt. Als ich mein Handy zückte, gab Filina ein aufgeregtes Quietschen von sich, und Marlon feuerte mich an.

»Was schreibst du?«, wollte Emilia wissen und beugte sich zu mir rüber.

Ich gewährte ihr einen Einblick auf mein Display, während ich tippte.

Was machst du eigentlich heute, zu Silvester?

Es dauerte eine Weile, bis seine Antwort kam.

Mein bester Freund hat Tickets für eine Party in der Stadt, zu der wir nachher gehen. Und du?

»Er hat schon Pläne«, meinte Emilia enttäuscht.

Ich lachte über die absinkenden Mundwinkel der anderen, überlegte eine Weile und tippte dann:

Ich verbringe einen entspannten Abend im Wohnheim mit ein paar Freunden. Heute ist mir nicht danach, das Haus zu verlassen ;) Aber wenn du Lust hast, könnten wir uns vielleicht nächste Woche mal treffen und auf das neue Jahr anstoßen? Und auf die bestandene Prüfung?

Emilia sog die Luft ein, als ich auf Senden gedrückt hatte. »Das war … mutig.«

Ich wollte eigentlich cool tun, weil sie so beeindruckt wirkte – aber mir raste doch ganz schön das Herz, und meine Finger wurden augenblicklich schwitzig. Was für ein plötzlicher Anflug von Mut war das denn gerade gewesen?!

Gespannt starrten wir auf das Display, und auch die anderen beiden rutschten näher, um nichts zu verpassen. Zum Glück mussten wir nicht lange auf eine Antwort warten.

Klar, gern. Sollen wir was trinken gehen? Ich kenne ein paar gute Locations.

Gleichzeitig mit Emilias »O mein Gott«, tippte ich ein »Gern«, und dann jubelten wir alle vier auf.

»Du hast ein Date«, flötete Filina und hob ihren Chai, als wäre es ein Drink. »Mit deinem Traumtypen! Das ist noch ein Grund, heute zu feiern. Zusätzlich zum neuen Jahr.«

»Ich hole den Sekt!« Marlon sprang auf, und ich lachte wieder. Vor Glück und Aufregung und Belustigung darüber, dass die anderen sich genauso freuten wie ich.

Wir halfen Marlon, alles aus der Küche zu holen, und deckten uns mit allerlei Snacks ein. Marlon hatte tatsächlich zwei Flaschen Sekt besorgt, und Emilia hatte von ihrer Mutter eine Flasche Pflaumenschnaps mitbekommen. Während die beiden im Wohnzimmer alles richteten, half ich Filina in der Küche noch ein bisschen Fingerfood zu machen.

Als wir es uns alle wieder im Wohnzimmer gemütlich gemacht hatten, schauten wir uns den Weihnachtsfilm *Klaus* an, der wirklich wunderschön war, und dann viermal *Dinner for One*. Um Mitternacht stießen wir mit Sekt an, drehten die Musik auf und tanzten lachend und singend zu ein paar alten Popsongs. Ich fühlte mich so gut wie lange nicht mehr, fühlte mich so frei und fröhlich – bis mich das alles an die Nacht im *SchwuZ* erinnerte. An meinen ersten Kuss mit Lio und daran, wie wunderbar es in jeder Faser meines Körpers gekribbelt hatte.

Gerade als bei diesen Gedanken meine Tanzbewegungen langsamer wurden, hob Marlon erneut sein Sektglas. »Zeit für die stillen Vorsätze!«

»Stille Vorsätze?« Emilia zog die Nase kraus.

Er nickte. »Vorsätze, die wir nur für uns beschließen. Wir sagen sie uns in Gedanken vor, und dann stoßen wir an. Nichts sagen, sonst geht es nicht in Erfüllung.«

»Also wie Wünsche?« Filina lachte. »Na gut, dann machen wir das mal.«

Ich nickte und ließ mir mein Glas voll machen. Während ich in den blubbernden Sekt starrte, formte ich in meinem Kopf die Worte: *Auf eine Liebe, die erwidert wird. Auf einen Neuanfang, der für mich und für ihn genau das Richtige ist. Auf den ersten Kuss im nächsten Jahr, der von beiden Seiten gleich gewollt und geliebt und ersehnt wird.*

Wir klirrten die Gläser aneinander, und mit der aufsteigenden positiven Aussicht breitete sich ein Lächeln auf meinem Gesicht aus. Ich setzte das Glas an meine Lippen und schickte meine Neujahrswünsche in den Himmel hinauf.

Kapitel 34

ALICA

Einen wunderschönen guten Morgen.« Lio grinste uns breit an, als wir am ersten Tag nach den Weihnachtsferien das Wohnheim verließen. Er saß auf der Bordsteinkante. Seine Haare waren verwuschelt und noch etwas nass von einer Dusche, und in seinem Ohr glänzte ein neuer silberner Ohrring.

Ich wünschte, ich könnte sagen, dass das viele Schreiben mit Felix und der Abstand zu Lio ausgereicht hatten, dass es mir nichts ausmachte, ihn zu sehen. Aber mein Herz machte dennoch einen gewaltigen Hüpfer, als er mich ansah. Nur dass ich es mittlerweile wahrscheinlich ein bisschen besser verstecken konnte.

»Bist du gerade erst von Ma gekommen?« Emilia blieb neben ihm stehen und fuhr ihm durch die Haare. »Du hättest doch schon vorgehen können.«

»Ich habe einen Spaziergang gebraucht. Außerdem lasse ich mir nach der langen Weihnachtspause doch keine Zeit mit euch nehmen.« Er sprang auf, steckte die Hände in die Taschen seines Mantels, und wieder flog sein Blick zu mir. Er ließ Emilia, Marlon und Filina an sich vorbeigeben und wartete offenbar darauf, dass ich ebenfalls aufschloss. Dann erst setzte er sich in Bewegung.

Ich war mir nicht sicher, ob ich das mochte oder ob ich mir doch lieber etwas mehr Abstand gewünscht hätte. Als er mich von der Seite anlächelte, entschied ich mich für Ersteres.

»Wie war dein restliches Weihnachten?«, fragte er so leise, dass Filina und Marlon nichts davon mitbekamen.

Obwohl seine Augen vergnügt leuchteten, konnte ich einen eigenartigen Unterton in seiner Stimme hören. Fühlte er sich schuldig? Hatte er sich Sorgen um mich gemacht?

Ich beeilte mich, meine Mundwinkel nach oben zu ziehen. »Sehr entspannt. Ich habe drei Bücher gelesen.« Nach kurzem Zögern schob ich noch hinterher: »Und ich schreibe seit ein paar Tagen mit Felix. Das hat mir die Zeit allein ein bisschen versüßt.«

Lios Augen weiteten sich. »Nein!«

»Doch.«

»Das ist großartig.« Er beugte sich zu mir rüber und lächelte verschmitzt. »Worüber schreibt ihr denn so?«

»Alles Mögliche. Unter anderem über unser Treffen am Wochenende.« Ich beobachtete sein Gesicht genau, als ich diese Information fallen ließ, obwohl ich es eigentlich gar nicht wollte. Ich rief mir wieder Silvester in Erinnerung, meinen stillen Vorsatz, und klammerte mich daran. Ich freute mich wirklich auf dieses Treffen. Ich war sogar etwas nervös. Das mit Lio war einfach noch sehr … frisch.

»Ein Date?« Lio stieß einen leisen Pfiff aus. Seine Miene zeigte nichts anderes als Stolz, und meine Muskeln entspannten sich etwas. »Du hast ja echt vorgelegt.«

»Kannst du mal sehen.« Ich warf schwungvoll meine Haare nach hinten, und er lachte auf.

In dieser Sekunde drehte sich Filina zu uns herum, und ich sah sofort, dass ihre Augenbrauen sorgenvoll zusammengezogen waren. »Wie empfindet ihr das denn?«

»Was?«, fragte ich überrascht.

»Die Palli-Woche.« Marlon sah ebenfalls über seine Schulter. »Filina macht sich Sorgen, dass das Ganze heftig werden könnte.«

Die Palliativwoche. Ich hatte schon wieder völlig vergessen, dass sie jetzt im Januar stattfinden würde. Als ich das im Unterrichtsplan gelesen hatte, hatte ich mir nicht wirklich viel darunter vorstellen können.

»Geht es da nicht einfach nur um die Arbeit auf der Palliativstation?«, fragte ich, obwohl ich natürlich wusste, was das hieß. Womit das verbunden war. Aber die Sorge in Filinas Ausdruck konnte ich nicht ganz verstehen.

Sie schüttelte sanft den Kopf. »Es ist eine Woche, in der es fast nur um den Tod geht. Es werden Geschichten aus dem Krankenhaus erzählt, über die natürlichen Prozesse während des Sterbens geredet und über Sterbebegleitung. Was ich bisher von den Jahrgängen über uns und Ehemaligen gehört habe, klang ganz schön tiefgreifend. Für die meisten war das wohl eine sehr, sehr emotionale Woche.« Filina seufzte und drehte sich eine Strähne ihrer langen weißblonden Haare um den Finger. »Es wird wohl viel über persönliche Geschichten geredet. Tode, die man miterlebt hat. Menschen, die man verloren hat. Es wird angeblich auch viel geweint, aber das kann ja auch heilsam sein.«

Ich bemerkte, wie Emilia und Lio einen langen Blick wechselten, aber ich kam gar nicht dazu, darüber nachzudenken. Mein Herz raste so sehr in meiner Brust, dass ich mich auf den Weg und aufs Weiteratmen konzentrieren musste. Ich hatte in meinem Leben noch niemanden verloren, zumindest nicht so endgültig. Und das war es auch, wovor ich am meisten Angst hatte – einen Patienten zu verlieren. Nicht damit klarzukommen, dass jemand vor meinen Augen starb. Dass ich jemandem nicht helfen konnte. Was würde ich in dieser Woche alles hören? Würde es mich so sehr treffen, dass ich nicht damit klarkam? Dass ich meine Entscheidung doch noch einmal änderte? Ich stand immer noch nicht auf besonders festem Boden.

»Macht euch nicht so viele Gedanken«, brummte Emilia vor uns. »Sie werden niemanden dazu zwingen, über etwas zu reden, was euch zu sehr aufwühlt. Aber der Tod gehört nun einmal dazu, besser ist es, wenn wir jetzt darüber reden können.«

Ich bewunderte die Festigkeit ihrer Stimme. Sie schien es völlig ernst zu meinen, und irgendwie beruhigte mich ihre Entschlossenheit. Als ich den Kopf hob und zu Lio schielte, starrte er gedankenversunken in die Luft. Er wirkte so ernst, wie ich ihn selten gesehen hatte, aber ich hatte nicht den Mut, danach zu fragen. Schon gar nicht vor allen Leuten.

Unser Klassenraum war umgeräumt worden, das war das Erste, was mir auffiel, als wir hineintraten. Die Tische waren verschwunden, stattdessen waren die Stühle zu einem breiten Kreis angeordnet. In der Mitte standen Kerzen in verschiedenen Größen und Breiten, die ihr flackerndes Licht an die noch düsteren Wände des Raumes warfen. Die Sonne war noch nicht aufgegangen, und ich spürte beim Schlucken einen Kloß in meinem Hals.

Ich setzte mich im Stuhlkreis auf den Platz zwischen Emilia und Marlon, weil sie mir als Anker am besten geeignet vorkamen, und drückte meinen Schal an mich. Irgendwie hatte ich das Gefühl, dass ich mich an irgendetwas festhalten musste. Auch unsere Kommilitonen, die nacheinander in den Raum kamen und sich zu uns setzten, wirkten nervös. Lio, der mir schräg gegenüber Platz genommen hatte, lächelte als Einziger, aber es wirkte merkwürdig abwesend und fremd.

Als Letzte kam Luna in den Raum. Sie trug eine hübsche schwarze Bluse und lächelte alle in der Runde freundlich an, bevor sie einer Frau bedeutete, ebenfalls in den Raum zu kommen.

Ich beobachtete sie neugierig. Sie war wirklich hübsch, wahrscheinlich um die vierzig und hatte lange rotblonde Locken, die sie zu einem lockeren Dutt gebunden hatte. Sie setzte sich neben Luna.

»Guten Morgen, ihr Lieben«, sagte unsere Klassenleiterin, sobald Ruhe eingekehrt war. »Ich weiß, dass viele von euch ein bisschen … Respekt vor dieser Palliativwoche haben, daher möchte ich euch zuerst einmal versichern: Ihr könnt jederzeit den Raum verlassen und eine Pause einfordern, wenn es euch zu viel wird oder ihr Themen nicht so gut vertragt. Ihr könnt jederzeit mit mir oder meiner Kollegin über alles reden, was euch belastet. Apropos …« Sie lächelte die Frau neben sich an. »Das ist Doktor Nina Wehner, sie ist Kinderonkologin im Sankt Alex und wird mir diese Woche eine helfende Hand reichen.«

»Ihr dürft mich Nina nennen.« Die Ärztin zeigte einen warmen Ausdruck in die Runde. »Und was Luna sagt: Ihr könnt mich jederzeit ansprechen, wenn euch etwas besonders interessiert oder auf dem Herzen liegt. Wir kommunizieren hier ganz offen und frei, und dieser Raum soll euer Safe Space sein.«

Luna nickte. »Wir werden jeden Morgen mit einer kleinen Befindlichkeitsrunde starten und auch damit aufhören, wenn wir uns am Nachmittag trennen. Will vielleicht jemand von euch anfangen?«

Stille. Natürlich. Ich erwischte mich dabei, dass ich nervös auf meine Hände hinuntersah, wie ich es damals schon immer in der Schule getan hatte. Bloß nicht auffallen, damit ich nicht drangenommen wurde. Ich musste mich richtig dazu zwingen, den Kopf zu heben.

Glücklicherweise meldete Emilia sich in diesem Moment neben mir. »Ich bin Emilia. Und mir geht es sehr gut«, sagte sie mit fester Stimme. »Und ich bin richtig gespannt auf die Woche. Vor allem, weil wir eine Onkologin hierhaben.« Ihre Augen funkelten. »Ich habe bestimmt Hunderte Fragen an Sie, Nina.«

Die Ärztin lachte hell auf. »Ich werde dir alle nach bestem Wissen und Gewissen beantworten.«

Emilia nickte begeistert, dann glitt ihr Blick zu mir rüber. Und mit ihr die aller anderen. Das war wohl das Zeichen, dass ich jetzt dran war, und am liebsten wäre ich in mich zusammengeschrumpft. Stattdessen richtete ich mich auf.

»Ich bin Alica.« Ich schluckte, lachte unsicher. »Und ehrlich gesagt bin ich ziemlich nervös. Ich hatte noch keine Berührungen mit dem Tod, und obwohl ich weiß, dass das zu unserem Berufsbild gehört, fürchte ich mich davor.«

»Natürlich tust du das.« Luna nickte. »Das ging mir damals genauso. Und ich hoffe, dass die Palliativwoche dich ein bisschen darauf vorbereiten und dir deine Angst etwas nehmen kann.«

Ich lächelte erleichtert, und als Marlon als Nächster darüber berichtete, dass es ihm gut ging, obwohl die Ferien sehr kurz waren, und dafür ein paar Lacher kassierte, stupste Emilia mich von der Seite an. Ihr Ausdruck war aufmunternd und die Berührung an meinem Bein tröstlich.

Nach der Morgenrunde setzten wir uns wieder normal zusammen und lernten in der ersten Unterrichtseinheit etwas über die Erwartungen an den Tod. Über die Vorstellungen, die wir über das Lebensende hatten und was dann mit uns passierte. Nachdem Luna uns die Anschauungen der verschiedenen Weltreligionen erklärt hatte, berichtete Nina, wie viele Menschen im Krankenhaus in ihrem Glauben Trost gefunden hatten. Wir sprachen auch darüber, was nicht religiöse Menschen vom Tod erwarteten, und ich merkte, dass ich eigentlich überhaupt keine Vorstellungen davon hatte. Klar, in der Schule hatte ich gelernt, dass danach nicht mehr so viel kam. Dass man einfach weg war. Aber jetzt war mir das plötzlich nicht mehr genug.

In der Pause fragte ich daher Emilia, was sie dachte, was nach dem Tod mit ihr passierte.

Ihre Antwort kam wie aus der Pistole geschossen: »Ich werde als Blümchen wiedergeboren.«

Ich starrte sie an, während sie in ihr Brot biss, weil ich damit überhaupt nicht gerechnet hatte. »Als Blümchen?«

Sie nickte, als wäre das das Normalste der Welt. »Auf einer riesigen Wiese. Und alle Menschen, die ich in diesem Leben geliebt habe, werden ebenfalls Blümchen um mich herum. So stelle ich mir das vor.«

Wieder war da dieser Kloß in meinem Hals. Emilia musterte mich kurz, bevor sie fragte: »Was denkst du denn, was mit dir passiert?«

»Keine Ahnung.« Ich zuckte mit den Schultern und sah sie dann wieder an. »Denkst du, auf deiner Wiese ist noch ein bisschen Platz für mich?«

»Jede Menge.« Sie grinste und legte einen Arm um meine Schulter, als ich spürte, dass die Rührung mich zu übermannen drohte.

Das fing ja gut an. Wir hatten gerade mal ein Viertel des Tages hinter uns, und mir brannten schon Tränen in den Augen.

Ich blinzelte, und als der Unterricht weiterging, hatte ich mich wieder etwas gefestigt. Zumindest bis Nina von Patientenfällen zu erzählen begann. Da sie in der Kinderonkologie arbeitete, war richtig harter Tobak dabei – aber sie redete so emotional, so wunderschön und ruhig darüber, dass ich keinen schweren Stein in meinem Magen spürte. Nur Trauer um Menschen, die ich nie kennengelernt hatte.

Glücklicherweise war ich nicht die Einzige, die es so berührte. Filina war die Erste, die in Tränen ausbrach. Ihr wurden Taschentücher gereicht, und danach war offensichtlich ein Ventil geöffnet, denn tatsächlich heulte über den Tag verteilt fast jeder zumindest ein kleines bisschen. Ich selbst sogar mehrfach. Ganz besonders als Nina sagte: »Wenn der Patient es akzeptiert hat, dann ist der Tod nur noch für die Angehörigen schlimm.«

Der schlimmste Part für mich kam aber völlig unerwartet am Ende des ersten Tages. Wir waren alle schon ganz emotional aufgeladen, als wir uns wieder im Stuhlkreis versammelten. Die anderen wirkten inzwischen wieder relativ entspannt, obwohl fast alle geheult hatten, und irgendwie übertrug sich das auch auf mich. Ich fühlte mich ausgelaugt, aber trotzdem seltsam zufrieden.

Luna richtete sich in ihrem Stuhl auf. »Ich hoffe, dass es für euch nicht zu schwer war, hier heute teilzunehmen. Lasst uns doch darüber reden, was euch heute am meisten im Kopf geblieben ist.« Sie lächelte Emilia an, die unmittelbar die Lippen zusammenpresste.

Sie zögerte, dann sagte sie mit ernstem Gesicht: »Der Satz: Es ist für Angehörige schlimmer als für die Patienten.«

Im Augenwinkel konnte ich sehen, dass Lio zusammenzuckte, aber als ich zu ihm sah, lächelte er wieder so merkwürdig abwesend.

»Warum ist er dir im Kopf geblieben?«, hakte Nina nach.

Emilia zögerte. Eine ganze Weile. Doch schließlich sagte sie mit einer Stimme, die etwas bebte: »Weil ich das bestätigen kann.«

Ich fuhr überrascht zu ihr herum.

»Ich war nicht auf der Seite der Angehörigen«, sagte sie. »Ich war die Patientin.« Sie atmete tief durch, und ein Lächeln trat auf ihre Lippen. »Ich hatte Krebs, vor zwei Jahren. Hat mich fast ein ganzes Jahr meines Lebens und meiner Schulzeit gekostet. Zwischendurch sah es ein paarmal … nicht so gut aus. Ich wurde einmal reanimiert.«

Der Kloß verdickte sich in meinem Hals, und Tränen stiegen mir in die Augen. Emilia wäre fast gestorben? Der Gedanke fühlte sich an wie ein Faustschlag.

»Irgendwann kam der Tag, an dem ich dachte, dass es schon okay ist«, sagte sie leise. »Wenn ich sterbe. Dass ich okay damit wäre. Aber ich habe gesehen, wie meine Familie darunter gelitten hat, mich so zu sehen. Wie sehr es ihnen wehgetan hat. Das war viel schlimmer als der Krebs an sich.«

Ich presste die Lippen zusammen und griff nach ihrer Hand. Sie lächelte mich an, dann stockte sie und sah zu ihrem Bruder. Nur eine Sekunde später hörte ich das Schieben eines Stuhls, und dann sah ich nur noch, wie Lio schnellen Schrittes den Raum verließ. Die Tür fiel hinter ihm ins Schloss, und Stille breitete sich im Raum aus.

Mein Herz raste wieder. *Meine Familie hat so gelitten.* O Gott, wie schwer musste es für ihn gewesen sein, neben seiner Schwester zu sitzen, ihre Hand zu halten, mit der Angst, dass sie jeden Moment sterben könnte? Ein Familienmitglied, dem man so nahe stand, fast zu verlieren? Ich musste an meinen Pa denken. Und meine Tränen liefen über.

»Mittlerweile geht es mir gut.« Emilias Stimme war wieder fest. »Ich muss immer noch zu diesen Untersuchungen, meine nächste ist am Samstag. Lio begleitet mich jedes Mal, weil ich immer noch Angst davor habe. Aber ich bin gesund. Mir geht es gut.« Sie sah zur Tür. »Ich weiß, dass es meiner Familie nicht so geht.«

Die Gesichter um uns herum wirkten betroffen, und als Emilia das merkte, lachte sie auf. »Bitte behandelt mich nicht anders als vorher. Ich bin gesund, und das ist es, was zählt. Nichts hat sich zu vorher geändert.« Sie sah zu mir, zu Marlon und schließlich zu Filina. Ich spürte, wie sie meine Hand fest drückte. »In Ordnung?«

»Versprochen«, gab ich zurück, und die anderen nickten.

»Danke für deinen Mut, das zu erzählen«, sagte Luna lächelnd, und auch Dennis, Mona und Vanessa schenkten Emilia ein aufmunterndes, aber immer noch leicht betroffenes Lächeln.

»Wir sollten die Abschiedsrunde vielleicht beenden«, fuhr Luna fort und nickte zur Tür, »das war jetzt wirklich viel für einen Tag.«

Die anderen wirkten erleichtert, murmelten ein paar Abschiedsworte und schienen den Raum so schnell wie möglich verlassen zu wollen.

Als Marlon, Filina und ich ebenfalls aufstehen wollten, hielt Emilia uns zurück. »Wartet.« Sie atmete tief durch, dann sah sie zur Tür. »Sprecht ihn nicht drauf an. Tut ihm den Gefallen und spielt mit, wenn er so tut, als wäre nichts passiert. Die ganze Sache ist … für ihn besonders schlimm. Er war jeden Tag an meiner Seite, auch zu meinen schlimmsten Zeiten. Er war bei mir, als ich fast gestorben wäre, und er war bei mir, als ich zurück nach Hause kam und … unser Vater nicht mehr da war.«

Ich riss die Augen auf. »Was meinst du damit?«

Emilia schüttelte den Kopf. »Er ist gegangen. Die Sache war ihm wohl zu viel, also ist er abgehauen, als es uns allen am schlechtesten ging. Wir reden nicht über ihn. Wir reden nicht über den Krebs. Also bitte … tut ihm den Gefallen.«

Ihre Worte hallten laut in meinem Inneren wider. Ich presste die Lippen zusammen. Bei ihrem intensiven Blick konnte ich nicht anders, als zu nicken. Filina und Marlon taten es ihr gleich.

Ich griff nach Emilias Arm, als wir den Raum verließen. »Ich bin froh, dass es dir gut geht. Wirklich, wirklich froh. Wenn du je darüber reden willst …«

Sie lachte und drückte meine Hand. »Danke. Ich bin seit einer

Weile in Therapie, und mir geht es wirklich gut. Aber wenn sich das ändert, bist du die Erste, die das erfährt.«

Ich hielt ihr den kleinen Finger hin, und sie hakte ihren hinein.

Als wir das Gebäude verließen, wartete Lio bereits auf uns. Er saß locker auf einer der Bänke und grinste uns entgegen. Genau wie heute Morgen. Als wäre nichts passiert.

»Können wir los?«, flötete er in seiner fröhlichsten Stimme und sprang von der Bank.

Und wir taten das, worum Emilia uns gebeten hatte: Wir spielten mit. Redeten auf dem Heimweg so, als wäre nichts passiert.

Auch wenn es mir das Herz zerriss. Denn es war eindeutig, dass Lio geweint hatte, und dieses Lachen war die erste Maske, die ich von ihm sah.

Kapitel 35

ALICA

Die restliche Woche nahm Lio nicht mehr an den Gruppenrunden teil. Er kam jeden Morgen genau so spät zum Unterricht, dass er gerade dann durch die Tür stolperte, wenn wir die Stühle wieder an ihre Plätze stellten, und war verschwunden, bevor wir sie wieder in eine Runde schoben. Weder Luna noch ihre Kollegin Dr. Wehner sagten etwas dazu, sie ließen ihn gewähren. Denn es war, wie sie am Anfang gesagt hatten: Niemand wurde gezwungen, über seine Gefühle zu reden. Die anderen ließen es ebenfalls durchgehen, ohne je ein Wort darüber zu verlieren. Vielleicht auch, weil Lio nicht belastet aussah, wenn er kam oder ging. Er grinste breit, wie er es immer getan hatte, ließ sich auf seinen Stuhl fallen und fragte, was er verpasst hatte.

Und trotzdem. Trotzdem spürte ich etwas an ihm, das vorher nicht da gewesen war. Oder vielleicht doch da gewesen, aber sehr gut und sehr tief in ihm verborgen. Es war wie eine traurige Aura, die ihn die ganze Zeit umgab, und ich konnte einfach nicht darüber hinwegsehen.

Ganz abgesehen davon belastete mich die Palliativwoche mit jedem Tag mehr. Vieles, was wir lernten, sahen und hörten, war schön und spannend, aber es brach mir weiterhin das Herz, vom Tod der Patienten zu hören. Darüber nachzudenken, dass es mir auch einmal passieren würde, irgendwann in meiner Karriere, holte die ganzen Zweifel zurück, die mich die letzten Wochen schon immer wieder gekriegt hatten. Zusammen mit der Sorge um Lio lenkte mich das alles so sehr ab, dass ich nicht einmal richtig Vorfreude auf mein Date mit Felix aufbauen konnte.

Und dann war plötzlich der Freitag da, und wir saßen ein letztes Mal zusammen im Kreis.

Luna richtete sich vor uns auf, ein breites Lächeln im Gesicht. »Das Ende unserer Palliativwoche ist immer ein bisschen bittersüß, ich weiß. Ich möchte mich noch einmal bedanken, wie offen ihr für alles wart und wie sehr ihr euch geöffnet habt. Es war etwas ganz Besonderes.«

Dr. Wehner lächelte ebenfalls, als sie das Wort übernahm: »Es war das erste Mal, dass ich bei einer Palliativwoche dabei sein konnte, und ich habe jede Minute geliebt. Eine Sache möchte ich euch noch auf den Weg mitgeben: Einen Menschen zu verlieren, ist ein unheimlicher Gedanke, ein schmerzhafter – sei es jemand aus dem persönlichen Leben oder ›nur‹ ein Patient. Aber wenn ihr einmal nach links und rechts schaut …« Sie wartete kurz und sah zuerst zu Marlon, der breit grinste, und dann zu Emilia, deren Gesicht einen sehr beruhigenden Ausdruck annahm. »Diese Menschen werden irgendwann einmal eure Kollegen sein. Menschen, die genauso empfinden wie ihr. Mit denen ihr zusammen lachen und weinen könnt und die euch Halt geben. Ihr werdet solche Menschen in eurem Alltag haben und auch auf Station. Ihr seid nicht allein. Und gemeinsam werdet ihr das schaffen.«

Ich schluckte. Hart. Emilia sah die Tränen in meinen Augen, zog die Mundwinkel nach oben und legte eine Hand auf meine Schulter. Gott, wie recht Dr. Wehner doch hatte. Wir saßen alle im selben Boot. Ich hatte die anderen in dieser Woche genauso oft weinen sehen, wie ich es selbst getan hatte.

Vielleicht würde ich das doch irgendwie durchstehen.

Wir verabschiedeten uns voneinander, aber ich konnte diesen Kloß in meinem Hals nicht mehr runterkämpfen. Lio wartete diesmal nicht draußen vor der Schule, wahrscheinlich war er längst zurück im Wohnheim.

Filina hakte sich bei mir ein, ihre Augen funkelten neugierig. »Heute Abend ist der große Tag, nicht wahr?«

Nun war auch die Aufmerksamkeit der anderen bei mir.

Ich schluckte, aber es brachte nichts. Ich musste wohl oder übel an dem Kloß vorbeireden. »Ich bin nervös.« Himmel, das war ich wirklich. Jetzt, als wir darüber sprachen, kribbelte mein ganzer Körper. Zog an jeder Faser meiner Nerven.

»Das musst du nicht sein.« Emilia rümpfte die Nase. »Du musst ihn nicht beeindrucken. Wenn überhaupt, dann muss er dich beeindrucken, um zu beweisen, dass er deiner würdig ist.«

Ich prustete, während Marlon beipflichtend nickte.

»Emmi hat recht«, sagte er.

»Niemand muss irgendwen beeindrucken.« Filina lächelte milde. »Das wird nur ein Treffen. Nur ein Date. Mach dich nicht verrückt, okay? Ihr trinkt ein bisschen was, redet ein bisschen, wie ihr es schon getan habt … und alles andere kommt oder eben nicht. Da ist nichts dabei.«

Ich schluckte erneut. »Also, ich wünschte wirklich, ich könnte es so sehen.« Dabei wusste ich momentan nicht einmal, ob ich das alles wollte. Ob ich wirklich bereit dafür war. Ich hatte mir vorgenommen, über Lio hinwegzukommen, aber vielleicht brauchte ich auch einfach noch mehr Zeit dafür. Vielleicht war das Date aber auch die beste Möglichkeit.

Die anderen versuchten noch bis zum Wohnheim, mir gut zuzureden. Dann kapselte ich mich von ihnen ab, um mich für das Treffen mit Felix fertig zu machen. Aber egal, was ich anzog, egal, wie ich meine Haare machte – irgendwie wollte ich mich in meiner Haut nicht so richtig wohlfühlen. Selbst in meinem Lieblingskleid blickte mir nur eine traurige Version meiner Selbst aus dem Spiegel entgegen. Es war frustrierend.

Als ich mich doch für einen hübschen Pulli und eine Hose entschied, die sichere Version, kamen mir wieder die Worte von Dr. Wehner in den Sinn. Ich wünschte, dass Lio sie auch gehört hätte, so sehr, dass mein Puls in die Höhe schoss. Während ich meine Haare zu einem seitlichen Zopf flocht, ließ mich dieser Gedanke nicht mehr los. Ebenso wenig wie diese innere Unruhe.

Und ich wusste: Wenn ich sie nicht loswurde, dann würde ich diesen Abend nicht genießen können.

Also packte ich alles Nötige in eine Handtasche und schlug beim Verlassen meines Zimmers den Weg zu Lios ein. Vor der Tür hielt ich inne, atmete tief durch, aber das machte mich nur noch unruhiger. Also klopfte ich und wartete. Von innen war eine ganze Weile nichts zu hören. So lange, dass ich schon dachte, dass er überhaupt nicht da war. Dann wurde die Tür aber so schnell aufgerissen, dass mir ein erschrockenes Keuchen über die Lippen kam.

»Fuck.« Ich lachte, und Lio, der für einen Moment überrascht gewirkt hatte, tat es mir gleich.

»Du klopfst bei mir, und das Erste, was ich höre, ist ein Fluch?!«

»Sorry.« Ich strich mir eine wirre Strähne hinters Ohr. »Das war definitiv nicht, was ich sagen wollte.« Aber was war es dann? Die Worte in meinem Inneren waren plötzlich so durcheinander, dass ich sie nicht mehr in eine Reihe bekam.

Lio betrachtete mich kurz, dann machte er einen kleinen Schritt zur Seite, damit ich in sein Zimmer blicken konnte. »Äh, du kennst ja Chiara.«

Ich nickte, als Chiara mir von seinem Bett aus zuwinkte, wo sie gerade ihre wilden rotblonden Locken ausbürstete. Ihr Grinsen war breit und wunderschön. Sie war wunderschön, genau wie an diesem Abend im *SchwuZ*. Diesem Abend, an dem ich Lio das erste Mal geküsst hatte. Und jetzt saß sie auf seiner Bettkante.

»Wir gehen heute Abend weg.« Er trat wieder vor sie und zog eine Augenbraue nach oben. »Sorry«, murmelte er dann. »Du sahst so aus, als würdest du irgendetwas sagen wollen, und ich wollte nicht, dass du denkst, wir sind allein.«

Tatsächlich kam mir erst einmal gar nichts mehr über die Lippen. Dann lachte ich. »Oh. Danke, das ist lieb von dir. Aber eigentlich wollte ich nur etwas Zuspruch. Zu … äh … meinem Outfit.«

Lio musterte mich. Mit einem Blick, den ich kribbelnd in meinem Magen fühlen konnte. Kribbelnd und schmerzhaft. Was für eine teuflische Mischung. »Du siehst fantastisch aus.« Er sah wieder hoch, und dann trat Erkenntnis in sein Gesicht. »Du hast heute dein Date. Mit Felix.«

»Ja.« Ich griff nach meinem Zopf und drehte ihn um meinen Finger.

»Dann bist du wirklich perfekt gerüstet. Wenn er dir nicht aus der Hand frisst, ist er wahrscheinlich mindestens auf einem Auge blind.« Er grinste frech und stupste mich an die Schulter. Seine Berührung lief in Wellen durch meinen Körper.

Ich lächelte, aber es gelang mir nicht mehr so ganz. Selbst ich spürte, dass es merkwürdig schief wurde, und Lio bemerkte es erst recht. Er sah kurz über seine Schulter, bevor er einen Schritt nach vorn machte und die Tür hinter sich schloss. Jetzt standen wir beide im Flur, dicht voreinander, und sahen uns vielleicht etwas zu intensiv an.

»Alles in Ordnung?«, fragte er leise.

Ich nickte. Dann schüttelte ich den Kopf und ließ die Schultern sinken. »Ich … hab mir Sorgen um dich gemacht.«

Lio versteifte sich. Dann lachte er. »Wieso das denn? Wegen meinem kleinen emotionalen Ausbruch am Montag? Das war nichts, denk nicht mehr drüber nach. Genieß lieber den Abend.«

Ich presste die Lippen zusammen. »Hör auf, okay? Du musst nicht mit mir darüber reden, was das war und wie es dir geht, aber tu mir den Gefallen und lüg mich nicht an, in Ordnung? Wir sind Freunde. Du kannst offen mit mir sein. Oder eben nicht. Aber du musst mir nichts vorspielen.«

Eine ganze Weile sagte Lio nichts. Er starrte mich nur an, als würde er jede Sekunde mit etwas rausplatzen. Etwas Großem. Aber dann lächelte er wieder nur. »Okay.« Seine Stimme klang belegt, und ich spürte wieder den Kloß in meinem Hals.

»Doktor Wehner hat heute gesagt, dass wir da nicht allein

durchmüssen, weil wir unsere Kollegen haben. Dass man das alles nur so durchstehen kann. Also, wenn du jemanden brauchst, Lio … dann spiele ich auch mit dir Tekken oder Mario Kart oder was auch immer, und du erzählst mir nur so viel, wie du willst oder kannst oder brauchst.«

Er nickte. Langsam. Dann atmete er tief durch, machte einen Schritt auf mich zu und zog mich in seinen Arm. Ich war so überrascht, dass ich gar nichts richtig erwidern konnte, bevor er sich wieder zurückzog und mich anlächelte. »Du bist großartig, Alica, weißt du das?« Schimmerten da Tränen in seinen Augen? Ich wollte nach seiner Hand greifen, tat es aber nicht. Ich wollte so viele Dinge sagen, hielt aber den Mund geschlossen.

Und dann lachte er und sagte: »Und jetzt geh zu deinem Date, los. Der Mann deiner Träume wartet auf dich.« Neckend stupste er mich noch mal vor meine Schulter, und ich zwang mich zu einem Lächeln. Zu einem Nicken, während ich dachte: *Nein, das tut er nicht. Der steht vor mir und weiß es nicht. Der steht vor mir und wird es nie erwidern.*

»Danke«, sagte ich mechanisch. »Und viel Spaß beim Feiern heute.«

»Werden wir sicher haben.« Lio grinste, bevor er wieder im Zimmer verschwand. Und ich klammerte mich so fest an meine Handtasche, dass der Stoff in meine Haut schnitt, und verließ fluchtartig das Wohnheim.

Sobald ich auf der Rückbank meines Ubers saß, schien mein ganzer Körper zusammenzusacken unter der Erkenntnis, die mich wie ein Schlag getroffen hatte: Ich war nicht bereit. Ich war definitiv nicht bereit, ihn loszulassen. Und ich musste mehrmals tief durchatmen, um nicht direkt wieder loszuheulen. Aber irgendwie schaffte ich es zum Restaurant, in dem ich mit Felix verabredet war, ohne meine Mascara zu ruinieren oder an einer Sinnkrise zu verzweifeln.

Felix wartete bereits an der Tür, als ich ausstieg. Er starrte auf sein Handy, was mir einen Moment gab, mich vorzubereiten – auf das, was ich sagen würde. Was ich zumindest sagen wollte. Aber als er den Kopf hob und mich angrinste, war in meinem Kopf augenblicklich wieder alles durcheinander. Wie zur Hölle sollte ich das machen? Ich war doch diejenige gewesen, die ihn um ein Treffen gebeten hatte, die unbedingt ein Date mit ihm gewollt hatte.

»Hey.« Er steckte die Hände in seine Hosentaschen. »Gut siehst du aus.«

»Du auch«, gab ich zurück, ohne so richtig ein Lächeln hinzubekommen.

Felix merkte das wohl, denn er zog die Augenbrauen hoch. »Du siehst irgendwie … nicht sehr glücklich aus. Ist irgendetwas passiert?«

Ich starrte ihn an, die Hand an meine Handtasche gepresst, und schüttelte den Kopf. »Nein, aber … ich weiß auch nicht.«

Felix musterte mich nachdenklich, bevor seine Augen anfingen, zu funkeln. »Du willst das hier gar nicht mehr, oder?«

»Doch«, sagte ich, aber dann sackten mir die Schultern nach unten. »Oder auch nicht. Ich weiß nicht.«

Er lachte. »Entspann dich. Was ist denn los?«

Ich kaute peinlich berührt auf meiner Unterlippe herum und starrte auf meine Stiefel hinunter.

»Frisch verliebt?«, fragte Felix und traf damit ins Schwarze. Als ich schuldbewusst das Gesicht verzog, lachte er erneut. »Hey, ist doch 'ne gute Sache, oder nicht?«

»Nicht wirklich.« Ich seufzte. »Aber ich will dich nicht damit zutexten.«

»Warum nicht?« Felix hatte bereits nach der Türklinke des Restaurants gegriffen. »Ich bin jetzt hier und habe für heute nichts mehr geplant. Ich habe also Hunger UND Zeit. Also …?«

Überrascht blickte ich ihn an.

»Oder willst du wieder nach Hause?«, schob er nach. »Wäre auch in Ordnung.«

Nach Hause? Ins Wohnheim, wo Lio war? Und Chiara? Und ich allein mit meinen Gedanken, sobald sie ins *SchwuZ* gingen? Oder sonst was taten?

Ich schüttelte den Kopf, und Felix schmunzelte.

»Na dann«, sagte er, »mal rein ins Warme.«

Zögernd trat ich hinter ihm in das Restaurant und spürte, wie sich ein Teil von mir tatsächlich entspannte. Da waren immer noch so viel Druck und Unsicherheit und Trauer, aber es war ein kleines bisschen leichter mit ihm. Genau wie damals. Er war wieder wie ein Retter für mich, und bei dem Gedanken wurde der Kloß wieder dicker.

Als ich meine Jacke ablegte, ließ Felix den Blick über den Pulli gleiten, dessen Ausschnitt relativ tief ging. Er wandte sich ab, ließ sich auf den Stuhl mir gegenüber fallen und grinste. »Du hast dich echt schick gemacht, obwohl du das eigentlich gar nicht willst. Jetzt fühle ich mich etwas schlecht.«

»Es tut mir so leid.« Ich verbarg das Gesicht in meinen Händen. »Ich bin wirklich dämlich.«

»Quatsch, ich ziehe dich doch nur auf.« Völlig entspannt lehnte er sich an seinen Stuhl und verschränkte die Arme vor der Brust. »Ehrlich gesagt war ich selbst etwas überrumpelt, als du mich um ein Treffen … Date … was auch immer gebeten hast. Es ist also völlig okay. Was willst du trinken?«

»Wein«, kam es sofort wie aus der Pistole geschossen aus meinem Mund.

Felix prustete, bestellte uns dann aber zwei Gläser Wein, ehe er sich wieder nach vorn lehnte. »Na dann. Sprich. Ich bin ein guter Zuhörer.«

»Ich weiß«, rutschte es mir heraus, und als er die Augenbrauen nach oben zog, fügte ich hinzu: »Es gibt nicht so viel zu erzählen. Eigentlich bin ich einfach nur … unglücklich verliebt. Ich wollte darüber hinwegkommen, aber irgendwie ist das nicht der richtige …« Ich brach ab und sah ihn entsetzt an. »Also, ich wollte kein Date mit dir, um über jemanden hinwegzukommen, sondern weil … ich es wirklich wollte. Anfangs. Aber irgendwie ist die letzten Wochen alles durcheinandergeraten.«

Er nickte. Langsam. Dann nahm er erst einmal das Weinglas von der Kellnerin entgegen, trank einen Schluck, bevor er sagte: »Wegen dem im Krankenhaus vor einem Jahr?«

Ich war mir sicher, dass mir alles aus dem Gesicht fiel. Er wusste es. Er wusste es noch.

Er grinste. »Hab's nie erwähnt, weil ich dachte, dass es dir vielleicht unangenehm ist. Aber ich erinnere mich an dich und deine Schwester.«

»Ich würde gerade gern in einem Loch im Erdboden versinken«, murmelte ich und trank ebenfalls von meinem Wein.

Felix winkte ab. »Ist doch irgendwie schmeichelhaft, dass eine schöne Frau einen so gut im Gedächtnis behält, dass sie ein Jahr später immer noch ein Date will.« Er lachte, und ich spürte, wie meine Hände bei den Worten *schöne Frau* zu kribbeln begannen. »Und warum unglücklich verliebt?«, fragte er, bevor es zu unangenehm werden konnte.

Ich seufzte. »Er empfindet nicht so für mich.«

»Autsch.« Felix verzog das Gesicht. »Das ist mies.«

»Ist es.«

»Und jetzt? Versuchst du, ihn zu überzeugen?«

»Nein.« Ich stützte das Kinn wieder auf die Hand und nahm noch einen Schluck Wein. »Das bringt nichts. Ich versuche, ihn zu vergessen.«

»Na dann.« Felix prostete mir zu, und ich musste lachen. Wir leerten unsere Weingläser, und er bestellte schon die nächsten mit der Speisekarte. »Dann essen wir jetzt etwas, trinken Wein, und dann schauen wir mal.«

»Dann schauen wir mal?«

Er zuckte wieder mit den Schultern, aber sein Lächeln war herausfordernd. »Dann schauen wir mal, wie wir ihn aus deinem Kopf bekommen können«, sagte er belustigt.

Ich presste die Lippen zusammen. Nahm noch einen Schluck

Wein, obwohl ich das erste Glas schon spürte, weil ich heute zu wenig gegessen hatte. Mir war plötzlich warm, weil ich an den Spruch meiner Schwester dachte: *The best way to get over a man is to get under another.*

Ob das wohl stimmte?

Vielleicht würde ich es heute rausfinden.

Kapitel 36

LIO

Ich tanzte zu meiner Lieblingsmusik zwischen meinen Lieblingsmenschen … und fühlte nichts als Taubheit in mir. Die Lichter des *SchwuZ* leuchteten über meinem Kopf, meine Haut war schon schweißnass, aber ich fühlte nichts. Vor meinem Inneren tauchten immer wieder die gleichen Bilder auf: Emilia im Bad, vor dem Spiegel, die Hand voller ausgefallener Haare. Emilia in diesem viel zu großen Krankenhausbett, blass, allein, krank, mit einem Lächeln, das mich beruhigen sollte. Emilia mit geschlossenen Augen, nicht mehr ganz da, aber auch nicht ganz weg, und ich, verzweifelt daneben.

Ich wollte schreien. Ich wollte diesen ganzen Club zusammenschreien und auf etwas einprügeln. Ich wollte diese Bilder vom wichtigsten Menschen in meinem Leben in diesem furchtbaren Zustand verdrängen. Aber wenn ich das tat, waren da neue. Von Alica. Wie sie die Hand von Felix hielt, wie sie über seine Witze lachte, wie sie sich zu ihm beugte, um ihn zu küssen.

Abrupt blieb ich mitten auf der Tanzfläche stehen. Die Menschen links und rechts neben mir tanzten weiter, hüpften, sangen, aber ich konnte mich kaum noch bewegen.

Gino drehte sich zu mir um und sah mich besorgt an. *Alles klar, Alter?*, schien er fragen zu wollen.

Nein, war es nicht. Etwas stimmte nicht mit mir. Ich dachte an meine Schwester, die fast gestorben war. Ich dachte an Alica, wie sie vor meinem Zimmer gestanden hatte, als würde sie etwas sagen wollen. Ich dachte daran, wie es sich angefühlt hatte, sie im Arm zu halten. Und dann dachte ich wieder daran, wie ich weinend vor Emilias Bett zusammengebrochen war, und in meinem Kopf brannte eine Sicherung durch.

Ich bahnte mir einen Weg durch die Menge in Richtung Ausgang. Achtete gar nicht darauf, wen ich aus dem Weg stieß, wen ich mit meiner Schulter rammte. Die Luft war plötzlich zu dünn, zu wenig, zu erdrückend. Die ganzen Menschen um mich herum ließen mich nicht mehr atmen, und ich hatte das Gefühl, mich gleich übergeben zu müssen. Aber als ich vor dem Club, vor dem zum Glück niemand war, auf die Knie ging, kam es mir nicht hoch. Ich hockte nur dort, atmete stockend und spürte, wie die Panik in Wellen durch meinen Körper floss.

Ich hatte seit über einem Jahr keine Panikattacke mehr gehabt. Aber es war genauso schlimm, wie ich es in Erinnerung hatte. Als würde jemand meine Brust zusammenpressen und gleichzeitig mit einer Waffe auf meinen Kopf zielen. Ich hatte Angst. Ich konnte nicht atmen. Ich war gefangen in meinem Körper. Ich fühlte körperlich nichts, aber ich fühlte zu viel. Also begann ich, auf den Boden einzuprügeln. Weil ich einfach wieder etwas spüren wollte, das mir nicht so eine verdammte Angst machte.

Hinter mir wurde die Tür aufgestoßen, und dann waren Chiara und Gino neben mir. Einer links, einer rechts. Sie fassten mich nicht an, sie wussten, dass sie das nicht sollten – stattdessen hörte ich von Gino ein beruhigendes Mantra: »Es ist alles gut. Wir sind hier. Du bist in Sicherheit. Es ist alles gut. Atme, Lio. Hör auf damit.«

Und das tat ich. Ich atmete. So tief ich konnte. Zitternd zwar, aber es wurde besser. Mit jeder Minute, in der ich vor dem Club auf dem kalten Boden kniete, wurde es langsam leichter. Bis ich irgendwann wieder klar sehen und tief atmen konnte. Bis die Panikattacke vorbei war. Bis ich langsam den Schmerz in meinen Händen spüren konnte – ziehend und überdeutlich.

»Scheiße.« Ich wischte mir übers Gesicht und lehnte mich dann an die Wand des Clubs. Chiara und Gino tauschten einen Blick.

»Was war los?«, wollte mein bester Freund wissen.

»Diese scheiß Palliativwoche.« Ich stöhnte und wischte mir erneut übers Gesicht. »Emilia. Dieser ganze Mist von damals ist wieder hochgekommen. Es geht schon.«

Wieder tauschten sie einen Blick.

Ich lachte. »Alles gut, macht euch keine Sorgen.«

Gino schüttelte seufzend den Kopf. »Bleib bei ihm, ich hole was zu trinken.«

Chiara nickte und setzte sich neben mich, während er nach drinnen verschwand. Eine ganze Weile saßen wir nur schweigend nebeneinander, dann drehte sie sich zu mir um. »Geht es wirklich wieder?«

»Klar.« Ich legte den Kopf in den Nacken und starrte nach oben in den Himmel. »Panikattacken kenne ich schon. Ist nur etwas erschreckend, wenn man eigentlich denkt, dass man darüber hinweg ist.«

Chiara zuckte mit den Schultern. »Ist man das jemals?«

Gute Frage. Ich seufzte tief. »Es ist okay. Ich weiß, dass sie jetzt gesund ist. Es war nur etwas viel.«

Sie schwieg eine Weile. »Es ist nicht nur das, oder?«, fragte sie schließlich.

Das Bild vor meinem inneren Auge wurde wieder zu Alica. Ich wischte mir erneut über die Augen. »Ich weiß nicht, was mit mir los ist.«

»Darf ich eine Vermutung anstellen?«

»Bitte, erleuchte mich.«

Chiara zog die Beine an den Körper und legte ihr Kinn auf ihr Knie. »Es macht dir Angst«, sagte sie leise. »Oder?«

Ich spürte, dass sie mich von der Seite ansah, ließ meinen Blick aber weiter über die Sterne gleiten. »Was?«

»Dass du dich verliebt hast.«

Mein Atem ging rasselnd, und mein Puls schoss in die Höhe. Ich biss die Zähne aufeinander und schüttelte den Kopf. Aber was mein Mund sagte, war: »Ja.« Ich konnte nicht fassen, dass ich das tatsächlich gesagt hatte. Es war, als hätte ich mir selbst einen Schlag in den Magen verpasst.

Chiara lachte neben mir leise. »Das ist kein Weltuntergang, Lio. Auch jemand wie du kann das, da hatte ich von Anfang an keine Zweifel dran.«

»Da bist du mir voraus.«

»Schon klar. Du hast dich immer dagegen gewehrt.«

»Nein, das habe ich nicht.« Jetzt wanderte mein Blick doch zu ihr. Sie sah mich mit großen Augen an, und ich wiederholte: »Das habe ich nicht. Es ist nicht so, dass ich mich nicht verlieben wollte. Ich war nur sicher, dass ich es nicht kann.«

»Ist doch kein Wunder, oder?« Chiara presste die Lippen zusammen. »Du hast dich immer direkt in dieses Körperliche reingestürzt, und dann war es dir zu viel, wenn jemand etwas Emotionales wollte, zu dem du noch nicht bereit warst. Für viele Menschen gibt es keine Liebe auf den ersten Blick. Manche akzeptieren das und lassen sich Zeit. Und manche machen dann eben dicht und denken, dass Liebe für sie nicht funktioniert.« Sie zuckte mit den Schultern und lächelte. »Aber mir war klar, dass irgendwann jemand kommt, mit dem du Zeit hast, dich zu verlieben. Weil du nichts überstürzt und nicht dichtmachst. Du bist doch nicht kaputt, Lio. Wahrscheinlich bist du einfach demi.«

»Demiromantisch?« Meine Augenbrauen wanderten nach oben. Keine Liebe ohne vorherige Bindung. Der Gedanke war mir auch schon gekommen. Allerdings wusste ich auch, dass es nicht nur das war. Da war noch etwas anderes, eine Angst, die mir die Brust zuschnürte. Die Angst, die ich hatte, seit ich Emilia fast verloren hätte, und die sich auf alles und jeden übertrug. Selbst jetzt, wenn ich es mir selbst eingestand, war der Gedanke, sie an mich ranzulassen, einfach nur furchterregend.

Die Tür ging wieder auf, und Gino hielt mir ein Glas Wasser vor die Nase. »Hier, trink.«

Ich nahm es dankend an und spürte, wie die Kälte des Getränks augenblicklich meinen wunden Hals beruhigte.

Mein bester Freund sah prüfend auf mich herab, und als ich ausgetrunken hatte, nahm er das Glas wieder an sich. »Du solltest vielleicht nach Hause gehen.« Er deutete mit einem Nicken auf meine aufgeplatzten Hände. »Dich da drum kümmern. Und um dich selbst.«

Wo er recht hatte. Ich seufzte und ließ mich von ihm auf die Füße ziehen, ehe ich Chiara aufhalf und kurz ihre Hand drückte. »Danke.« Ich richtete das an sie beide und hoffte einfach, dass sie verstand, dass ich unser Gespräch meinte.

Sie lächelte breit und auch etwas traurig, und es tat mir wieder leid, dass ich sie so verletzt hatte.

»Ich sollte wirklich nach Hause.«

»Brauchst du Begleitung?«, wollte Gino wissen, und ich winkte ab.

»Ich bin nüchtern, ich bin wach, und ich komme klar. Aber danke.« Ich klopfte ihm auf die Schulter, und er tat es mir gleich.

Chiara umarmte mich beinahe schon stürmisch, bevor sie mich ziehen ließen. Ich wusste, dass sie mir noch hinterhersahen. Dass sie sich Sorgen machten. Aber ich konnte nichts dagegen tun. Es war, wie es war.

Ich fühlte mich wie ein geprügelter Hund, und meine Hände begannen schon im Taxi, immer stärker zu pochen. Es war mehr als unangenehm. Aber nicht unangenehmer als die Gedanken, die mich quälten. Dass Alica jetzt vielleicht mit Felix knutschte. Himmel, das war ein mieses Gefühl. Ich presste die Lippen zusammen und knallte die Tür des Taxis etwas zu fest zu. Trotzdem versuchte ich, im Wohnheim so leise wie möglich zu sein. Wenn Emilia mich in diesem Zustand sah, mit diesen Händen, dann würde sie sich Sorgen machen. Und von ihr wollte ich das am allerwenigsten.

Ich bog ins Bad ab, um die aufgeplatzten Stellen zu waschen. Es brannte fürchterlich unter dem Wasserstrahl. So sehr, dass mir ein Zischen entfuhr. Shit, was hatte ich da getan? In dieser schrecklichen Sekunde der Panikattacke, als ich nichts mehr gefühlt hatte und doch viel zu viel?

»Shit, Lio.«

Ich sog rasselnd die Luft ein und machte einen Sprung vom Waschbecken weg, so erschrocken war ich über die plötzliche Stimme von der Seite.

Alica starrte mich von der Schwelle des Bades an. Sie trug einen Pyjama und war ungeschminkt, sie wirkte, gelinde gesagt, entsetzt. »Was ist passiert?«, fragte sie, und ich hielt mir schnell einen Finger an die Lippen, um ihr zu bedeuten, leise zu sein.

Sie verstummte und lauschte in den Flur hinter sich. Einen Moment warteten wir beide auf ein Geräusch, das zum Glück nicht kam.

Ich seufzte erleichtert. »Sorry, ich bin gleich weg«, flüsterte ich. »Und das ist nichts. Bin nur hingefallen.«

Was für eine dämliche Ausrede. Alica sagte es zwar nicht, aber es war ihr deutlich anzusehen, dass sie es dachte. Sie ließ mich nicht aus den Augen, während ich den Rest abwusch und dann übervorsichtig meine Hände abtrocknete. Es tat weh. Nicht nur diese verdammten Wunden, sondern auch, dass ich ihr so nahestand, nachdem sie ein Date mit einem anderen Typen gehabt hatte. Eines, zu dem ich sie auch noch ermuntert hatte, ich dämlicher Esel.

»Hast du … Verbandskram?«, fragte Alica. Ich war froh, dass ihre Stimme so ruhig klang.

»Pflaster, ja. Dürfte reichen.« Ich grinste sie breit an. »Hör auf, mich so anzusehen. Ich habe mich nicht geprügelt, falls du das denkst.«

Sie senkte den Kopf. »Kriegst du das allein hin mit den Pflastern?«

Ich starrte sie an. Mein Kopf fuhr Achterbahn. Und dann sagte mein dämlicher, verzweifelter Mund: »Nein. Kannst du mir vielleicht helfen?«

Es war offensichtlich, dass Alica überrascht war. Ich war es selbst. Aber, verdammt, ich wollte so unbedingt, dass sie mich berührte, dass ich von dem Gedanken ganz kirre wurde.

Statt ihr das zu zeigen oder zu sagen, bedeutete ich ihr nur, mir zu folgen.

»Setz dich«, sagte sie, sobald ich mit zitternden Fingern mein Zimmer aufgeschlossen und ihr die Pflaster aus meiner Medizinkiste gereicht hatte.

Ich nahm auf der Bettkante Platz, und sie hockte sich vor mich, um meine Wunden zu bepflastern. Die ganze Zeit, während sie sich um meine Finger kümmerte, sah ich sie an. Beobachtete, wie sie die Wimpern niederschlug. Beobachtete die kleine, steile Falte auf ihrer Stirn, wenn sie nicht wusste, wie sie die Finger verbinden wollte.

Irgendwann hielt ich die Stille nicht mehr aus und fragte: »Wie war dein Date?«

Sie stockte. Sehr kurz nur, aber ich merkte es trotzdem. »Schön«, sagte sie dann mit einem Schulterzucken. »Wir haben gegessen und guten Wein getrunken und uns sehr gut unterhalten. Es war ein schöner Abend.«

Da war noch mehr. Das spürte ich. Und obwohl ich es nicht wissen wollte, sprach ich es trotzdem aus: »Und dann?«

»Dann …« Sie hielt meine Hände fest. Alle Finger waren voller Pflaster, und sie strich sanft darüber. Es jagte mir einen wohligen Schauer über den Rücken. »Dann hat er mich gefragt, ob ich noch mit zu ihm komme.«

In meiner Brust zog sich alles zusammen. Ich presste die Lippen zusammen und mahlte mit dem Kiefer. »Bist du?« Ich schaffte es nicht einmal mehr, ein Lächeln in meine Stimme zu legen. Als würde ich mich für sie freuen. Als würde ich ihr wünschen, dass sie ihm nähergekommen war. Es war unmöglich. Ich wollte das nicht, und ich konnte auch nicht mehr so tun.

Sie hob den Kopf und sah mich durchdringend an. Dann ließ sie meine Hände los und seufzte. »Nein, ich bin nach Hause gegangen.«

»Warum?«, fragte ich und spürte, wie trocken sich mein Hals anfühlte.

Sie stand auf, strich sich die Haare hinters Ohr, ehe sie mich erneut ansah. Sie wirkte traurig. Unsicher. Er traf mich wie ein Pfeil mitten in die Brust. »Ich konnte nicht«, sagte sie so leise, dass ich sie kaum hörte. »Ich … konnte nicht.«

Etwas explodierte in meinem Inneren. Eine wilde Explosion aus Angst und Verzweiflung und Erleichterung und dieser wahnsinnigen Zuneigung, mit der ich noch nicht umgehen konnte. Sie brachte mich dazu, die Hände zu heben und sie an ihre Hüfte zu legen.

Alica starrte mich an, erst meine Hände und dann mein Gesicht, als ich sie ganz sanft zu mir zog. Auf meinen Schoß, eng zu mir. Sie legte die Arme um meinen Hals, als ich sie an mich drückte, mein Gesicht in ihrer Halsbeuge verbarg und sie festhielt. Sie musste spüren, wie mein Herz klopfte. So wie ich ihres spürte, ihren rasenden Puls, als ich ihren Hals küsste.

»Wieso?«, flüsterte ich. Nicht, weil ich es nicht wusste, sondern weil ich es hören musste.

Sie schluckte. »Weil ich ihn nicht will, Lio.« Vorsichtig löste sie sich aus unserer Umarmung, legte die Hände an meine Wangen und sah mich so voller Verzweiflung an, dass mein Herz ganz weich wurde. »Weil ich dich will. Trotz aller Vernunft und trotz allem, was du gesagt hast. Es tut mir leid.« In ihren Augen schimmerten Tränen.

Ich atmete ein. Tief. Dann zog ich sie wieder zu mir heran und küsste sie.

Verzweiflung flutete mich. Angst. Unsicherheit. Zusammen mit dem Gedanken, dass das hier wahrscheinlich das Schönste war, das ich je gefühlt hatte. Himmel, was tat ich hier nur? Wie konnte ich sie küssen, wenn ich ihr nichts versprechen konnte? Weil die Angst in mir noch so stark war und mit jeder Sekunde, die ich sie küsste, übermächtiger wurde.

Ich löste die Lippen von ihren, aber hielt sie nah bei mir, und

Alica lehnte ihre Stirn gegen meine. Eine Weile saßen wir einfach nur so da, und ich wartete darauf, dass sich mein Herz wieder beruhigte. In dem Wissen, dass ich sie heute nicht mehr loslassen würde. Dass sie heute Nacht bei mir bleiben musste, weil ich sonst durchdrehte.

Sie strich sanft über meine Wange, ehe sie sich ein wenig zurücklehnte und mich ansah. »Lio …?«

»Hm?« Ich hob den Kopf. Hoffte, dass sie mich nicht nach meinen Gefühlen fragen würde, dass sie keine großen Antworten von mir wollte, die ich ihr noch nicht geben konnte. »Ist es okay … wenn ich noch mal mit dir schlafen will?«, fragte sie.

Ihre Worte gingen durch mich wie ein glühender Blitz. Ich stand so dermaßen in Flammen, dass mir das Atmen schwerfiel. Allein die Tatsache, dass sie nicht nach mehr fragte – obwohl ihre Augen nach so viel mehr schrien.

»Gott, Alica.« Ich lachte leise. »Das will ich auch, mehr als alles andere gerade.«

»Bist du sicher?« Ihre Stimme war nur ein Hauchen.

Und obwohl die Angst in meiner Brust noch da war, nickte ich. »Das wollte ich eigentlich auch schon bei mir zu Hause, an Weihnachten. Und davor. Immer wenn ich dich gesehen habe, wollte ich dich …«

Sie ließ mich nicht ausreden, sondern beugte sich nach vorn und presste ihre Lippen auf meine.

Wieder zog sich alles zusammen. Diesmal auf eine süße, heiße Art und Weise, die meinen Kopf leer blies. Ich erwiderte den Kuss und verlor mich in dem Gefühlschaos.

Kapitel 37

ALICA

Es war nicht wie das letzte Mal.

Dabei war es genauso schön, seine Haut auf meiner zu spüren. Genauso aufregend und prickelnd zu fühlen, wie seine Lippen über jeden Zentimeter meines Körpers wanderten. Lio wusste, was er tat, das hatte ich schon beim ersten Mal gemerkt. Er wusste, wo er mich sanft berühren musste, um meinen Puls in die Höhe zu treiben. Wo seine Hände unter meiner Kleidung eine heiße Spur hinterließen.

Aber dieses Mal war da noch etwas anderes in meiner Brust als nur das Genießen des Momentes. Ich spürte einen leichten Druck, der sich über meinem Herzen einnistete, als Lio mich festhielt, als er mich küsste. Ein Druck, der ein Knäuel aus Gefühlen war, die ich nicht richtig auseinanderbekam. Aber ich wusste, dass ich Angst hatte. Ich wusste, dass ich keine Kontrolle darüber hatte, was als Nächstes passieren würde, und das machte mir Angst.

Lio küsste mein Schlüsselbein, ließ seine Lippen an meinem Hals hinaufwandern, und ich legte den Kopf in den Nacken. Versuchte, zu genießen, wie er sich unter mir anfühlte, seine Erregung zu spüren und durch meine Position die Illusion von etwas Kontrolle zu haben. Als er seine Hände unter mein Schlafshirt gleiten ließ, wartete ich nicht ab, sondern streifte es mir über den Kopf und warf es achtlos zu Boden. Ich trug keinen BH, und kurz schien Lio zu stocken, als er sich direkt meinen Brüsten gegenübersah. Ein kurzes, süßes Stocken, als würde er mich das erste Mal nackt sehen. Ein Funkeln in den Augen, als wäre es etwas Besonderes.

Ich beugte mich nach vorn und küsste ihn, weil ich den Ausdruck in seinem Gesicht nicht ertrug. Denn er fachte eine Hoffnung in meinem Inneren an, der ich mich nicht hingeben wollte. Seine Berührungen fühlten sich zu sanft an. Zu zärtlich für meine arme Seele, die schon so hoffnungslos an ihn verloren war. Ich schob den Gedanken weg, wollte das hier genießen, was sich unter meinen Fingern so zerbrechlich anfühlte. Aber als ich ihn ebenfalls von seinem Pulli befreite, seine Haut auf meiner spürte, meine Brust an seiner, entwich mir ein Keuchen. Das hier war zu perfekt. Zu schön. Zu gut.

Er wollte ein zweites Mal mit mir schlafen, obwohl das gegen seine Nummer-eins-Regel ging. Wie konnte ich da nicht hoffen, dass das etwas bedeutete? Dass ich etwas Besonderes für ihn war?

Die Hände in seinen Haaren vergraben, schloss ich die Augen und lehnte meine Stirn an seine. Und Lio hielt mich fest. Er schlang die Arme um mich und hielt mich in einer festen Umarmung, die die Gefühle nur schlimmer machten.

»Alles okay?«, flüsterte er an meinem Ohr.

Ich atmete tief durch, bevor ich die Augen öffnete. »Kannst du mir versprechen … dass du morgen noch da bist?«

Ein sichtlicher Schauer ging durch ihn hindurch. Ich konnte Angst in seinem Gesicht lesen. Aber da war keine Unsicherheit in seiner Stimme, als er sagte: »Ja.« Er strich über meinen Rücken, als wollte er mich beruhigen. »Ich verspreche dir, dass ich morgen noch da bin.« Ein kurzes Stocken, dann funkelten seine Augen auf. »Streng genommen ist das auch mein Zimmer, also wohin sollte ich gehen?«

Ich boxte ihm gegen die Schulter, und er lachte, bevor er den Griff um meine Hüfte verstärkte und mich mit offenem Blick musterte.

»Aber ich verspreche dir, dass ich auch morgen noch will, dass du mit mir hier bist.«

»Das kannst du nicht«, flüsterte ich lächelnd. Es war offensichtlich, dass er protestieren wollte, aber ich erstickte es mit einem erneuten Kuss. Weil ich ihm glaubte, dass er es wollte. Auch wenn ihn morgen vielleicht wieder die Angst übermannen sollte, wollte er es jetzt.

Und das reichte mir für jetzt.

Also ließ ich mich fallen. In den Kuss, der wieder Schauer über meine Haut jagte. In dieses Gefühl des Genießens.

Als ich mich sanft von seinem Schoß schob, schien er mich gar nicht loslassen zu wollen.

»Ich hau nicht ab, keine Angst«, sagte ich kichernd. Sein Blick ließ meine Mundwinkel allerdings wieder absacken. Hatte er etwa wirklich Angst, dass ich ging? Ich griff nach seinen Schultern und zog ihn nach vorn, auf die Bettkante, um ihn nahe bei mir zu haben. Küsste ihn noch einmal, bevor ich seine Hand zu meinem Hosenbund führte. »Ich wollte nur die hier loswerden«, flüsterte ich gegen seine Lippen.

Er atmete laut aus, dann lachte er leise. »Du machst mich wahnsinnig.«

»Das ist nicht meine Absicht.«

»Ich weiß.« Lio fuhr sich durch die Haare, dann war das Selbstbewusstsein in seinem Gesicht zurück. Das Funkeln in seinen Augen. Er verstärkte den Griff am Bund meiner Schlafshorts und schob sie mir ganz langsam von den Hüften.

Ich musste die Luft anhalten, weil ich so mit Spannung erfüllt war. Und dann stand ich vor ihm, splitterfasernackt, Gänsehaut auf meinem ganzen Körper. Er betrachtete mich, während er sanft von meinen Hüften zu meinem Bauch und dann tiefer strich. Als er mir wieder in die Augen sah, erreichte sein Mittelfinger meinen empfindlichsten Punkt. Ich zuckte zusammen, und seine Lippen verzogen sich zu einem Lächeln. Es war offensichtlich, dass er genau wie ich gerade irgendwie die Kontrolle behalten wollte. Was waren wir nur für seltsame Typen.

Ich grub die Hände tiefer in seine Haare, während er mich streichelte. Seine Finger tanzten um meine Mitte, und unsere Blicke verfingen sich wieder ineinander, als er seine Hand weiterwandern ließ. Er schmunzelte frech und schob einen Finger sanft in mich, was mir ein Keuchen entlockte.

»ICH mache also DICH wahnsinnig?«, sagte ich atemlos und beugte mich zu ihm.

»Das tust du«, flüsterte er. Und dann küsste er mich.

Unsere Zungen trafen aufeinander, während er sich in mir bewegte, den Daumen noch auf meinem empfindlichsten Punkt. Mit jeder Sekunde baute sich mehr und mehr Spannung auf, mehr und mehr Kribbeln, bis ich schließlich nicht mehr anders konnte und ebenfalls nach seiner Hose griff und den Knopf öffnete.

Lio unterbrach den Kuss, als ich meine Hand um ihn legte. Hitze lag in seinem Ausdruck, sein Mund öffnete sich leicht, und als ich begann, ihn zu streicheln, schlossen sich seine Lider.

Es war unglaublich, ihn so zu sehen – den Kopf in den Nacken gelegt, schwer atmend. Ich strich mit der freien Hand über seine Wange, ließ den Daumen um seine geöffneten Lippen wandern, und ohne die Augen zu öffnen, küsste er meine Finger, bevor wieder ein Schauer durch ihn lief. Mit jeder Sekunde schien er mehr die Kontrolle zu verlieren, sich mehr fallen zu lassen.

Okay, das war genug. Ich musste ihn wieder in mir spüren. Richtig.

Ich machte einen Schritt von ihm weg, und er setzte sich gerade auf. Als ich nach seiner Schublade griff, trat Erkenntnis in sein Gesicht, und er befreite sich von Hose und Unterhose. Er nahm mir das geöffnete Kondom ab und streifte es sich über, ehe er mich wieder zu sich zog und küsste. Ich ließ mich auf ihn sinken, ganz langsam, meine Arme um seinen Hals geschlungen, seine Hände an meinem unteren Rücken.

Es war ein wunderschönes Gefühl. Eines, bei dem ich gedacht hatte, dass ich es nicht mehr fühlen würde, dass wir das hier nie wieder tun würden. Aber wenn ich die leise Angst verdrängte, war ich vor allem glücklich darüber. Und auch Lio sah mich mit einer Mischung aus Verwunderung, Verzweiflung und Zufriedenheit an, die mich ganz wirr im Kopf machte.

Als ich anfing, meine Hüften rhythmisch zu bewegen, schnappte er nach Luft.

»Alica.« Seine Stimme war kehlig und atemlos, und er ließ sanft den Kopf in den Nacken fallen. »Ich habe keine Ahnung, wie lange ich durchhalte. Ich glaube, ich habe zu lange auf diesen Moment gewartet. Und … du bist so schön, Gott.«

Mein ganzer Körper fing Feuer. Mit einem Lächeln umschlang ich ihn so fest, dass beinahe jeder Zentimeter unseres Körpers miteinander verbunden war. »Ich … brauche sicher auch nicht mehr lange«, flüsterte ich gegen seine Lippen.

Er beantwortete das mit einem Kuss, der fest und leidenschaftlich war und der mich noch mehr antrieb.

Meine Bewegungen wurden schneller, mein Atem keuchender, und ich spürte, wie mein Höhepunkt näher kam. Lio ging es offensichtlich ähnlich, denn er grub die Finger in meinen Rücken und löste irgendwann die Lippen von meinen, weil sein Körper erzitterte. Ihm entfuhr ein Stöhnen, sein Griff wurde fester, und seine Augenbrauen zogen sich sanft zusammen. Er kam nur Sekunden vor mir, und als die Welle auch mich erfasste, lehnte ich meine Stirn wieder gegen seine. Er schloss die Arme fest um mich, und so blieben wir sehr lange sitzen – unfähig, einander loszulassen.

Irgendwann atmete ich so tief durch, dass Lio neben meinem Ohr leise lachte.

»Bist du in Ordnung, Alica?«, fragte er, während er mir sanft und beruhigend über meinen Rücken streichelte.

Ich wollte das hier, das alles hier mit ihm, so unbedingt. Nicht nur diese Nacht. Nicht nur morgen. Ich wollte es ganz.

»Ja«, sagte ich so leise, dass er nicht hören konnte, wie belegt meine Stimme war. »Und du?«

Er schwieg ein paar Sekunden, strich weiterhin unablässig über meine Rücken. Dann sagte er ebenso leise: »Ja.« Ohne mich loszulassen, zog Lio mich mit sich aufs Bett und die Decke über uns.

Ich wurde nur langsam von Müdigkeit übermannt, weil da noch so viele Fragen in meinem Kopf waren, so viele Dinge, über die ich reden wollte, aber nicht konnte. Irgendwann löste ich mich von ihm, um ihm ins Gesicht sehen zu können. Er schien ebenso wenig Antworten zu haben. Also drückte ich ihm nur mit einem Lächeln einen sanften Kuss auf die Lippen. »Gute Nacht, Lio.«

Seine Mundwinkel zuckten. »Schlaf gut, Alica.«

Ich drehte mich weg, weil ich nicht wollte, dass er die Verzweiflung in meinem Gesicht sah. Aber Lio griff wieder um mich und zog mich an sich. In seiner Umarmung kam ich schließlich doch irgendwann zur Ruhe und schlief ein.

Ich hatte keine Ahnung, wie lange wir geschlafen hatten. Aber als ich aufwachte, stand die Sonne schon hoch und erleuchtete Lios Zimmer. Das Erste, was ich spürte, war sein Arm, der immer noch um mich lag und ein sanftes Kribbeln durch meinen Körper schickte. Und direkt danach kam die Angst. Mein Herz schlug so schnell, dass ich kaum Luft bekam.

Was, wenn er es bereute? Wenn er jetzt wollte, dass ich ging, weil es doch nicht das war, was er wollte?

Ich presste die Lippen zusammen, versuchte, die Gedanken zu verdrängen, schaffte es aber nicht. Also schlug ich vorsichtig, und so leise ich konnte, die Decke zurück. Vielleicht, um aus der Situation zu fliehen, die ich nicht kontrollieren konnte. Aber als ich mich von ihm lösen wollte, wurde der Griff um meinen Bauch stärker.

»Ich hoffe, du versuchst gerade nicht, schon wieder abzuhauen«, murmelte Lio hinter mir.

Gänsehaut wanderte über meinen Nacken, als ich seine Lippen darauf spürte. Zitternd atmete ich ein. Aus. Dann drehte ich mich in seinem Arm zu ihm um.

Lio sah mich mit überraschend wachen Augen an, und ich

fragte mich unwillkürlich, wie lange er schon wach war und nachdachte – so wie ich.

Vorsichtig ließ ich den Kopf wieder aufs Kissen sinken und legte eine Hand an sein Schlüsselbein. Seine Hand ruhte immer noch an meiner Taille, und obwohl da so viel Unsicherheit in seinen Augen war, begann er, mich sanft zu streicheln. Als wollte er MICH beruhigen.

Vielleicht hatte ich das auch nötig.

»Willst du … reden?«, fragte ich leise.

Lio presste die Lippen zusammen, ehe er ein leises Lachen ausstieß. »Ich weiß nicht, über was.« Nach einem Atemzug, in dem mir das Herz wieder bis zum Hals schlug, berichtigte er sich: »Ich weiß nicht, wie.«

»Das ist okay. Ich ehrlich gesagt auch nicht.«

Er brummte, dann rieb er sich mit der freien Hand über die Augen. »Ich bin … eine Katastrophe«, sagte er.

»Sag das nicht.«

»Doch, das bin ich.« Es machte mir Angst, dass ich so überhaupt nicht in seinen Augen lesen konnte. »Ich weiß nicht, was ich sagen soll, Alica.«

Ich schüttelte den Kopf. »Das musst du auch nicht.«

»Warum kriegen das andere Menschen aber einfach so hin?« Er stöhnte auf, offensichtlich genervt von sich selbst. »Ich habe mich nie bewusst gegen das alles gewehrt. Ich habe nie gedacht, dass ich das alles nicht will. Aber obwohl ich dieses Mal anders … empfinde … Ich weiß einfach nicht, wie das alles gehen soll. Wie das alles funktionieren soll, wenn ich so …« Statt den Satz zu beenden, griff er sich an die Brust und rieb darüber. Unbewusst, wahrscheinlich. Dann erst sah er mich wieder verzweifelt an. »Ich war schon vorher nicht normal, was diese ganze Sache angeht. Aber seit das mit Emmi passiert ist … Seit ich sie fast … Und dann noch die Sache mit meinem Vater. Dass er einfach abgehauen ist, als hätte ihm das alles keinen Kummer bereitet … Es funktioniert alles nicht mehr. Ich mache mir ständig Sorgen. Permanent. Um jeden, den ich irgendwie an mich ranlasse. Dass ihnen etwas passiert. Dass sie einfach weg sind. Ich kann das nicht abstellen, und es macht mich wahnsinnig. Ich gehe feiern, um zu vergessen, aber das hält immer nur kurz an. Dann bin ich wieder zu Hause und denke darüber nach, von wem ich wohl morgen erfahren könnte, dass er …« Er atmete so tief ein, dass ich eine Hand an seine Wange legte, um ihn zu beruhigen.

»Hey«, unterbrach ich ihn sanft. »Denkst du nicht, dass das vollkommen normal ist? Du hast beinahe den Menschen verloren, der dir am meisten auf der Welt bedeutet. Denkst du nicht, dass da JEDER durchdrehen würde? Ich würde es auf jeden Fall.«

Er sah mich an, und ich glaubte, Tränen in seinen Augen zu sehen. Er drückte sanft sein Gesicht gegen meine Hand und atmete mehrmals tief durch. »Das war die schlimmste Zeit meines Lebens, Alica. Niemals in meinem Leben kann wieder irgendetwas so schlimm werden wie damals. Ich habe nichts runterbekommen. Ich habe nicht geschlafen, weil ich immer Angst hatte, dass wenn ich aufwache …« Lio schüttelte den Kopf. »Weil ich immer Angst hatte, dass Emmi … Emmi …« Er schluckte. Dann wurden seine Augen plötzlich groß. »Emmi!«, rief er aus. Fluchend ließ er mich los und beugte sich über mich.

»Was ist los?«, fragte ich erschrocken.

»Wie spät ist es?« Er fluchte erneut, als er sein Handy in der Hosentasche fand. »Scheiße. Ich hab … ich hab es vergessen. Ich hab es vergessen!« Gerade noch rechtzeitig fing er sich ab, bevor er aus dem Bett stürzte. In Windeseile zog er sich an, während ich noch vollkommen verwirrt im Bett saß. »Lio, was ist los?«

»Ihre verdammte Untersuchung!«, rief er. Da waren Wut und Verzweiflung und unglaublicher Frust in seiner Stimme. »Ich habe ihre Untersuchung vergessen, weil ich …« Er stockte. Sah mich an. Und ich spürte, wie mein Herz drei Etagen tiefer sank.

»Shit«, fluchte er und zog das Shirt über seinen Kopf. »Es tut mir leid, Alica. Shit. Sie ist meine Schwester. Ich habe das noch nie verpasst, ich … kann nicht. Ich kann das alles nicht. Entschuldige.«

Und dann stürmte er ohne ein weiteres Wort aus der Tür.

Ich wusste nicht, wie lange ich noch dort saß und in die Luft starrte. An den Punkt, an dem er eben noch gestanden und geflucht hatte. Aber irgendwann erhob ich mich, zog mich an und versuchte, die Taubheit in meinem Kopf zu halten. Damit mich nicht etwas anderes übermannen konnte, das gerade in meinem Inneren schlummerte.

Sobald ich wieder in meinem Zimmer war, sah ich zuerst auf mein Handy. Es war kurz vor Mittag. Wir hatten wirklich ewig geschlafen. Eigentlich wollte ich Lio schreiben, aber dann sah ich die fünf verpassten Anrufe von Vicky. Ging es etwa immer noch um diese verdammte Sache?

Ich knirschte mit den Zähnen und wählte ihre Nummer. Gerade wollte ich nur irgendetwas fühlen, das keine Verzweiflung war. Und wenn es Wut war.

Aber dann ging Vicky ran, und ich hörte sofort, dass sie weinte. »Alica«, schluchzte sie. »Du musst nach Hause kommen. Bitte, komm nach Hause.«

Kapitel 38

ALICA

Alles fühlte sich an wie vor einem Jahr. Die Verzweiflung, die meine Brust abschnürte und mir das Gefühl gab, dass ich keine Luft mehr bekam. Die schreckliche Angst, jemanden zu verlieren, der mir so viel bedeutete. Nur dass ich diesmal nicht im Gang eines Krankenhauses saß, sondern auf der unbequemen, teuren Couch im Wohnzimmer meiner Eltern. Und es war auch nicht Felix, der neben mir saß und mich beruhigte. Es war Vicky. Und sie hatte nicht einmal ansatzweise die Worte oder die Kapazität dafür.

Langsam ließ ich den Blick zu ihr wandern und spürte dabei, wie steif mein Rücken war. Von der Fahrt nach München, bei der ich vier Stunden nicht hatte durchatmen können. Und davon, dass ich nun seit einer Stunde hier saß, beinahe unbeweglich, und auf die Teetasse starrte, die unsere Haushaltshilfe Johanna mir gemacht hatte. Der Tee war längst kalt, und ich hatte nicht einen einzigen Schluck davon genommen.

Viktoria war völlig verheult. Ihre Augen waren rot und geschwollen, und sie schniefte und schluchzte die ganze Zeit vor sich hin. Ich wusste nicht, was ich sagen sollte, um sie zu beruhigen. Ich konnte es nicht, weil in mir selbst so viel Chaos herrschte, dass ich mich aufs Atmen und Existieren konzentrieren musste. Aufs Überleben, irgendwie. Ich wollte meiner Schwester über den Rücken streicheln und ihr sagen, dass alles gut werden würde. Ich wollte sie anschreien, dass sie sich beruhigen sollte und dass sie unserem Vater niemals so nahegestanden hatte wie ich. Aber das wäre natürlich unfair gewesen, und es wäre nur gewesen, um sie zu verletzen. Dabei wusste ich nicht einmal, warum ich das wollte. Warum ich ausgerechnet bei ihr um mich schlagen wollte, wenn sie es doch gewesen war, die mich wenigstens angerufen hatte. Die mich wenigstens erreichen wollte und nicht aufgegeben hatte, bis ich endlich rangegangen war.

»Vicky.«

Sie drehte sich mir zu, immer noch quollen dicke Tränen aus ihren Augen.

Ich zögerte, dann sagte ich: »Hast du heute schon was gegessen?«

Meine Schwester gab einen Laut von sich, der nach Unglauben klang. »Nein«, presste sie hervor. »Ich habe keinen Hunger.«

»Du musst etwas essen«, sagte ich entschieden, obwohl ich keine Ahnung hatte, woher das auf einmal kam. Ich stand mit wackeligen Beinen auf. »Ich mache uns was.«

»Was?« Vicky starrte mich an, als hätte ich plötzlich fließend Japanisch gesprochen. Ich spürte, dass sie mir nachsah, und war schon an der Schwelle, als sie mir nachrief: »Wie kannst du so ruhig sein?!«

Ich geriet nur kurz ins Stocken. Nur einen kleinen Moment wollte meine Fassade bröckeln, aber dann hatte ich mich wieder im Griff. Ich warf ihr über meine Schulter einen Blick zu, der sie zusammenzucken ließ. »Ich kann immer noch nicht kochen. Deshalb gibt's auch nur Nudeln, okay?«

Ihre Augen wurden groß, doch sie antwortete nicht. Was sollte sie auch sagen?

Ich wandte mich wieder ab und ging in die Küche. Suchte völlig taub nach den Nudeln und fand sie nach vier aufgerissenen Schränken voller Kram, von dem meine Familie wahrscheinlich nicht mal wusste, dass er hier war. Dann setzte ich Wasser auf und blieb vor dem Herd stehen, starrte stur den Topf an, während ich mich fragte, was ich hier eigentlich machte. Als würden Vicky und ich wirklich Essen runterkriegen. Aber ich musste etwas machen. Ich musste. Und atmen nicht vergessen. Weiter atmen. Weiter durchhalten.

Um mich abzulenken, griff ich nach dem Handy in meiner Tasche und merkte, dass meine Hände zitterten. Ich hatte drei Anrufe in Abwesenheit. Zwei von Lio. Einen von Emilia. Ich hatte ihnen gar nicht gesagt, dass ich nach Hause gefahren war. Mein Gespräch mit Lio erschien mir auf einmal so weit weg. So unwichtig. Aber das hier war wichtig. Ich musste ihnen Bescheid geben, oder? Schließlich wusste ich nicht, wann ich wieder zurück sein würde.

Emilia ging nach dem ersten Klingeln ran. »Alica?« Sie klang atemlos. »Gott, ich habe schon angefangen, mir Sorgen zu machen. Lio hat mich gebeten, dich anzurufen. Hat der Idiot sich wieder wie ein Idiot aufgeführt? Ein Wort, Alica, und ich mache ihn zur Schnecke.«

Ich starrte in den Topf, starrte die kleinen, langsam aufsteigenden Blasen an und fühlte nichts. »Er hat nichts gemacht«, sagte ich tonlos.

»Okay?« Bei Emilia gingen die Alarmglocken an. Das hörte ich an ihrer Stimme. Sie war wirklich ein großartiger Emotionen-Detektor. »Wo bist du?«

»In München.«

»Du bist zu Hause? Ist irgendwas passiert?«

Ich atmete ein. Ich atmete aus. Dann sagte ich: »Mein Vater hatte einen Herzinfarkt.«

Emilia rang am anderen Ende der Leitung nach Luft. »O mein Gott, Alica. Wie geht es ihm?«

»Ich weiß es nicht«, flüsterte ich. Und dann waren, als hätte jemand einen Schalter umgelegt, plötzlich alle Emotionen auf einmal da. Einfach so wurde ich von einer Sekunde auf die andere mit allem überflutet, was ich die letzten Stunden weggedrückt hatte. Dieses schreckliche Schuldgefühl, dass ich ihn hier allein gelassen hatte. Diese Angst, dass ich mein letztes Gespräch mit ihm vielleicht schon hatte. Diese Wut auf alles und jeden, aber besonders auf mich selbst. Dieses Unverständnis für die Alica, die ich noch vor Stunden gewesen war.

Kraftlos klammerte ich mich an die Küchentheke, und dann kam endlich dieser Schluchzer über meine Lippen, auf den ich schon die ganze Zeit gewartet hatte. Und nach ihm gab es kein Halten mehr. Ich schluchzte und heulte und wiederholte immer wieder die gleichen Worte: »Es ist meine Schuld. Ich war nicht hier. Weil ich gegangen bin, hat er sich so in die Arbeit gestürzt! Es ist meine Schuld. Ich hab ihn im Stich gelassen!«

Eine Weile hörte Emilia mir einfach zu und sagte nichts. Als mein Redeschwall langsam weniger wurde, gab sie ein Seufzen von sich. »Alica, du hast keine Schuld daran, hörst du? Du hast nichts falsch gemacht. Gott, du klingst schon wie mein Bruder.«

Lio. Mir rutschte noch ein Schluchzen über die Lippen.

Unmittelbar sog Emilia wieder die Luft ein. »Sorry. Nach seiner Bitte konnte ich mir schon denken, dass das vielleicht ein sensibles Thema ist. Vergessen wir das. Was brauchst du, Alica? Soll ich am Telefon bleiben? Von mir aus kann ich dir Stunden beim Weinen zuhören und dir immer wieder sagen, dass es nicht deine Schuld ist. Oder ich komme nach München und höre es mir persönlich an, wenn dir das lieber ist.«

Ich wischte mir die Tränen aus den Augen, auch wenn es nichts brachte – sie liefen einfach weiter. »Danke«, sagte ich leise. »Aber ich … ich denke, ich brauche eine Weile. Wir warten gerade auf meine Mutter, dass sie aus dem Krankenhaus zurückkommt.«

»Ich verstehe.« Emilia schwieg eine Weile, ehe sie hinzufügte: »Du kannst mich jederzeit anrufen, in Ordnung? Wenn du mich brauchst, kannst du jederzeit einfach einen Pieps machen, und ich bin da, okay?«

Ich nickte, auch wenn sie es nicht sah, und wischte mir erneut übers Gesicht. »Auch … auch, wenn ich nicht wieder zurückkomme?« Die Worte hingen schwer in der Luft. Sie hatten mich die ganze Zeit begleitet, seit ich das mit Dad erfahren hatte. Jetzt gerade wusste ich nicht, was ich tun sollte. Aber wenn mein Dad noch lebte … wenn er es schaffte … wie konnte ich nach alldem wieder zurück nach Berlin? Wie konnte ich ihn wieder hier allein lassen, meinen großartigen Dad? Wie könnte ich riskieren, ihn noch mal zu verlieren?

Emilia atmete tief durch. »Auch dann«, sagte sie mit belegter Stimme. »Auch wenn ich hoffe, dass es nicht so kommt. Aber … aber wenn …« Sie stockte und atmete erneut ein. »Selbst wenn, dann bin ich da. Versprochen. Ruf mich jederzeit an.«

»Okay.«

»Ich bin mir sicher, alles wird gut.«

»Ja.« Ich lehnte die Stirn an den Küchenschrank über mir und schloss die Augen. »Ich melde mich.«

»Jederzeit.«

Als ich das Handy sinken ließ, liefen die Tränen noch immer unaufhaltsam. Ich wusste nicht, wohin mit mir. Ich wusste nicht, was ich tun sollte. Ich wusste nicht, wie ich je wieder aufhören sollte, zu weinen.

»Du hast die Nudeln vergessen.«

Erschrocken fuhr ich zu Vicky herum. Sie stand in der Tür, die Arme um ihren Oberkörper geschlungen, und nickte in Richtung des Topfes. »Du hast die Nudeln vergessen«, wiederholte sie.

Ich starrte sie an. Dann machte ich den Herd aus und drehte mich wieder zu ihr. »Hab doch gesagt, ich kann nicht kochen.«

Ihre Mundwinkel wanderten nach oben. Ganz langsam. Sie gab ein Glucksen von sich. Ich gab ebenfalls eines von mir. Und dann fielen wir uns das erste Mal seit Jahren in die Arme. Sie schluchzte an meiner Schulter, und ich weinte lautlos, während ich ihr den Rücken streichelte.

»Es wird alles gut«, sagte sie immer wieder leise. »Oder?«

»Wird es«, gab ich erstickt zurück.

In diesem Moment hörten wir die Haustür. Beinahe zeitgleich rissen wir den Kopf hoch und starrten uns an. Ohne uns abzusprechen, rannten wir los. Aus der Küche durch den viel zu langen, mit viel zu viel teurem Kram zugestellten Gang zur Tür.

Mom schien seit Weihnachten um zwanzig Jahre gealtert zu sein. Ihre Haare waren in einem lockeren Pferdeschwanz zusammengebunden – eine Frisur, die ich an ihr noch nie gesehen hatte. Sie sah uns entgegen, und sofort trat der strenge Ausdruck auf ihr Gesicht, den ich von ihr kannte. »Rennt nicht auf dem Gang.« Ihre Stimme klang abgekämpft, und als würde sie genau wie wir versuchen, sich irgendwie zusammenzuhalten.

Wir blieben direkt vor ihr stehen. »Wie geht es ihm?«, platzte ich raus.

»Wie soll es ihm gehen?«, fragte sie bitter und hängte ihren Mantel an den Kleiderständer. »Dein Vater hatte einen Herzinfarkt.«

Ich sah rot. Bis mir klar wurde, dass meine Mutter wahrscheinlich völlig am Ende war. Und genau wie ich wusste sie nicht, wo sie damit hinsollte.

Dafür platzte Vicky der Kragen. »Hör auf damit!«, schrie sie so laut, dass sowohl ich als auch Mom zusammenzuckten. »Alica ist den ganzen Weg hierhergefahren. Also behandle sie nicht so! Tu nicht so, als wäre es ihre Schuld, nur damit du dich besser fühlen kannst!«

»Viktoria!«, rief meine Mutter.

Ging es hier etwa darum? Mein Rücken versteifte sich. *Schieb es weg,* sagte die Stimme in meinem Inneren. *Schieb es weg. Jetzt ist nicht der richtige Zeitpunkt dafür.*

Beruhigend legte ich Viktoria eine Hand auf die Schulter und spürte, wie sie unter meiner Berührung etwas zusammensackte. Dann sah ich meine Mutter ernst an. »Bitte, sag uns einfach, wie es ihm geht.«

Ihr Blick flog zwischen mir und meiner Schwester hin und her, ehe auch sie die Schultern sinken ließ. »Es geht ihm nicht gut.« Sie räusperte sich, und ich konnte den Kloß in ihrem Hals beinahe hören. »Sie müssen über Nacht sehen, wie er sich bessert. Bis jetzt konnten sie nichts sagen.«

»Können wir ihn denn besuchen?«, fragte Vicky mit piepsiger Stimme.

Mom schüttelte den Kopf. »Morgen vielleicht. Wenn es ihm besser geht.«

Da hing noch etwas in der Luft, das spürte ich. *Wenn es ihm besser geht. Oder wenn wir uns von ihm verabschieden müssen.*

In meinen Augen brannten wieder Tränen. Ich griff nach den kalten Händen meiner Mutter, und als sie aufsah, flüsterte ich: »Es tut mir leid, dass ich nicht hier war.«

Ich konnte gar nicht so schnell schauen, wie sie mich an ihre Brust gezogen hatte.

Ich erwiderte die Umarmung und schluchzte auf. »Es tut mir leid.«

»Hör auf«, sagte sie mit belegter Stimme. »Du kannst nichts dafür.«

Hinter uns schniefte Vicky, und wir öffneten gleichzeitig die Arme, damit meine Schwester sich in die Umarmung quetschen konnte. Dann weinten wir zusammen. Ich konnte mich nicht daran erinnern, wann wir so etwas schon einmal getan hatten. Aber Himmel, es tat so unendlich gut. Es war, als würden die beiden mich wieder auf die Füße ziehen.

Und obwohl wir uns auch voller Angst umarmten, voller Verzweiflung und obwohl wir nicht wussten, wie es ausgehen würde, spürte ich Wärme in mir aufsteigen.

Ich war endlich wieder zu Hause.

Kapitel 39

ALICA

Es war seltsam, wieder im Krankenhaus zu sein.

Ich erinnerte mich an meinen Praxiseinsatz auf Station, während ich hinter meiner Mutter und meiner Schwester den langen, sterilen Gang entlangging. Ich dachte an die Angst, die ich vorher gehabt hatte, dass ich mit den Erwartungen, den Aufgaben, dem Umgang mit und dem möglichen Verlust von Patienten nicht klarkommen würde. Ich dachte an Felix, der mich in einer Woche so über die Station gejagt hatte, dass es meine Selbstzweifel fast komplett zerstreut hatte. An die Palliativwoche, in der ich gelernt hatte, dass man mit allem klarkam, mit den richtigen Leuten an seiner Seite. An das Lernwochenende mit meinen Freunden. Die praktischen Stunden in der Schule. An meine letzten Monate in Berlin, mit allen Ups und Downs. Es war seltsam, das alles vor meinem inneren Auge ablaufen zu sehe wie bei einer Filmmontage. Aber ich konnte auch nichts dagegen tun.

»Wir wollen meinen Mann besuchen«, sagte meine Mutter zu der Krankenschwester, die am Stationszimmer stand.

Ma war anzusehen, dass sie in der Nacht kein Auge zugemacht hatte – genau wie Viktoria und mir. Sie hatte dunkle Ringe unter den Augen, und ihr Gesicht wirkte eingefallen. Trotzdem stieg wieder Wärme in mir auf. Weil wir zu dritt die ganze Nacht auf der Couch verbracht hatten, aneinandergekuschelt, mit ungesunden Snacks. Es war das erste Mal gewesen, dass ich mich ihnen seit meiner Kindheit wirklich nahe gefühlt hatte.

Die Schwester hinter der Info blickte uns über ihre Brille skeptisch an. »Alle drei auf einmal? Ich fürchte, das wird nichts.«

Meine Mutter wollte schon protestieren, doch ich hob sofort

die Hand. »Schon gut, ich bleibe draußen«, sagte ich. »Wir wissen nicht einmal, ob er mich überhaupt sehen will, Ma. Schaut ihr zwei erst mal nach ihm, und dann sehen wir weiter.«

»Sicher will er dich sehen!«, widersprach Viktoria.

Ich winkte ab und versuchte, den leichten Schmerz in meiner Brust zu ignorieren. »Es geht ihm etwas besser, das ist alles, was ich gerade wissen muss. Ich warte hier draußen. Wirklich. Geht.« Die beiden tauschten einen unsicheren Blick, und ich wedelte mit den Händen, um sie wegzuscheuchen.

Als sie sich endlich umdrehten, atmete ich durch. Die Wahrheit war, dass ich Angst hatte, meinen Dad zu sehen. Nicht nur, weil es mir davor graute, ihn schwach und krank zu sehen. Denn das war er mein ganzes Leben lang nie gewesen, er war immer der Fels in der Brandung. Es war auch … dass ich wirklich Angst hatte, dass er mich nicht sehen wollte. Dass er so kalt zu mir war wie an Weihnachten. Mein Herz war zu geschunden, um das noch einmal auszuhalten. Es fühlte sich zu fragil an, um noch einmal gebrochen zu werden. Zumindest nicht ohne bleibende Schäden.

Meine Familie verschwand im Zimmer meines Vaters, und ich setzte mich auf einen der Plastikstühle am Rand des Ganges.

»Möchtest du einen Tee, Mäuschen?«, fragte die Krankenschwester fürsorglich. Sie wirkte plötzlich um eine ganze Spur wärmer als vorher.

Ich lächelte. »Danke, nein.«

»Dann vielleicht ein Wasser?« Sie stand auf und ließ die Brille an der Kette um ihren Hals hängen. »In solchen Zeiten vergisst man gern einmal, genug zu trinken. Ich hol dir ein Wasser.« Ohne meine Antwort abzuwarten, huschte sie davon.

Ich sah ihr nach, ließ das Piepsen der vielen Geräte um mich herum auf mich wirken und versuchte, mich in ihre Lage zu versetzen. Wie es wohl war, auf einer Intensivstation zu arbeiten? Sicher anstrengend. Noch anstrengender, als ich es mir für meine Stationen vorstellte.

»Hier, Süße.« Die Schwester drückte mir ein Glas in die Hand und gab sich erst zufrieden, als ich ein paar Schlucke nahm.

Tatsächlich spürte ich erst dann, wie ausgetrocknet ich war. Ich leerte das Glas in einem Zug und musste dann erst mal nach Luft schnappen.

Sie lachte. »Siehst du? Ich bin eben ein Profi.«

Ich nickte und reichte ihr das Glas zurück. Und dann hatte ich auf einmal das dringende Bedürfnis, zu sagen: »Ich … mache auch gerade eine Ausbildung zur Krankenschwester. In Berlin.«

»Oh?« Ihre Augen leuchteten auf. »Ein schöner Job. Anstrengend und herausfordernd, aber schön.«

»Ja.« Ich betrachtete wieder die Zimmertür, hinter der meine Familie verschwunden war. »Ich weiß nicht, ob ich sie beenden werde.«

Sie zögerte kurz. »Ich verstehe. Wirklich. Oft ist es hart, da kann ich nichts beschönigen. Ich weiß noch, dass ich damals in der Ausbildung auch viel gezweifelt hab und am liebsten hingeschmissen hätte. Ein paar der Patientenfälle gingen mir so nah, und ich hatte oft die Befürchtung, dass ich mir niemals alles merken kann. Da hilft es manchmal, sich in Erinnerung zu rufen, warum man damit angefangen hat. Und warum man es mal wollte.« Sie zwinkerte mir zu und brachte dann das Glas wieder weg.

Warum ich damit angefangen hatte? Mein Bauch begann zu kribbeln.

Felix. Nein, nicht Felix an sich. Aber weil Felix sich so um mich gekümmert hatte. Weil die ganzen Krankenschwestern und -pfleger sich um mich und meine Schwester gekümmert hatten. Ich hatte sie bewundert. Und ich hatte sie mit jedem Tag in der Ausbildung mehr bewundert. Luna Seeger. Die Pfleger auf Station. Meine Klassenkameraden. Emilia, Marlon, Filina. Lio. Ich biss mir auf die Unterlippe und zog mein Handy hervor.

Sie hatten mir alle geschrieben. Hatten mir versichert, dass sie für mich da waren, wenn ich sie brauchte. Bei jeder neuen Nachricht hatte ich geweint, auch wenn ich bisher auf keine einzige geantwortet hatte. Auch jetzt musste ich mir wieder Tränen aus den Augen wischen, als ich die von Lio noch einmal las.

Alica, ich kann nicht ausdrücken, wie leid es mir tut, was passiert ist. Sag ein Wort, und ich setz mich in den nächsten Zug. Sag ein Wort, und ich bin da.

Und dann, ein paar Stunden später:

Ich hoffe, deinem Dad geht es bald besser.
Ich hoffe, du kommst bald nach Hause.

Scharf sog ich die Luft ein. Wir hatten uns getrennt, ohne über das zu reden, was zwischen uns passiert war. Aber so überfordert, wie er ausgesehen hatte, konnte ich mir schon denken, was seine Antwort war – auf das, was ich mir von ihm wünschte. Und vielleicht spielte es auch gar keine Rolle mehr. Vielleicht war das trotz allem nur eine kleine, unmögliche Liebe gewesen, die ihr jähes Ende gefunden hatte, bevor sie begonnen hatte. Vielleicht war es gut so.

Ich schloss die Nachrichten-App und öffnete stattdessen den Internetbrowser, um mich mit Recherche abzulenken. Als etwa zehn Minuten später die Tür zum Zimmer meines Vaters aufging, ließ ich das Handy sinken und sprang auf.

»Und?«, fragte ich ungeduldig. »Wie geht es ihm?«

Meine Mutter lächelte, obwohl ihr anzusehen war, dass sie geweint hatte. Vicky auch, aber sie strahlte ebenfalls.

»Er ist noch sehr erschöpft«, sagte Ma. »Aber es geht ihm etwas besser. Er ist wach. Und er möchte dich gern sehen.«

Mein Herz machte einen riesigen Sprung. Ich sah zwischen ihr und meiner Schwester hin und her. »Will er wirklich?« Meine Stimme klang belegt.

Viktoria nickte. »Wollte er in dem Moment, als er gehört hat, dass du hier bist.«

Tränen sammelten sich in meinen Augen. Zum hundertsten Mal in den letzten vierundzwanzig Stunden. »Okay«, sagte ich nur und ging an ihnen vorbei. Mein Puls schnellte immer weiter nach oben, als ich schon nach der Klinke griff und die Tür aufzog.

Dad sah mir entgegen. Mit großen, müden Augen. Ich bemerkte erleichtert, dass er nicht so schwach und krank aussah, wie ich ihn mir vorgestellt hatte. Erschöpft, ja. Aber er wirkte immer noch wie der Alte. Immer noch wie Dad.

»Alica«, sagte er mit krächzender Stimme, und ich musste die Lippen zusammenpressen, damit nicht ein Schluchzen daraus hervorbrach.

»Hi, Dad.« Ich ging zu dem Bett und fügte piepsig an: »Wie geht es dir?«

Er sah mich lange einfach an. Dann sagte er: »Gut genug für eine Umarmung.«

Das brach meinen Damm vollständig. Ich schluchzte, beugte mich nach vorn und ließ mich in seine breiten, starken Arme sinken. Ich weinte an seiner Schulter, während er mich festhielt und mir über den Kopf streichelte, wie er es früher immer getan hatte. Ganz sanft, aber bestimmt genug, um zu wissen, dass er mich vor allem beschützte.

»Ich hab es so verbockt«, sagte ich in sein Krankenhaushemd. »Es tut mir leid, dass ich einfach gegangen bin, ohne auf dich zu hören. Dass ich nicht sehen konnte, dass du nur Angst um mich hattest und es nur gut meintest mit mir. Und dass ich mir keine Zeit genommen habe, dir zu erklären, warum ich das will. Aber vor allem tut es mir leid, dass ich nicht hier war, als du dich so kaputtgearbeitet hast, dass du einen Herzinfarkt bekommen hast. Ich verspreche, dass das nie wieder vorkommen wird. Es tut mir so leid.«

Pa lachte. Brummend wie ein Bär. Und dann drückte er mich noch fester an sich. »Ich bin derjenige, der um Verzeihung bitten muss. Schließlich habe ich wie ein kleines Kind reagiert, weil meine Tochter flügge geworden ist und ich nicht damit klargekommen bin.« Er streichelte über meine Haare, bevor er mich etwas von sich wegdrückte. »Und ins Krankenhaus gebracht habe ich mich damit, dass ich schon seit zehn Jahren nichts anderes mache, als mich kaputtzuarbeiten. Ich habe so lange nur für die Firma gelebt, für meine Kunden. Und als ich gestern diesen Druck in meiner Brust gespürt habe ... diesen Schmerz, bei dem ich sicher war, dass er mein Ende ist ...« In seinen Augen glitzerten Tränen. »Da ist mir klar geworden, dass ich gerade in meinem Büro sitze, statt bei meiner Familie. Und dass ich lieber stundenlang Excel-Tabellen ausfülle, statt meine Tochter anzurufen und mich damit auseinanderzusetzen, dass ich unsere Beziehung fast zerstört hätte. Es ist meine eigene Schuld. Genau wie der dumme Herzschmerz, den ich mir deinetwegen angetan habe. Weil ich zu stolz war und zu kindisch, um dich einfach anzurufen. Weil ich zu sehr Angst hatte, dass du mich nicht mehr brauchst. Und weil ich mich wütend gezeigt habe über deine Entscheidung, statt dir zu helfen, nur weil ich nicht wollte, dass du Fehler machst, die du bereust.«

Ungläubig sah ich meinen Vater an. So hatte ich ihn noch nie gesehen. »Ich hätte dich nicht so vor vollendete Tatsachen stellen sollen«, sagte ich schließlich. »Wir hätten darüber reden können. Stattdessen habe ich mich dazu entschlossen, diese peinliche ›Ich treffe jetzt meine eigenen Entscheidungen‹-Rede zu halten.« Sobald ich das ausgesprochen hatte, wich die Schwere von meiner Brust.

Mein Dad schüttelte sanft den Kopf. »Ist doch normal in deinem Alter, Prinzessin.«

Ich wischte mir übers Gesicht, und meine Mundwinkel wanderten wieder nach oben. »Außerdem brauche ich dich noch, Pa. Ich werde dich mein ganzes Leben lang brauchen, das kann ich dir versprechen. Wusstest du, dass ich nicht einmal Nudeln kochen kann? Oder eine Waschmaschine bedienen?«

Er sah mich überrascht an, dann lehnte er sich im Kissen zurück und lachte. Es wurde zu einem Husten, und ich legte eine Hand auf seine Schulter.

»Langsam, Pa.«

»Alles gut.« Er winkte ab, dann lachte er wieder. »Die Ärzte sagen, ich werde wieder, ich brauche nur viel Ruhe und ein paar Medikamente. Nichts Wildes.« Er zog mich auf die Bettkante und legte eine Hand auf meinen Oberschenkel. »Alica, es ist in Ordnung, wenn du Dinge nicht kannst. Du lernst das alles. Was meinst du, wie ich dastand, als ich von zu Hause ausgezogen bin? Ich habe alle meine Hemden in der Wäsche geschrumpft und musste in meinem Schlafshirt zur Uni gehen.«

Ich kicherte, weil die Vorstellung einfach zu witzig war.

Er sah mich mit einem warmen Lächeln an. »Jetzt frage ich endlich, was ich schon seit Monaten hätte fragen sollen: Wie ist deine Ausbildung, Prinzessin?«

Wieder tauchten Hunderte Bilder vor meinem inneren Auge auf. Hunderte wunderschöne, bunte Bilder. Ich lächelte unwillkürlich. »Sie ist schön. Auch echt … kräftezehrend. Aber ich liebe es sehr. Wenn ich mal nicht gerade wieder an allem zweifle.« Mir entfuhr ein kurzes Lachen. »Aber die schönen Momente überwiegen.«

Er nickte zurückhaltend, aber ich sah ein leichtes Funkeln in seinen Augen. »Dann hast du wohl das Richtige für dich gefunden.« Seine Stimme klang bedächtig. »Aber das habe ich schon in deinen vielen Sprachnachrichten gehört – vielleicht war es auch das, was mir so eine Angst gemacht hat. Es tut mir leid, Alica.«

Ich schüttelte den Kopf. »Muss es nicht.« Nach einem kurzen Zögern schob ich hinterher: »Du hast sie dir alle angehört?«

»Natürlich. Jede einzelne. Über deine Freunde und das Wohnheim und die Ausbildung. Ich wünschte nur, ich wäre nicht so stur gewesen und hätte dir geantwortet.«

Rührung stieg in mir auf, und ich lächelte. »Das holen wir einfach nach, okay? Für die restliche Ausbildung.«

Seine Miene wurde weich »Das werden wir.« Er verzog kurz

das Gesicht. »Und bitte, Alica … vergiss, was ich gesagt habe, ja? Du kannst jederzeit zu uns kommen. Ich werde dich außerdem finanziell unterstützen. Egal, ob Studium oder Ausbildung, Hauptsache, du bist glücklich.«

»Ich brauche kein Geld«, gab ich leise zurück. Auch wenn die Zeit mitunter schwierig gewesen war, war das Geld eigentlich nie das gewesen, was mir gefehlt hatte. Ich atmete tief durch und spürte, wie trocken meine Kehle sich anfühlte. »Ich brauche kein Geld, weil … weil ich wieder zu Hause einziehe, wenn das okay ist.«

Sein Gesicht wurde schlagartig ernst. »Wie meinst du das?«

Ich hob das Handy in seine Richtung, auf dem ich draußen ein paar Internetseiten durchkämmt hatte. »Ich habe geschaut, ob ich meine Ausbildung auch hier in München beenden kann. Das geht leider nicht exakt, weil die Ausbildung am Sankt Alex einzigartig ist. Aber ich könnte im April mit der normalen Ausbildung hier anfangen. Bei euch in der Nähe. Ohne kalte Wohnheimduschen, Toiletten auf dem Gang, dünne Matratzen … und mit meiner Familie in der Nähe.« Ich biss mir auf die Zunge, um den Schmerz zurückzudrängen, und lächelte. *Ohne meine Freunde. Ohne Herzschmerz. Ohne diese großartige Erfahrung. Ohne Berlin. Aber mit meiner Familie. Meiner Heimat. Und das war es doch, was jetzt zählte, nicht wahr?* »Ich liebe die Ausbildung«, schob ich etwas heiser hinterher. »Aber ich kann sie auch hier machen. Ich will wieder bei euch sein.«

Mein Dad schüttelte den Kopf. Aber statt etwas zu sagen, zog er mich nur wieder an sich. In seine warme Umarmung, von der ich eine Weile gedacht hatte, dass ich sie nie wieder würde haben können. Und ich ließ mich an seine Schulter fallen und die Tränen fließen, von denen ich nicht sagen konnte, ob sie voller Schmerz oder Erleichterung waren.

Wahrscheinlich eine Mischung aus beidem.

Kapitel 40

LIO

Auf dem Gang des Wohnheims waren Schritte zu hören, und ich erkannte bereits am Klang der Schritte, dass es Emilia war. Statt mich also nach ihr umzudrehen, betrachtete ich die kahlen Äste vor dem Fenster und dann wieder die leere Auffahrt, auf der kein Auto und keine Menschenseele zu sehen waren.

»Hey.« Meine Schwester blieb irgendwo hinter mir stehen, ein paar Meter entfernt. Ich konnte förmlich spüren, wie sie die Arme vor der Brust verschränkte. »Was machst du da?«

»Am Fenster stehen und die Natur genießen.«

»Die Natur?« Ihre Schritte kamen näher, und dann tauchte sie neben mir auf. Sie hatte die Nase gerümpft, während sie versuchte, die Natur zu sehen, von der ich gesprochen hatte. »Reden wir von den kahlen Bäumen oder dem einzigen Grün, das gerade unter einer dicken Schneedecke liegt?«

Ich nahm einen großen Schluck von dem Tee in meiner Hand. Er war bereits kalt, und ich konnte mich beim besten Willen nicht daran erinnern, wie lange ich schon hier stand.

»Du hast das in der letzten Woche häufig gemacht. Hier am Fenster stehen.« Emilia sah mich nicht an, als sie das sagte. »Wartest du auf etwas? Oder auf jemanden?«

Sie hätte mir genauso gut mit der Faust in den Magen schlagen können, und mein Kiefer verspannte sich.

Emmi schnalzte mit der Zunge. »Gino hat mir geschrieben, dass du heute das Feierngehen schon wieder abgesagt hast und dass er sich Sorgen um dich macht.«

»Das klingt gar nicht nach ihm«, gab ich schmunzelnd zurück.

»Es gibt keinen Grund, sich Sorgen zu machen. Ich hatte nur diese Woche keine Lust.«

Emmi nickte langsam. »Du kannst ruhig zugeben, dass du sie vermisst, Lio. Ich vermisse sie auch.«

Noch ein Schlag. Ich stand hier, am Freitagabend, mit einer Tasse Tee im Wohnzimmer unseres Wohnheims und ließ mich verbal von meiner Schwester verprügeln.

Ruckartig wandte ich mich ab, ging zur Couch und ließ mich darauf fallen. Mein Tee schwappte über den Rand, aber es interessierte mich nicht. Seit knapp einer Woche gab es tatsächlich herzlich wenig, was mich interessierte.

Meine Schwester seufzte tief. Dann setzte sie sich neben mich. »Willst du darüber reden?«

Ich brummte. Worüber sollte ich denn reden? Emmi wusste von nichts. Sie wusste nicht, was zwischen mir und Alica war. Sie wusste nicht, was jedes Mal in mir passiert war, wenn wir uns nahegekommen waren. Sie wusste nicht, dass ich es verbockt hatte, als ich sie einfach so zurückgelassen hatte, ohne ein Wort der Erklärung, und zu Emmi geeilt war. Ich bereute nicht, dass ich zu meiner Schwester gegangen war, aber das Wie … und das Wann … Ich hatte das Gefühl, ich hatte Alica im Stich gelassen. Ich hatte das Gefühl, ich hatte MICH im Stich gelassen, weil ich nicht auf mein Bauchgefühl gehört hatte, sondern auf meine Angst.

»Zum Beispiel darüber, dass ihr euch gestritten habt, bevor Alica gegangen ist? Und dass ihr deswegen gerade nicht miteinander redet?«, half meine Schwester mir auf die Sprünge.

Langsam drehte ich den Kopf zu Emmi. »Wir haben uns nicht gestritten.«

Sie musterte mich mit gehobenen Augenbrauen.

»Okay«, sagte ich deshalb. »Ich … habe mit Alica geschlafen.«

Sie stöhnte auf. »O Gott, Lio.«

»Zweimal.«

»Was?« Ihr Gesicht fror augenblicklich ein. Sie starrte mich mit so großen Augen an, als hätte ich ihr gesagt, dass ich die Ausbildung hinschmeißen und Ballerina an der Oper werden wollte. »Du hast zweimal mit ihr geschlafen?«

Ich nickte.

»Weil du … weil du es wolltest?«

Ich nickte erneut.

Emilia drehte sich jetzt ganz zu mir herum, und ich merkte, wie sehr ihre Augen strahlten.

Ich wischte mir übers Gesicht. »Warum … warum freust du dich so darüber?!«

»Weil ich jetzt verstehe, weshalb du seit einer Woche wie ein Welpe am Fenster stehst und darauf wartest, dass sie zurückkommt.«

Autsch. Ich presste die Lippen zusammen. »Und warum?«

»Weil du in sie verliebt bist.« Emmi gab ein für sie sehr untypisches Quietschen von sich. »O Gott, ich hätte nie gedacht, dass ich das mal erlebe. Seit wann weißt du es?«

Mein erster Impuls war, es abzustreiten. Warum auch immer. Aber als ich das Funkeln in ihren Augen sah und wieder dieses verdammte Ziehen in meiner Brust spürte, entfuhr mir nur ein Seufzen. »Seit diesem Abend vor einer Woche weiß ich es sicher. Aber ich habe es schon eine ganze Weile vorher geahnt und verdrängt.«

»Weil du Angst hattest«, sagte Emmi, als würde sie in meinen Gedanken lesen wie in einem Buch. Ihr Gesichtsausdruck wurde ganz weich, und sie legte eine Hand auf mein Bein.

Ich antwortete nur mit einem Stöhnen und rutschte tiefer in die Couch. »Warum bin ich so ein Idiot, Emmi? Ich verliebe mich das erste Mal und versaue es direkt wieder. Ich weiß nicht, ob sie zurückkommt. Und ich weiß nicht, ob es vielleicht besser so ist, weil ich überhaupt nicht weiß, wie man … das alles macht. Wie man mit jemandem umgeht, in den man verliebt ist. Wie man eine Beziehung führt. Ich habe keine Ahnung von irgendetwas!«

»Und deshalb wäre es besser, wenn sie vielleicht nicht zurückkommt?«, hakte meine Schwester skeptisch nach.

Ich schluckte, denn ihre Worte hatten eine ganze Lawine in meinem Inneren ausgelöst. Was zur Hölle sagte ich denn da schon wieder? Log ich mich etwa immer noch selbst an? »Nein.« Meine Stimme bebte, als ich endlich aussprach, was ich wirklich dachte. »Nein. Ich wünschte, sie würde zurückkommen. Ich wünschte, ich hätte eine Chance, das alles mit ihr rauszufinden.« Heilige Scheiße, wie sehr mein Herz raste. Wie schwer mein Atem ging, weil diese Erkenntnis eine solche Panik in mir auslöste.

Das Grinsen meiner Schwester wurde stattdessen immer breiter. »Die hast du, hundertprozentig.«

»Wenn sie in München bleibt? Komm schon, Emmi. Du glaubst nicht an Fernbeziehungen.«

»Tu ich nicht.« Sie stockte, weil die Tür im Flur zu hören war, und ich richtete mich auf.

»Sag nichts vor Marlon oder Filina, okay? Ich … muss mit den Gedanken erst mal selbst klarkommen.«

Emmi schüttelte den Kopf, aber ihr Grinsen wurde sogar noch breiter. »Tu ich nicht. Aber zur Beruhigung: Das sind sie auch nicht. Sagen wir so: Deine Erkenntnis kam im richtigen Moment.« Sie sprang von der Couch auf, und mein Herz machte einen gewaltigen Satz.

»Was?!«

»Sorry. Ich weiß es auch erst seit vorhin.« Sie zwinkerte mir zu und ging zum Türrahmen. Ihr Gesicht hellte sich auf, und dann war sie verschwunden. Rannte über den Flur, dem Klang nach zu urteilen. Es folgte ein etwas unsanfter Aufprall, auf den hin ein helles Lachen zu hören war. Eines, das mir durch Mark und Bein ging. Beinahe, als hätte jemand einen Defibrillator auf meine Brust gedrückt.

»Emilia, du erdrückst mich«, sagte Alica lachend, und ich hatte das Gefühl, zu schmelzen. Bei minus zehn Grad Außentemperatur.

»Entschuldige.« Meine Schwester kicherte. »Ich freue mich nur, dass du wieder hier bist. Auch wenn ich etwas überrascht bin, dass du nicht früher Bescheid gesagt hast.«

»Ja«, gab Alica verlegen zurück. »Ich … musste noch ein paar Dinge organisieren und klären.«

Ich erhob mich von der Couch. Ging langsam zur Tür und sah in den Flur. Und da stand sie, die welligen blonden Haare flossen ihr über die Schultern ihrer Winterjacke, Wangen und Nase waren gerötet von der Kälte draußen. Sie lächelte meine Schwester an, und dann bemerkte sie mich. Ihre Mundwinkel sanken ganz langsam ein. Ihre Augen wurden groß, und ich war mir sicher, dass sie den Griff ihres Koffers etwas fester packte.

War er leer, um Dinge mitzunehmen? Oder voll, weil sie zurückkam? Weil sie blieb?

Emilia drehte sich nun ebenfalls um, bemerkte mich und wandte sich dann mit einem Schulterzucken wieder an Alica. »Wir reden gleich, okay? Nachdem … ihr euch ausgesprochen habt.«

Alica wirkte sichtlich überrascht von ihren Worten. Noch mehr, als Emmi sich einfach aus dem Staub machte und in ihrem Zimmer verschwand. Dann standen nur noch wir zwei im Flur. Mit so großem Abstand, dass es sich fast lächerlich anfühlte.

Sie nestelte wieder an ihrem Koffer herum, vielleicht aus Unsicherheit. Aber der Gedanke, dass das ein Zeichen dafür war, dass sie wieder gehen würde, brach mir das Herz. *Nicht jetzt,* dachte ich. *Geh nicht wieder weg, nicht jetzt, wo ich dich gefunden habe.*

»Wie geht es deinem Vater?«, fragte ich in die Stille zwischen uns.

Ihr Lächeln wurde eine Spur echter. »Gut. Er erholt sich langsam. Allerdings haben sie ihn jetzt in eine Reha gesteckt, in der Arbeit strengstens verboten ist. Damit muss er erst mal klarkommen.« Sie lachte leise, und wieder tanzte ein Schauer über meinen Rücken.

Aber ich konnte es nicht genießen. Nicht das Geräusch, das

mein Herz zum Rasen brachte, und nicht das Gefühl, das sie in meinem Magen auslöste. Ich musste es wissen. Deshalb nickte ich zu ihrem Koffer. »Packst du aus oder ein?«

Ihre Augenbrauen wanderten nach oben. Einen Moment schien sie nicht zu verstehen, was ich meinte. Dann aber folgte sie meinem Blick, und der Griff um ihren Koffer verstärkte sich.

Das Innere meiner Brust schmerzte. Schlimm.

Bis sie sagte: »Ich … packe aus.«

Ungläubig sah ich sie an. Versuchte, zu begreifen, was sie gesagt hatte. »Du … bleibst?«

Alica nickte und wischte sich eine Haarsträhne hinters Ohr, ohne mich anzusehen. »Ich wollte eigentlich zurück nach München und meine Ausbildung dort machen. Ich hatte sogar schon nach Ausbildungsstätten gesucht. Aber mein Vater hat es mir ausgeredet. Er hat gemeint, dass wir in unserer Familie zu Ende bringen, was wir angefangen haben.« Sie lachte erneut. »Ich glaube, er wollte nur, dass ich das mache, was mich glücklich macht.« Als sie meine versteinerte Miene bemerkte, wanderten ihre Mundwinkel wieder nach unten. »Alles in Ordnung?«

Ich schluckte, dann setzte ich mich endlich in Bewegung, um auf sie zuzugehen. Mit großen Augen sah sie mir entgegen. Wartete, bis ich direkt vor ihr stand.

»Du bleibst in Berlin?«, fragte ich.

Alica zögerte, offensichtlich verwirrt von meiner Reaktion. »Ja, ich habe mich dazu entschlossen, die Ausbildung fertig zu machen. Aber … das mit uns …« Sie schüttelte den Kopf, und ich hatte kurz noch einmal das Gefühl, dass mein Herz stehen blieb. »Ich will dich nicht zu etwas drängen, nur weil ich mich in dich verliebt habe, Lio. Ich weiß, dass das für dich so nicht funktioniert, und es ist in Ordnung. Ich werde damit klarkommen, und ich hoffe, wir können Freunde bleiben.«

Ich starrte sie an, und mein Mund fühlte sich plötzlich trocken an. »Sag das noch mal«, bat ich sie heiser.

Alica stockte. »Äh … ich hoffe, dass wir Freunde bleiben können?«

Ich schüttelte den Kopf und spürte schon, wie meine Mundwinkel nach oben zuckten. »Das davor.«

»Ich weiß, dass du …«

»Davor.«

Sie blinzelte mehrfach verwirrt. Schluckte. Und wiederholte dann: »Ich will dich nicht zu etwas drängen, nur weil ich mich in dich verliebt habe.«

Jetzt war es wirklich unmöglich, das Lächeln zu unterdrücken. Ich machte noch einen Schritt auf sie zu und sah, wie sie die Luft einsog. Jetzt trennten uns nur noch ein paar Zentimeter. War hier überhaupt genug Platz für dieses Gefühl, das mich gerade ausfüllte? Es schien mir ziemlich groß zu sein. Zu groß für einen schmalen Wohnheimflur. Zu groß für das verdammte Wohnheim sogar.

»Lio.« Sie flüsterte meinen Namen nur, und ich legte ihr eine Hand an die Wange.

»Ich … bin ein ziemlicher Angsthase, Alica.« Meine Stimme war leise. Mein Gesicht war ihrem so nahe, dass ich ihren Atem auf meiner Haut spüren konnte. »Das habe ich dir vor einer Woche gesagt, und das sage ich dir auch jetzt. Seit der Sache mit Emilia habe ich so eine riesige Angst, Menschen zu verlieren. Und ich war davor schon … etwas anders, was diese ganze Sache angeht. Ich dachte, dass es für mich einfach immer so sein wird. Aber dann bist du in mein Leben gestolpert und hast so ziemlich alles durcheinandergebracht.«

Da war Unglauben in ihrem Blick, aber sie verschränkte sofort ihre Hand mit meiner. Berührte die Finger, die an ihrer Wange lagen und verursachten mir eine Gänsehaut.

»Ich hab Angst, dass ich einfach nicht so gut in solchen Sachen bin. Dass ich irgendetwas falsch mache und du mich dann für komplett geistig vernebelt hältst. Aber wenn ich ehrlich bin, ist die Angst davor, es gar nicht probieren zu können und diese Gelegenheit mit dir zu verlieren, gerade um einiges größer.« Ich fühlte mich wie nach einem Marathon. Mein Herz raste vor Panik, und ich musste tief Luft holen, bevor ich weitersprechen konnte. »Also, wenn du wirklich so empfindest, würde ich gern ernsthaft … sehen … was wir daraus machen können. Ohne Garantie, dass ich mich so elegant und großartig anstellen werde, wie du es von mir kennst.«

Sie prustete los. Sie lachte, und gleichzeitig schossen ihr Tränen in die Augen. »Ist das dein Ernst, Lio?«

Ich nickte.

Trotzdem fragte sie erneut: »Du … empfindest so wie ich?«

Diesmal war ein Nicken wohl nicht genug. Also sammelte ich allen Mut zusammen und sagte: »Ich habe mich so was von eindeutig und wahnsinnig in dich verliebt, Alica.«

Sie gab ein erneutes Lachen von sich, und dann schlang sie die Arme um mich und zog mich an sich. Wir küssten uns, und es war das erste Mal wirklich ohne jegliche Zurückhaltung. Es ließ sogar jede Sorge, jede Angst, jede Befürchtung einfach verpuffen. Denn sie war hier. Sie blieb. Sie empfand wie ich und war tatsächlich bereit, mir Idiot eine Chance zu geben.

Also genoss ich diesen Moment und küsste sie, bis mein Kopf völlig durcheinander war und mir die Luft wegblieb. Ich küsste sie, als wäre es das Letzte, was ich je tun würde.

»Ich will ungern etwas unterbrechen, aber seid ihr jetzt fertig mit eurer Aussprache? Ich würde meine beste Freundin nämlich gern richtig begrüßen.«

Ohne es zu wollen, lachte ich in den Kuss hinein. Genau wie Alica. Wir prusteten los, bevor wir uns beide zu meiner Schwester umdrehten, die in der Tür zu ihrem Zimmer stand.

Sie strahlte über beide Ohren. »Sieht so aus, was?«, fragte sie herausfordernd, dann kam sie auf den Gang und umarmte Alica so fest, dass es schon beinahe etwas schmerzhaft aussah.

»Du kommst nie wieder auf die Idee, uns zu verlassen, klar?«, murmelte sie dabei in ihre Haare. Und dann funkelte sie über ihre

Schulter mich an. »Und du tust ihr auf keinen Fall weh, hast du verstanden?«

»Verstanden«, gab ich etwas atemlos von mir und legte eine Hand auf meine Brust. Mein Puls raste immer noch. Vor Angst und Glück und allem, was man noch so fühlen konnte.

Und obwohl es beängstigend war, war ich mir sicher, dass kein Mensch auf der Welt glücklicher sein konnte als ich in diesem Moment.

Kapitel 41

Epilog

ALICA

Wir saßen in einer Reihe auf der Mauer vor dem Sankt Alex und starrten hinauf in den Himmel. Er war hellblau und klar, und die Julisonne brannte uns das Eis in der Hand weg. Ich merkte kaum, dass meine Finger schon ganz klebrig waren. Dafür spürte ich umso deutlicher, wie meine Brust sich schmerzhaft hob und senkte. Spürte die leichte Trauer in meinem Hals, die sich wie ein kleiner Knoten, ein kleiner Kloß dort festgesetzt hatte, seit ich vor einer halben Stunde die Station verlassen hatte.

»Wollt ihr … uns von ihr erzählen?« Emilia beugte sich nach vorn, um mich und Marlon anzusehen, der neben mir zusammengesunken war. Ihr Lächeln war aufmunternd, fragend. Und auch Filina nickte zustimmend.

Der Kloß in meinem Hals wurde dicker. Lio, der auf meiner linken Seite saß, drückte meine Hand, obwohl es heute um einiges zu warm war für Körperkontakt. Trotzdem war ich ihm dankbar dafür.

Ich sah zu Marlon, der nur kraftlos mit den Schultern zuckte, also begann ich zögerlich zu erzählen: »Sie hieß Rosalie. Siebenundachtzig Jahre. Krebs im Endstadium.«

»Das klingt wie eine Übergabe«, meinte Emilia und biss in ihre Waffel. »Erzählt von ihr.«

Wieder sahen Marlon und ich uns an. Beinahe gleichzeitig zuckten unsere Mundwinkel nach oben. Wir waren seit zwei Wochen gemeinsam auf der Erwachsenenpalliativ. Es war bisher ein wirklich schöner Einsatz gewesen. Sehr lehrreich und spannend.

Sehr erhellend. Und heute … heute hatten wir unsere erste Patientin verloren. Der Moment, vor dem ich mich immer am meisten gefürchtet hatte – er war eingetreten. Wir hatten uns die ganze Zeit gemeinsam um sie gekümmert, und heute Morgen, während unserer Schicht, war sie einfach eingeschlafen.

»Sie war unglaublich witzig«, sagte Marlon. Er sprach erst langsam und leise, aber mit jedem weiteren Wort wurde seine Stimme klarer. »Sie hat jeden Morgen einen Witz erzählt, wenn wir ihr Frühstück gebracht haben. Diese richtig alten Witze, die jeder kannte. Aber so, wie sie sie erzählt hat, waren sie einfach trotzdem unheimlich lustig.«

»Außerdem hat sie Rosenkohl gehasst. Sie hat immer versucht, ihn zu verstecken, wenn es welchen gab. Sie wusste, dass sie ihn auch auf dem Teller hätte lassen können, aber sie hat ihn trotzdem lieber zwischen den Blumen verschwinden lassen.« Ich lachte, und schon schossen mir dabei die Tränen in die Augen.

Lio streichelte mir über den Daumen. Sein Lächeln war mild und warm und brachte mein Herz zum Stolpern. Immer noch.

Ich erwiderte es und sagte: »Aber Kuchen hat sie geliebt. Selbst diesen fertigen, in Plastik eingepackten, der so unheimlich trocken ist. Sie hat ihn geliebt.«

Lio hob die Hand und strich mir eine Haarsträhne aus dem Gesicht. Seine Berührung fühlte sich wunderschön an.

»Wusstet ihr, dass sie bei euch sterben wird statt im Hospiz?«, fragte Filina, und ich nickte. »Es war schon seit vorgestern klar und eigentlich nur eine Frage der Zeit.«

»Wir hatten echt Schiss davor.« Marlon atmete tief durch. Er war der Einzige, der sein Pauseneis schon aufgegessen hatte, und jetzt klopfte er sich nicht vorhandenen Dreck von den Shorts.

»Und?«, fragte Lio sanft. »Wie fühlt es sich an?«

Ich atmete tief durch. Spürte in mich hinein. »Traurig«, sagte ich dann mit fester Stimme. »Aber …«

Marlon hob den Kopf, und wir lächelten uns an. »… nicht so unaushaltbar, wie wir gedacht haben«, beendete er meinen Satz.

Das war es. Es traf den Nagel auf den Kopf. Seit fast einem Jahr fürchtete ich mich vor dem ersten Tod eines Patienten, um den ich mich kümmerte. Ich hatte gewusst, dass es passieren würde. Und jetzt, wo es so war, merkte ich, dass unsere Klassenleiterin recht hatte. Es war niederschmetternd, einen Patienten zu verlieren. Es war unheimlich traurig. Aber mit den richtigen Menschen an seiner Seite, mit den richtigen Kollegen und Freunden, war es irgendwie doch aushaltbar. Machbar. Überstehbar.

Emilia stieß die Luft aus, als hätte sie sie eine ganze Weile angehalten. »Gut«, sagte sie leise.

Wir anderen nickten. Doch auf einmal mussten wir aus irgendeinem Grund lachen. Vielleicht war es diese für uns merkwürdig ernste Situation, vielleicht auch die Erleichterung. Bei mir war es eine Mischung aus beidem, und ich fühlte mich augenblicklich leichter.

»Das sollten wir vielleicht feiern«, sagte Marlon. »Also das Leben von Rosalie, und dass wir ihr die letzten Tage so schön machen konnten. Vielleicht könnten wir Kuchen essen und was trinken? Ich hab gehört, dass es hier in der Nähe eine abgefahrene Space-Bar gibt.«

Filina stimmte zu, aber ich und Lio tauschten einen kurzen Blick, der uns beide zum Grinsen brachte.

»Keine Chance«, sagte Emilia. »Schon vergessen? Die beiden Lovebirds haben heute Halbjähriges.«

Sämtliche Köpfe wandten sich uns zu, und Lio brummte schmunzelnd. »Jetzt macht da nicht so eine ernste Sache draus. Wir wollten nur Ramen essen gehen, ohne groß ein Ding draus zu machen.«

Ich nickte. »Das ist verschiebbar.« Ich hatte ihn schließlich jeden Tag bei mir. Jeden unglaublichen, wunderschönen Tag, seit nunmehr sechs Monaten.

Es war am Anfang nicht leicht gewesen, weil Lio immer noch mit seinen Ängsten zu kämpfen hatte. Aber wir hatten irgendwie immer wieder unseren Weg gefunden, und mittlerweile war es schwer, mir vorzustellen, wie es ohne Lio gewesen war. Ohne neben ihm aufzuwachen. Ohne seine Kochkurse, die ich leider immer noch meistens vergeigte. Ohne die Tatsache, dass er sich beim Familienbesuch in München vor ein paar Wochen so gut mit meinem Dad verstanden hatte, dass sie sogar ab und zu miteinander schrieben.

Wir hatten dieses Essen nicht unbedingt ausgemacht, weil wir dieses Jubiläum feiern wollten – sondern dass das zwischen uns echt war. Dass wir zusammen waren. Dass es klappte. Wie um mich daran zu erinnern, schob ich meine Hand in seine, und er verschränkte die Finger mit meinen und schenkte mir ein freches Schmunzeln.

»Keine Chance«, wiederholte Emilia mit einem breiten Grinsen. »Ich hätte nie gedacht, dass sich mein Bruder wirklich verliebt – ihr geht essen, und danach treffen wir uns in der Bar. Ganz easy.« Sie schielte auf ihre Uhr und sprang von der Mauer. »Ich muss zurück auf Station. Ihr doch auch, oder?« Sie wandte sich an Filina und Lio, die ebenfalls in Krankenhausklamotten auf der Mauer gesessen hatten.

Als Lio aufstand, machte er eine kleine Drehung und legte die Hände auf meine Oberschenkel. Dann beugte er sich zu mir, um mich sanft zu küssen. Ich schlang die Arme um seinen Hals und genoss trotz der Hitze die Nähe zu ihm.

»Nehmt euch ein Zimmer«, brummte Emilia.

Als ich aufsah, waren sie und Filina schon auf dem Weg zum Alex zurück. Sie warf mir einen frechen Blick über die Schulter zu, und ich zeigte ihr den Mittelfinger.

»Ich muss auch los.« Lio küsste mich noch einmal kurz. »Wir sehen uns heute Abend?«

»Ich ziehe meinen besten Fummel an«, sagte ich grinsend.

»Dann hoffe ich, dass du mich nicht ausstichst.« Er zwinkerte und drückte mir die Lippen auf die Stirn, bevor er sich umdrehte und den anderen hinterherlief.

Ich sah ihm ein paar Sekunden nach, bevor ich mich zu Marlon umdrehte. »Da wir jetzt freihaben und ich erst in zwei Stunden mit meinem Dad zum Telefonieren verabredet bin – wie wär's, wenn wir auf Rosalie einen Kuchen essen gehen?«

»Großartige Idee, Frau Kollegin.« Er bot mir seine Hand, um mir von der Mauer zu helfen.

Ich nahm sie kichernd an, und dann erzählten wir uns auf dem Weg zur U-Bahn unsere besten Geschichten von Rosalie.

Wir gingen, um ihr Leben zu feiern, das jetzt vorbei war.

Und unseres, das gerade erst begonnen hatte.

Danksagung

Ich fange heute einmal mit dir an, liebe*r Leser*in. Das ist vielleicht etwas ungewöhnlich, aber ohne dich und die anderen Herzen, die meine Bücher kaufen, leihen oder sich schenken lassen, hätte ich diesen großartigen, erfüllenden Job hier schon längst nicht mehr. Danke, dass es *Versprich mir Morgen* für dich geworden ist! Danke, dass du mir das alles hier ermöglichst!

Das Autorinnen-Dasein ist alles andere als einsam, das habe ich in den letzten Jahren wirklich gelernt. Ich habe so viele großartige Menschen, mit denen ich mich austauschen, mit denen ich Erfolge feiern und über Misserfolge weinen kann – und nichts macht mich glücklicher. Meine Familie (vor allem meine allergroßartigste Mama) und meine Freunde (ganz besonders Marie, Laura und Alex, aber auch ganz viele andere tolle Menschen in meinem Leben, die einfach alles irgendwie wert machen) sind meine größten Unterstützer. Danke euch von Herzen.

Ich möchte außerdem Eiichirō Oda dafür danken, dass er mir etwas gegeben hat, mit dem ich mich immer und überall zu Hause fühlen kann. Ohne *One Piece* wäre ich in stressigen Schreibphasen wahrscheinlich schon eingegangen.

Ich danke dem Knaur Verlag dafür, dass er meinen Büchern ein Zuhause gibt, und meiner allerbesten Lektorin Tamara, die meine Geschichten wirklich versteht, die immer die besten Ideen hat, um sie noch besser zu machen – und die sich dazu hat überreden lassen, *One Piece* zu schauen, hahaha.

Die Geschichte von Alica und Lio liegt mir sehr am Herzen.

Weil ich mich schon allein und hoffnungslos gefühlt habe wie Alica – und weil der bunte, freie, offene Lio irgendwie das ist, wo ich immer hinkommen wollte.

Hoffentlich wachsen sie euch auch so ans Herz!

Mit ganz viel Liebe,
Anne